U0235601

夔门郑氏温病流派

郑邦本中医学术经验传承录

◎ 主　编　郑邦本

◎ 副主编　余宗洋　牟方政　龚　雪　杨　昆

◎ 编　委

（以姓氏笔画为序）

冉隆平　牟方政　牟华明　李柏群

李勇华　杨　昆　余宗洋　张绍林

郑　波　郑邦本　胡江华　秦　超

龚　雪　漆辉莲　熊　燕　魏大荣

人民卫生出版社

图书在版编目（CIP）数据

夔门郑氏温病流派·郑邦本中医学术经验传承录 /
郑邦本主编. —北京：人民卫生出版社，2019

ISBN 978-7-117-29282-5

Ⅰ. ①夔…　Ⅱ. ①郑…　Ⅲ. ①温病－中医临床－经验
－中国－现代　Ⅳ. ①R254.2

中国版本图书馆 CIP 数据核字（2019）第 265196 号

| 人卫智网 | www.ipmph.com | 医学教育、学术、考试、健康、购书智慧智能综合服务平台 |
| 人卫官网 | www.pmph.com | 人卫官方资讯发布平台 |

夔门郑氏温病流派
郑邦本中医学术经验传承录

主　　编：郑邦本
出版发行：人民卫生出版社（中继线 010-59780011）
地　　址：北京市朝阳区潘家园南里 19 号
邮　　编：100021
E - mail：pmph @ pmph.com
购书热线：010-59787592　010-59787584　010-65264830
印　　刷：北京盛通印刷股份有限公司
经　　销：新华书店
开　　本：710×1000　1/16　　印张：18　　插页：10
字　　数：333 千字
版　　次：2019 年 12 月第 1 版　2019 年 12 月第 1 版第 1 次印刷
标准书号：ISBN 978-7-117-29282-5
定　　价：75.00 元

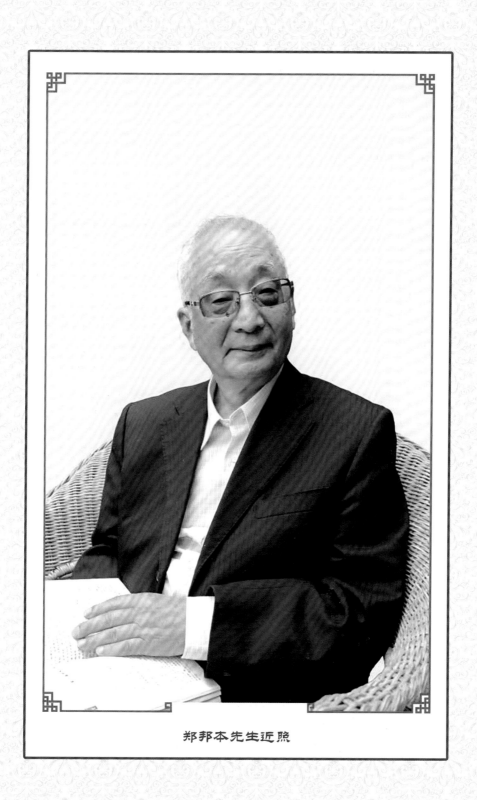

郑邦本先生近照

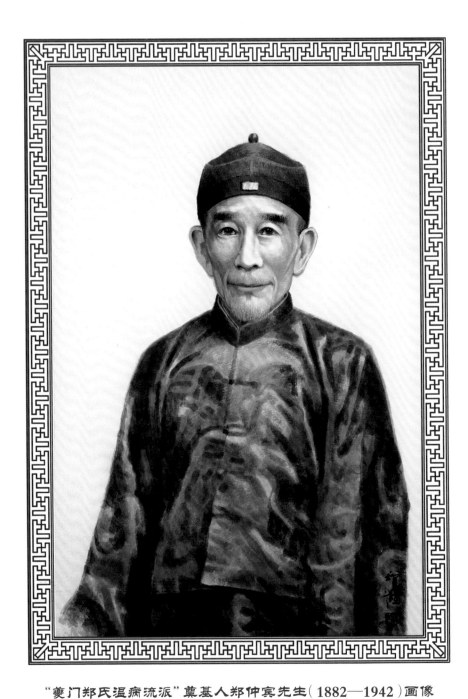

"夔门郑氏温病流派"奠基人郑仲宾先生(1882—1942)画像

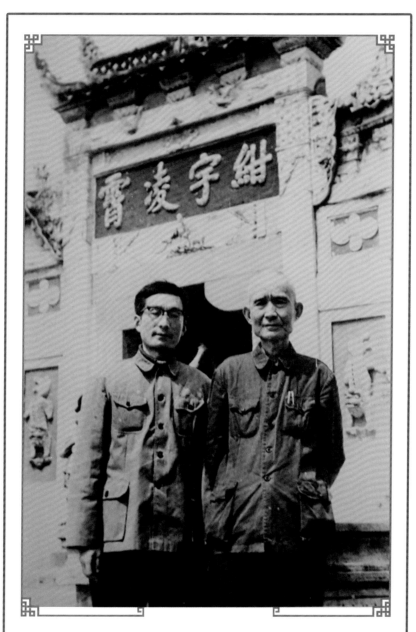

1984年春，惠伯先生（右）与邦本先生（左）师徒、叔侄
于重庆忠县石宝寨留影

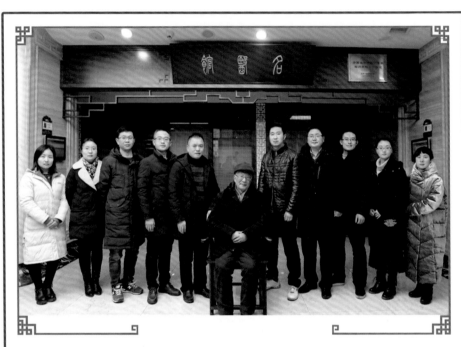

2018 年冬，邦本先生（前排坐椅者）与部分传承人合影
后排自左至右：熊燕、秦超、魏大荣、牟方政、王顺德、徐冬、胡江华、
余宗洋、龚雪、漆辉莲

家學淵源師承伯父治學嚴謹
自強不息博採眾民知難而進
衷中參西勤奮實踐繼承創新
濟世救人淡泊名利德藝雙馨

邦本留念
庚辰仲夏惠伯書行年八十有六

惠伯先生为邦本先生题词

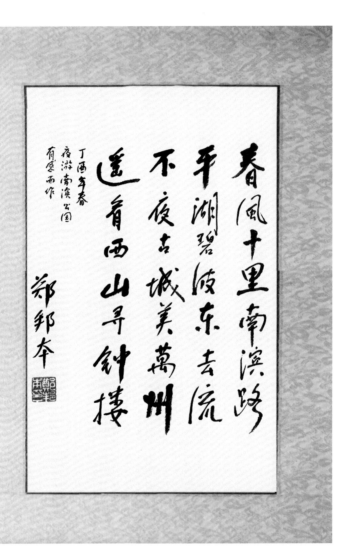

春風十里南濱路
平湖碧波東去流
不夜古城美萬州
遙看西山尋鐘樓

丁酉年春
夜游南濱公園
有感而作

郑邦本

邦本先生诗书:《夜游万州南滨公园有感》

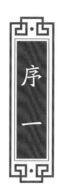

序一

2018年春,我受邀到重庆三峡中心医院讲学。这是一所位于三峡库区的三级甲等医院,系全国百姓放心百佳示范医院和全国综合医院中医药工作示范单位,中医力量尤其雄厚,给我留下了深刻印象。此次三峡之行,我与郑邦本先生初次相识,彼此相谈甚欢。他告诉我许多吾师冉雪峰先生抗战期间在万州行医授徒的经历,兼之邦本先生和雪峰师的儿子先德师弟是小学和初中同窗,令我们的谈话既有同行的交流,也更具亲切的气氛。

夔巫间多名医,雪峰师就出身于奉节与巫山接壤处黛溪小镇的一个中医世家。邦本先生也是出自杏林世家。家族五代业医,名医辈出,经百余年传承形成了独具特色的"夔门郑氏温病流派",是中医药家族传承的一个成功范例。中医人才的培养不外乎世家相传、名师带徒、自学成才、科班出身。中医师徒间朝夕相处、口传心授、耳提面命的教学方式是中医师承制的特色,因此,从20世纪90年代起,国家将老中医药专家学术经验继承工作列为重要的中医药发展工程持续推进,培养出了一大批承前启后的中医药优秀人才。

承接岐黄薪火,传承中医衣钵,需要一代又一代中医人接力奋斗。读经典、拜名师、勤临床、善创新,是前辈名医的成功经验,也是后学诸君需要用心用力之处。邦本先生将家学秘传兼50余年行医之证治心悟、经验方药等结集出版,传于后学,公诸医界,既是邦本先生家学成果,亦为中医临床实用之有益参考资料,喜而为之序。

陈可冀

中国科学院院士、国医大师
2019年5月1日

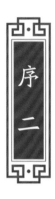

序二

　　"岐黄继代有清风，弘扬传承多善德。"中医药学博大精深、历史悠久、源远流长，是"中国古代科学的瑰宝""中华文明宝库的钥匙"，以蓬勃之姿屹立于世界医学之林。细究中医药学繁盛大业形成的原因，乃其治学注重溯本求源、勤求古训，又善于在薪火传承中融会新知，正是将继承前贤与创新思辨有机统一，方为中国传统医学之崛起注入了源源不断的生机与活力。

　　作为中医世家的郑氏家族，自清代蜀中名医钦安先生起，已历五代，恪守传承思辨之道，创建了"夔门郑氏温病流派"，经年发展成为四川地区的两大著名温病流派之一。2019 年，"郑氏温病诊疗法"被列入重庆市第六批市级非物质文化遗产代表性项目名录。

　　邦本先生系郑氏家学第四代传人，累承家学，妙手祛疾，在三峡库区享有盛誉。2016 年，以耄耋之龄，勇担"全国名老中医药专家传承工作室建设项目"专家老师之重任，致力三峡库区中医药临床高端人才培养，树立祖传家学传承之典范。

　　邦本先生承袭家风，以身为范、躬身临床，遵循中医药学的特点与发展规律，坚持开展师承教育，广泛带徒授业，教导弟子"辨病为纲，辨证为目"，并常以"读经典、拜名医、勤临床""淡泊名利、大医精诚"与弟子共勉。在邦本先生悉心栽培下，已有一批后起之秀从师承队伍中脱颖而出，以岐黄之道愈人无数，成为助推中医药学发展的生力军。

　　"落其实者思其树，饮其流者怀其源。"邦本先生心系中医药之发展和青年人之成长，将数十年所学、所思、所悟、所得整理成册，奉献于世，亦是期望弘扬国粹、传承学术、奉献社会、服务民众，实乃医泽天下、济世救人之举，体现了邦本先生的博大胸怀，故序之，以示敬意。

重庆三峡中心医院院长　张先祥

2019 年 4 月 26 日

写在前面的话

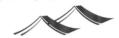

　　奉节古称夔州，自古人杰地灵，而名医尤多焉。近世之向蛰苏、李重人、郑惠伯等，皆出乎此。吾师郑邦本先生，祖上为避战乱，而移居夔门，遂以医为业，至于恩师，已三代矣。郑老幼即聪颖，弱冠之年，承庭训而立志于医道。数十年来，博极医源，精勤不倦，临证诊病，一丝不苟，面对患者，赤诚相待，讨论学术，严谨求实，而医术日精，医名日盛矣。

　　中国之传统学问，既讲求高深的文化造诣，又需要师徒间口授心传。而当今学习中医者，精于文化造诣谈理论者多，而得口授心传之技术者少，是以临床治病，常疗效欠佳，往往空有救死扶伤之心，而无济世活人之功。呜呼！决胜沙场，手无兵刃焉可战？欲成高楼，空画图纸又何益？

　　余亦尝空有热爱岐黄之心，欲起沉疴于妙手，扬国粹于中华，但苦无良方良术。后遇郑老，遂潜心拜学焉，耳濡目染，而渐有心得。其所治疾病，多数十年之所经历；其所用方药，多数代人加以锤炼。诊病问疾，务在精准，处方用药，故效若神。余效其法，试其方，亦常获奇效。

　　时值全国老中医药专家学术经验继承工作广泛开展，全国名老中医药专家郑邦本传承工作室建成，我辈能得到郑老之教诲，此莫大之幸事也。今将郑老之学术思想及临床经验初步整理，名之曰《夔门郑氏温病流派·郑邦本中医学术经验传承录》。

　　本书分为 7 章：第一章治学之道，介绍了郑老严谨治学、从医重文的成才之路；第二章证治心悟，收录了 16 篇郑老临床诊治经验；第三章经验方药，介绍了郑老对一些中药、方剂的独到体会和临床应用方法；第四章医案实录，记录整理了郑老或其弟子运用郑老学术经验诊治的病案 60 例；第五章家学秘传，介绍了郑老家传温病学的学术特点和制方经验；第六章诊余笔谈，收录了郑老读书的感悟；第七章薪火相传，展示了传承工作室成员的心得体会。书后附医家小传，以便读者更好地了解郑老其人与其学术背景。

　　在该书即将付梓之际，首先感谢郑老辛勤的付出和无私的奉献。他把自己的一生，都奉献给了患者，奉献给了他的学生，奉献给了中医事业。其次，感谢重庆三峡中心医院张先祥院长、牟华明副院长等院领导，院办公室熊洁主任，国医苑王永多院长、陈远宁副院长，正是由于他们的大力支持和帮助，传承工作室的工作才能顺利开展并得以圆满完成。本书在撰写过程中，得到了重庆三峡医药高等专科学校冉隆平教授、李勇华博士，重庆市万州区中医院胡江华主任医师的大力支持；在选题立项及出版过程中，得到了人民卫生出版社的关注和支持。在此，特向关心支持本书出版的单位和友人致以深深的谢意！

限于整理者的学识和水平，书中不当或错讹之处在所难免，敬请读者朋友不吝赐教，以便再版时修订完善。

全国名老中医药专家郑邦本传承工作室成员　余宗洋
2019 年 5 月 1 日

目录

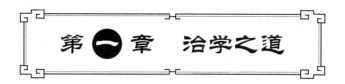

第一章 治学之道

"夔门郑氏温病流派"(或称"渝东郑氏温病学""郑氏温病诊疗法"),是在清末时,以渝东夔门为基点,由郑仲宾奠基,郑惠伯大成,郑氏诸子侄发扬光大,经百余年逐渐形成的系统而实用的有夔门郑氏特色的温病学家传体系,造就了人才辈出,门风严谨,影响广泛的中医世家。《川派中医药源流与发展》一书称其为"学有渊源、承继得力、疗效显著的学派"。邦本先生继承家传,对郑氏治疗温病的临床经验和学术思想进行了系统的总结,将辨证、诊断、治法、方药、运用等方面的特点逐一凝练,更加凸显夔门郑氏温病流派的学术价值和社会价值。郑氏一门在温病学的传承上非常具有代表性,也是中医世家传承成功的一个范例。其成功之处有三:一是有医术高超的长辈言传身教,进行临床指导;二是经历了温病多发的社会历史时期;三是家族学术继承人都敏而好学,严谨认真。

邦本先生是"夔门郑氏温病流派"第三代代表性传承人,也是全国老中医药专家学术经验继承工作指导老师和全国名老中医药专家郑邦本传承工作室指导老师,家学渊深,成就斐然。他师承郑惠伯先生,从医重文,勤学苦读,尤其对古汉语和中医经典研究甚深。既有扎实深厚的理论功底,又以令人信服的疗效树立了中医的权威和声誉。读经典是基础,拜名师是捷径,勤临床是根本,这是邦本先生认定并走过的中医成长成才之路。数十年来,他始终把"疗效第一,服务至上,廉洁行医,德艺双馨"作为临床实践的座右铭,以"继承祖业毕生研究中医学,关爱生命潜心治疗疑难病"为毕生信念。读书临床,精勤不倦,诊察疾病,一丝不苟,处方用药,精益求精,故医术日进,医名日盛。其又擅文辞,工书法,为人儒雅,中正平和,得大医之精诚,有儒医之风范。

欲为名医,必先明医。弘扬中医药事业,不仅要继承前辈名医的学术思想和经验,还要探索他们的学医之路、行医之路、传承之路、坚守之路、创新之路、成功之路的经验,这同样能带给后辈十分重要的启迪。

夔门郑氏温病流派家学渊深，成就斐然，影响深远，历百年经四代而弦歌不绝，代有传人，仁心仁术令人敬佩，传继有术发人深思，值得悉心学习探讨。现就夔门郑氏温病流派第三代传人郑邦本先生的中医之路治学之道分八个方面论述于下，以此管窥郑氏医家传承中医药国粹之途径。

家学渊深　传承不辍

郑氏一门悬壶川渝，护佑乡梓，医名传誉三峡地区。夔门郑氏温病流派家学渊深，门人弟子众多，百余年来薪火相传，花叶第荣，"郑氏三杰"至今仍为杏林美谈。

邦本先生祖父郑仲宾（1882—1942）少时师承其义父郑钦安习医。郑钦安（1824—1901）为清末著名伤寒学家，著有《医理真传》《医法圆通》《伤寒恒论》三书传世，擅长温补，有"火神"之盛誉。仲宾先生稍长于京师大学堂学习，后加入同盟会，因受清廷通缉，避祸于川东夔州，初以教书为职兼及医业，后以医为业悬壶济世。仲宾先生一生精研岐黄，医术高超，擅长温病、血证、急重症，著有《枕中宏宝》《舌诊心得》等，为一代德艺双馨的"儒医"。享誉全国的名中医李重人、向蛰苏、郑惠伯等均出其门下。

仲宾先生育有惠伯（1913—2003）、敏侯（1915—1990）二子，皆承其衣钵，以医名世。惠伯先生专攻医术，乃首批全国老中医药专家学术经验继承工作指导老师，享受国务院政府特殊津贴。敏侯先生主研药事，精通中药性能，尤擅鉴别、炮制技术，经营祖业"泰和祥"国药店数十年，精选道地药材，依古法炮制，研制膏丹丸散，在当地享有盛名。

及至邦本先生，郑氏医脉已传至第四代。邦本先生是敏侯先生长子，出生于1939年。彼时已是抗战军兴，奉节虽地处四川腹地，但国民政府内迁、日机轰炸、难民潮涌，同样令这个长江边的小县城感受到了山河破碎、安宁难寻。祖父仲宾为其起名邦本，字兆宁，取"本固邦宁，兆示安宁"之意，家族之内皆以"宁哥"相称，邦本先生八十寿辰时也治"兆宁翁"铭章一方。虽处乱世，得益于家中行医经商，邦本先生童年时期家庭经济条件仍然优渥，受到了良好的家庭教育和文化熏陶。

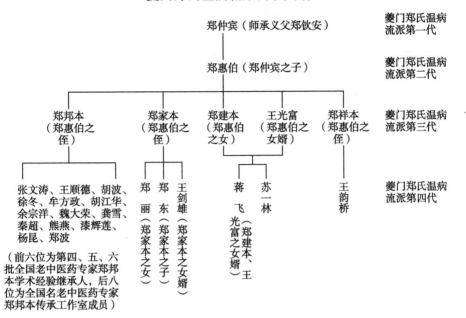

夔门郑氏温病流派传承图谱

郑仲宾（师承义父郑钦安）　　　　　　　夔门郑氏温病流派第一代

郑惠伯（郑仲宾之子）　　　　　　　　　夔门郑氏温病流派第二代

郑邦本（郑惠伯之侄）　郑家本（郑惠伯之侄）　郑建本（郑惠伯之女）　王光富（郑惠伯之女婿）　郑祥本（郑惠伯之侄）　　夔门郑氏温病流派第三代

张文涛、王顺德、胡波、徐冬、牟方政、胡江华、余宗洋、魏大荣、龚雪、秦超、熊燕、漆辉莲、杨昆、郑波

（前六位为第四、五、六批全国老中医药专家郑邦本学术经验继承人，后八位为全国名老中医药专家郑邦本传承工作室成员）

郑丽（郑家本之女）　郑东（郑家本之子）　王剑雄（郑家本之女婿）　蒋飞（郑建本、王光富之女婿）　苏一林（郑建本、王光富之女婿）　王韵桥　　夔门郑氏温病流派第四代

阳差阴错　始入杏林

虽然家学渊源深厚绵远，但邦本先生的人生和职业规划初意并不在此，走上医学道路更多的还是个人遭际和家庭境遇使然。

邦本先生少年时期入读奉节中学，这所学校是当时奉节、巫山和巫溪三县唯一设有高中部的中学，学风严谨，名人辈出。其祖父仲宾先生初到夔州就在这所学校任教。邦本先生天资聪颖，勤奋刻苦，学习成绩一直名列前茅，还爱好体育运动，擅长排球，曾代表奉节县参加万县地区排球比赛。受科学兴国的影响，他立志成为一名科学家。但在高考前夕，一场肺结核突兀地打乱了他的初始志向。因高考体检不合格，命运之神向他关闭了大学之门。理想与现实相悖，人生方向发生逆转，踌躇满志年少气盛的他颇受打击。至今谈及此段经历，邦本先生仍充满理想未能实现的遗憾。祸兮福所倚，自强不息者总是能够在困境与厄运中趟出自己的路来，通向科学家的路断了，杏林的通衢却在邦本先生面前展开了。

邦本先生高中毕业时18岁，家庭开办的"泰和祥"国药店早已公私合营，伯父奉调万县专区人民医院（重庆三峡中心医院前身）工作，父亲、二弟（时任学徒）成了公私合营企业职工，九口之家只有父亲和二弟领取工资，微薄的收入令家庭经济状况十分拮据。作为长子，邦本先生必然要承担起为父母分忧和养家糊口的重担。如此困窘的境况下，大学之梦是彻底破灭了。1957—1961年，邦本先生在一所民办中学度过了四年的教师生涯，与此同时，开始在伯父惠伯先生的指导下有计划地自学古代汉语和中医经典著作。年轻的邦本先生一半自觉一半被迫地走上了习医之路，尽管初非本意，但从此一支好笔解伤寒，郑氏医学有传人，一代名医由此启程。

精勤三道　终成一家

读经典、拜名师、勤临床"三道"是邦本先生认定的中医成才必由之路，也是邦本先生始终遵循的原则。

读经典是基础。孙思邈曾讲"凡欲为大医，必须谙《素问》《甲乙》《黄帝针经》、明堂流注、十二经脉、三部九候、五脏六腑、表里孔穴、本草药对、张仲景、王叔和、阮河南、范东阳、张苗、靳邵等诸部经方。又须……如此乃得为大医。若不尔者，如无目夜游，动致颠殒"，邦本先生深以为然。他主张读书一途广博专精，并行不悖，相辅相成。他不仅勤求古训，对《黄帝内经》《伤寒论》《金匮要略》《温病条辨》《本草纲目》等中医经典无一不下苦功精读精通，还根据医疗、教学和科研需要经常阅览《中国医籍提要》《四库全书总目提要·医家类》《医学读书志》《中国医学大成总目提要》《四部总录医药编》等工具书。邦本先生在读书治典中善疑、善思、善悟，在临床诊疗时敢问、敢试、敢用，终于能够在经典的基础上成一家之学。

邦本先生初读《金匮要略》时，因鳖甲煎丸中表里寒热气血补泻药皆有，与《伤寒论》组方精炼大为有异，很是困惑。于是他在反复诵读《金匮要略》原文的基础上，广泛涉猎、多方考较，特别是在读了《朱良春用药经验集》后，慢慢领悟到，此为扶正祛邪并举之方，是包含了小柴胡汤、大承气汤、桂枝汤、下瘀血汤及多种虫药在内的复方，采用的是大方复治之法。他进一步总结出大方复治之法的要义实为"审时度势，因病取舍"，这样既避免了面对复杂病情小方难以中病，又避免了单纯病情大方漫无法度的问题。有感于此，邦本先生在治疗慢性肾小球肾炎时，常采用大方复治之法，形成了经验方。该方融固表疏风、清热解毒、滋阴补肾、补气补血、止血活血、祛湿利尿、固涩下焦等治法于一方，在玉屏风散、六味地黄丸、二至丸、四君子汤、水陆二仙丹、当归补血汤等基础上加减，每每中病。

拜名师是捷径。邦本先生自小就对中医耳濡目染，后又有伯父惠伯先生的言传身教，使邦本先生很快就登堂入奥，深得精髓。惠伯先生医学造诣极高，尤以辨治温病急症著称，是首批全国老中医药专家学术经验继承工作指导老师。不仅如此，惠伯先生在古代文化特别是书法、文学、经学等方面也颇有建树，是一位医文相融的大家，与当时一批文化名人李重人、王渭川、穆守志、余仲九时有诗书唱和，曾共同举办书画展览。现存万州西山公园"静园"的园名乃其篆书手迹，太白岩文化长廊碑刻现存有惠伯先生书法墨宝。惠伯先生还是中国农工民主党万县地区委员会（现中国农工民主党重庆市万州委员会）首任主任委员。在这样一位伯父兼师父的悉心指导下，邦本先生就像是站在了巨人的肩膀上，迅速成长为奉节县小有名气的优秀青年中医师。

1961年10月，邦本先生辞去教职，正式调入奉节县城关联合诊所开始从医生涯。他入职诊所后，师从该所川东名医冉玉璋、周蕴石两位老先生（均为惠伯先生的挚友）。白天，邦本先生跟师临证抄方；晚间，邦本先生或听师授课，或读典自学，或撰写心得，或总结老师临床经验，在实践中学习，在学习中实践。师生朝夕临诊，口传心授，前辈名医的独特经验和诊疗技巧在耳濡目染中得以快速传承。邦本先生的第一篇学术文章《学习方剂学的心得》就是在这一时期发表的（见《健康报》1964年11月4日第四版）。

勤临床是根本。邦本先生跟师学习四年之后，于1965年开始正式行医，工作岗位虽经多次调整，但始终坚守在临床一线。1974年国家实施振兴中医药战略，创建四川省万县中医药学校，在万县地区九县一市范围内，每地选拔2名优秀人才作为建校师资。正值壮年的邦本先生，作为奉节县的唯一代表，成为四川省万县中医药学校的创建者之一，先后历任该校中医内科专业教师、中医内科教研室主任、教务处主任和教学副校长，潜心发展中医药教育事业18年。作为该校教学工作的负责人，他尤其重视理论教学与临床教学相结合，要求教师做坚持实践、疗效卓著的临床家，不做纸上谈兵的"文字之医"。他常引"读方三年，便谓天下无病可治；及治病三年，乃知天下无方可用"告诫提醒师生要重视临床，并身体力行带头示范，定期在学校附属中医门诊部出诊。该校教学质量高，在全国中医学校中口碑极好。20世纪80年代，该校多次获全省毕业生统考第一名，为川东地区基层医疗单位培养了大批人才。

1992年，邦本先生由四川省万县中医药学校副校长调任万县地区人民医院副院长，工作重点转向中医临床科研和医院管理。邦本先生在繁忙处理公务的同时，仍然坚持一边出门诊，一边带学生，一边著述。一周三次门诊雷打不动，治愈疑难杂症患者无数，求医问药者众多，医名卓著。1993年，郑惠伯、郑邦本、郑家本叔侄三人同时享受国务院政府特殊津贴，"郑氏三杰"成为国内中医界的美谈。新华社为此发了专稿，《健康报》《中国中医药报》《四川日报》和四川人民广播电台等多家媒体都做了报道。

2000年，邦本先生从重庆三峡中心医院副院长任上卸职，之后又担任第四、五、六批全国老中医药专家学术经验继承工作指导老师。2016年，经重庆市卫生和计划生育委员会、重庆三峡中心医院推荐，国家中医药管理局批准设立全国名老中医药专家郑邦本传承工作室，专以培养中医后学，传承邦本先生的中医学术经验。

时至今日，邦本先生已年逾八十，仍是手不释卷，笔不停耕，一周仍出三个半天门诊，始终坚守着自己认定的学医"三道"。

从医重文 医文相长

郑氏先辈皆由儒入医，推崇医文同宗，能医能文。邦本先生治医之法首选学文。先文而后医，犹如起九层之塔，塔基愈厚，塔身愈高。医文互通的基础是断文识字，然后才有以文滋医，文医相济，立德、立功、立言诸事。中医典籍浩如烟海，医经研读、类编、校正、考据、荟萃、发微、问难解惑和钩玄等构成了医学著作的主体，如不得法虽皓首穷经也难入其门，陷入知其然而不知其所以然之境，终老也不过一庸医也。

阅读古代医籍，难在古今文字的隔阂。综览医典要籍，医籍注释既有医理方面的阐发，又有文理方面的诠释，知医者须先知文。读古典医著，首在释义，古人称之为"训诂"。清代学者钱大昕说："有文字而后有诂训，有诂训而后有义理。诂训者，义理之所由出，非别有义理出乎诂训之外者也。"古书注释内容主要有解释词义，分析句读，阐述语法，说明修辞，揭示主旨和剖析句段关系，释音与校勘，这六个方面都是读懂读通古医籍的基本功。具备扎实的文化功底和文字修辞之学，又有高超精湛的诊疗技术，正是我国古代名医辈出的客观要求和重要原因。

邦本先生学医起步于1957年，从20世纪50年代到80年代，在长达30余年的时间里系统学习古代汉语知识，刻苦钻研中医经典著作。他以王力编著的《古代汉语》和《汉语史稿》为基础教材，深入阅读《说文解字》（许慎著）、《古汉语纲要》（周秉钧编著）、《训诂方法论》（陆宗达、王宁著）、《校勘学史略》（赵仲邑编）、《古汉语虚词》（杨伯峻著）和《现代汉语词典》（丁树声主编）等几十种语言学书籍，积累了深厚的小学研究功力。

邦本先生在研究古典医著过程中与北京中医学院（现北京中医药大学）钱超尘教授结为同道知己，长期书信往来。二人初识于1983年10月在杭州召开的全国医籍校勘学术会议，这是一次顶级中医学术会议，虽然规模不大，但专业学术性极强。知名中医大家吕炳奎、耿鉴庭、裘沛然、何任、张灿玾、凌耀星和李今庸等均有出席。邦本先生与钱超尘教授同居一室，会议期间朝夕相处，结下了惺惺相惜之谊。超尘教授是古汉语专家，是研究中医古典医籍的权威学者。邦本先生视钱教授亦师亦友，钱教授也把邦本先生引为虔诚忠实的中医传承者和从医重文的同道者，弘扬中医药国粹的共同愿望将他们紧紧联系在一起。

1985年6月，邦本先生到北京参加全国中医理论整理研究会组织的《痹病论治学》编审会议期间，专程到北京中医学院看望挚友超尘教授，朋友相见谈笑甚欢，两人讨论得最多的还是学习古汉语和中医典籍整理研究的心得和成就。临别时，钱教授特将珍藏的手抄本《黄帝内经素问校义》(胡澍撰)赠与邦本先生。这份珍贵的手稿，邦本先生一直妥善保管，时时阅读。1989年12月，邦本先生赴京参加《中华临床药膳食疗学》编审会议时，再次赴北京中医学院看望老友，超尘教授又赠送《训诂学的研究与应用》(王问渔主编，陆宗达审订)，该书收录了钱教授的论文《论李时珍〈本草纲目〉中的训诂方法》，并在扉页上书"邦本仁兄雅正，弟超尘，89，12，北京"，再次见证了二人相投于志的知己之情。

邦本先生还广泛涉猎《中国文学史》《欧洲文学史》《中国史纲要》《文学的基本原理》和《文心雕龙》等著作，并自学《许国璋英语》，积淀了非常深厚的文史哲功底。邦本先生有一间宽敞的专用书房，四壁有顶天立地的八个大书柜，全都装满了他最为珍视的毕生所读之书。功夫在诗外，处处皆学问。大量阅读丰富了他的思想，为他遨游医海、自由徜徉奠定了坚实的基础。

邦本先生对中医经典中的文化要素研习也有颇深的造诣。诸经之中，他对《内经》的研读用力最多最勤，参考得最多的典籍是清代于鬯著《香草续校书》。邦本先生著有10篇研究《内经》学术的论文，4次撰文指导学生研读《内经》的文理、校勘、注释。在《〈内经选读〉学习中的文理问题》一文中，邦本先生以"能"字为例，就如何正确训诂做了范式，咬文嚼字，抽丝剥茧。《素问·阴阳应象大论》中有"阴阳者，万物之能始也"。能，音 tái，通台(古星名)。《史记·天官书》："魁下六星，两两相比者，名曰三能。"而台、胎系通假字。《中华大字典》："台同胞。"《辞海》说胎指"事物的基始"，所以胎可以训为始。"胎始"为同义复词，"万物之能始"即"万物的开始"。他认为有的教材上注释："能始"为"能力的原始"显然是不对的。同篇"能冬不能夏"中的能，音 nài，通耐；"病之形能也"中的能，音 tài，通态；"能知七损八益"中的能，音 néng，能够，副词。

中医学是先民与自然和谐共生中形成的健康术，与中华文化同宗同源、血脉相连，五行学说、取象比类、天人合一、整体观念、辨证论治等哲学传统和思维方式皆属于中华传统文化最核心的元文化、元认知。邦本先生注重中医学与哲学、文学、道学、佛学的紧密联系，强调医者要广博专精才能触类旁通，举一反三。学会运用同一时代的经史诗词与医经文理相通相近的特点规律，理解古文原意，增加学习兴趣。他讲授《素问·脉要精微论》中的"赤欲如白裹朱，不欲如赭"，赤、朱、赭三色的区别，就引述了《论语》"红紫不以为亵服"为证，说明红紫不是正色。古人把青、赤、黄、白、黑当成正色，红指粉红色，唐以后红才作大红讲。又引白居易《忆江南》词佐证，"江南好，风景旧曾谙。日出江花红胜火，春来江水绿如蓝。能不忆江南？"词中的"红"就是大红。所以《内经》中不把红当正色，而以赤为正色。

邦本先生八秩之年仍记忆超凡，经典诗文信手拈来，朗朗诵念如流。诊治之时口授处方不假思索，反应迅达，毫无顿涩之感，弟子笔录往往跟不上他的速度，这都与他青年时代重视诵读记忆训练有关。邦本先生告诫学生《内经》文近散体，押韵的四言句亦多，最宜吟诵，吟诵是加强记忆和增强语言感知能力的有效方法。要正确吟诵，必须脑、耳、目、口并用，掌握词序，重视停顿，停顿单位就是意义单位，读出词与词之间的节奏、关系，既能明了医理，又能体会享受汉语音韵之美，令记忆更加准确深刻。

邦本先生还从文字学和音韵学角度对《内经》词义词源进行了研究，重点指出同源字在医经阅读中的理解意义。公开发表论文《〈内经〉同源字举隅》，篇幅不大，以阴 - 隐、食 - 蚀、中 - 脏、邪 - 斜四对例字成文，从古音古义出发，考证字间的同源关系，走出了《内经》研究的新路子。此论文及多篇研究《内经》的论文目录，均被王洪图先生主编的《黄帝内经研究大成》所收录，该书的出版标志着学术界完成了对《黄帝内经》研究工作的第一次总结。

坚守特色　自强不息

中医学的发展，受到西医及相关自然科学的影响。但是，中医理论、整体思维和辨证论治是中医的特色，绝对不能丢。邦本先生认为中医特色是中医的优势，是中医无穷生命力的源泉，是中医精髓所在，必须紧紧抓住中医特色，发挥中医优势，才能传承中医药国粹。中医的地位不是保护出来的，是靠中医的疗效证明的，两千多年来，中医为中华民族的繁衍昌盛做出了贡献，在今天仍然具有旺盛的生命力和巨大的社会价值，任何中医人都不可妄自菲薄。

邦本先生始终热爱中医事业，践行中医理论，突出中医特色，传承中医药国粹，弘扬中华文化。秉持自信、自强、自豪的意志，保持不自卑、不自是、不自满的操守，在实践中继承，在继承中创新，坚信中医学术毫不动摇的初心，坚持中医学术艰辛刻苦的求索，坚守为中医事业献身的精神。他亲书对联"继承祖业毕生研究中医学，关爱生命潜心治疗疑难病"悬于诊室，致力于衷中参西，辨病辨证，以中医理论和纯中药配方治疗疑难病症，即便面对危重急症也能胆大心细地运用中医方药治疗，多次将患者从死亡的边沿抢救回来。

行医 50 多年来，邦本先生解危济厄、妙手回春的病例甚多，以令人信服的疗效树立了中医的权威和信誉。如 2011 年，开县人曾女士因患真菌败血症，高烧（41℃）40 多天不退，病情十分凶险，在重庆三峡中心医院重症监护室抢救，已下病危通知。医院紧急请邦本先生参加会诊，邦本先生辨证为"温病气血两燔、热毒炽盛证"，大胆采用祖传温病治疗经验，拟清热解毒、凉血开窍之法，选用犀角地黄汤（以水牛角代犀角）、白虎汤、五味消毒饮等组方，用药仅 1 周，患者便转危为安，后又追加服用中药，20 余天后患者康复出院。该病例被邦本先生的博士研究生张文涛整理发表，在中医学界产生较大影响，被誉为夔门郑氏温病流派的经典病例。

辨病为纲　辨证为目

邦本先生认为，随着医学的发展进步，现代医学和传统医学的不断相互渗透和融合，传统中医的临床思维模式也在发生深刻的变化。是故，今日之中医是现代中医，是与时俱进的中医。现代中医临床时既要重视中医的传统辨证论治，更要重视辨病与辨证相结合，即以辨病为纲、辨证为目的临床思维模式。

辨证与辨病，是中医学从不同角度对疾病进行认识的方法。辨病是寻求疾病的共性及其变化的普遍规律，而辨证则是寻求疾病的个性及其变化的特殊规律。辨病在诊断思想上可以起到提纲挈领的作用，有助于提高辨证的预见性、简洁性，重点在全过程；辨证则反映了中医学的动态思辨观，有助于辨病的具体化、针对性，重点在现阶段。临床时把辨病辨证结合起来，则可以深化对疾病本质的揭示，使诊断更为全面、准确，治疗才更具有针对性和全局性。随着现代医学科学技术与传统中医学的结合，临床治疗对象及疾病谱的变化，现代中医辨病已不同于以前。传统中医学病名或突出症状，如头痛、咳嗽等；或突出体征，如水肿、尿血等；或突出病因病机，如虚劳、湿热等；或突出病位病机，如肺燥、中焦寒湿等，存在局限性和模糊性。因此，传统中医病名已不能完全适应今日临床医学的需要。在新的医疗环境下，现代中医在临床实践中，既要辨传统中医的"病"，又要辨现代医学的"病"，要求熟练掌握中西医双重诊断。虽然中医学与现代医学是两种不同的理论体系，但两者研究对象和目标是一致的，都是服务于人类健康。对于同一种疾病，不同医学体系对其病因、病机的理解可能不同，治疗方法可能各异，但病名的诊断可以寻求一致。

基于此，邦本先生强调，"辨病为纲，辨证为目"一是要坚持辨病辨证的"双辨"和中医西医的"双诊"综合运用，以帮助医者在准确把握患者当前病理特点的同时，又能更好地回溯病因、判断预后。这是最容易做到的一层。二是在"双辨双诊"的过程中，要分别衷据各自的理论、手段和方法，要确保各自的独立性，避免缠夹不清，进而影响结果，显得不伦不类。这就要求医者要有扎实的中西医功底和缜密的中西医诊疗思维。三是对"双辨双诊"的结果分析、治则拟定必须要坚持中医特色，用纯正的中医思想去认识和分析双诊结果，为接下来的"论治"打好基础。

实践中继承　继承中创新

中医学博大精深，疾病千变万化，学无止境，只有敏而好学，学而得法，孜孜不倦，锲而不舍，方可达到"上工治未病"的境界。不仅要将前人经验不断实践，在实践中继承，还要在继承中创新。

夔门郑氏温病流派于 20 世纪初由郑仲宾奠基，20 世纪 30—60 年代，经郑惠伯完善并逐渐形成了系统而实用的有夔门郑氏特色的温病理论体系。夔门郑氏温病流派在继承前人治疗温病按卫气营血辨证和三焦辨证的基础上，发展了传统温病学术思想，将繁杂的温病分为"温热"和"湿热"两大类型；强调"以防传变""重剂防变""先安未受邪之地""急下存阴""固护正气"等原则，临床上除广泛用于治疗急性病、传染病外，还扩展了运用范围，对内科重症、妇科出血、儿科发热等，都形成了较完整的诊治方案，取得了满意的临床疗效。

邦本先生作为夔门郑氏温病流派第三代代表性传人，幼承庭训，全面继承了郑仲宾、郑惠伯的温病学术思想和临床经验，在夔门郑氏温病流派的形成和发展中做出了重要贡献。"治疗温病危重急症，急下可以防传变，即先安未受邪之地。瘟疫瘟毒发病，不外毒、热、瘀、滞四字。把病邪尽快控制在卫气营血的浅层阶段，先发制病，祛邪救正，防止传变，是提高温病危重急症疗效的关键。"这是夔门郑氏温病流派重要的学术思想。邦本先生在前人治则的基础上进一步拓展：温病危重急症，发病急，病势重，变化速，病情复杂，辨治时应抓住病机主要矛盾，再根据病情变化特点制定治疗法则，进而选方用药，始终做到胸有成竹、思路清晰、有条不紊。温病后期因温热之邪伤阴劫液，最易出现阴虚病机，然而有时病邪未尽，常伴见阴虚阳亢、虚实夹杂的证候，所以治当滋阴潜阳，标本兼治。温病病名繁多，但就其病因病机来分，不外乎温热与湿热两大类。强调辨温热、湿热，尤其重舌诊。如温病发热，有的属温热性质，亦有的属湿热性质，关键在于辨舌。舌红苔厚腻者，当属湿热。治疗湿温、湿疫是中医临床的独特优势。

邦本先生传承并创新肺炎合剂、加味四妙勇安汤、达原柴胡饮、柴芩汤、水牛角地黄白虎汤等中药方剂。此外，他在治疗疑难病方面亦积累了较丰富的经验。如治疗肿瘤，治法经验是扶正培本贯穿始终，攻邪消瘤适时跟进，突出症状随证治之；组方经验是大方复治法；用药经验是药性平和，护胃为要。邦本先生治病，体现了中医特色，整体观念、辨证论治、三因制宜，是针对患者病情给予富有个性化的治疗，所以疗效甚佳。

在抗生素普及之前，郑氏温病学广泛用于治疗各种瘟疫疾病，活人无数。在当今西医西药为主治疗传染性和感染性疾病的背景下，仍有不少温病患者的治疗效果欠佳甚至无效，运用夔门郑氏温病流派理论与治疗经验，常能收到良好的效果。在病房会诊治愈的病例如重症肝炎、小儿重症肺炎、甲亢危象、结核性脑膜炎长期低热不退、胆道真菌感染败血症等，常见的温病如流感、猩红热、麻疹、肠炎、痢疾、丹毒等。夔门郑氏温病流派理论与治疗经验在内、外、妇、儿、五官各科感染性疾病中更有广泛的应用。

邦本先生作为全国名老中医药专家郑邦本传承工作室指导老师，重庆市市级非物质文化遗产代表性项目"郑氏温病诊疗法"的主要传承人，对夔门郑氏三代治疗温病的临床经验和学术思想进行了系统的总结，将辨证、诊断、治法、方药、运用等方面的特点逐一凝练，更加凸显夔门郑氏温病流派极高的学术价值和社会价值。

辨证特点：将繁杂的温病归纳为温热型和湿热型两大类，执简驭繁，指导临床。强调辨治温病，必须分清温热、湿热属性。

诊断特点：重视舌诊，舌红苔白（苔黄）厚腻如积粉者，为湿热邪伏膜原之候，此为湿热内伏之征，必属湿热性质温病，辨湿温尤重舌诊。

治法特点：驱邪扶正，必须先发制病，防其传变，同时强调"先安未受邪之地"。治疗温病急症，急下可以防传变；治疗温病急症，应首先抓住主要矛盾；治疗阴虚阳亢、虚实夹杂复杂证候，用滋阴潜阳、标本兼治法等。

方药特点：创肺炎合剂、加味四妙勇安汤、达原柴胡饮、加减甘露消毒丹、水牛角地黄白虎汤等方剂，广泛应用于温病的临床治疗，疗效甚佳。这些经验方药，早已在全国范围公开报道，为同行所认可。

运用特点：凡中医内、外、妇、儿、五官、皮肤等各科疾病，辨证属温热或湿热属性者，均可按夔门郑氏温病流派理论辨治之。夔门郑氏温病流派理论临床运用广泛，治疗效果好，可重复性强。

邦本先生高度重视经验总结和理论创新，始终笔不停耕。1987年7月，参加在成都举行的中日青年中医学术交流会，论文收入《中日青年中医论文选》，在国内外公开发行。参与全国中医理论整理研究会组织编写的《痹病论治学》《感冒病临床治疗学》《中医男科临床治疗学》和《中华临床药膳食疗学》等4部专著的编审，并担任《感冒病临床治疗学》副主编。还担任中医中专统编教材《中医学基础》（四川函授教材）的主编和《古典医著选》（全国中等中医药学校教材)的审订工作,参加《中医精华浅说》《重庆名医证治心悟》等 6 部专著的编写工作。为名老中医郑惠伯主任医师总结临床经验 10 万余字,其中部分医案为《中国现代名中医医案精华》等收录,部分专论被专业书刊选用。公开发表论文 50 余篇,撰写 100 万余字的学术文章。此外,20 世纪 80 年代,为支持地方企业出口创汇,邦本先生还为万县地区罐头厂、万县地区糖果厂设计"参芪炖羊肉罐头"和"天麻软糖""首乌软糖"配方,产品出口东南亚国家和地区,受到外商欢迎。

承古不泥古 创新不废古

邦本先生潜心学习古人、老师和贤达的经验,又善于在自己的临床实践中不断总结提炼,发扬创新。正是这种承古而不泥古、创新而不废古的传承与发扬,促进了其医术精进,推动了中医事业的发展。

邦本先生继承其伯父惠伯先生运用加味二仙汤(二仙汤合五子衍宗丸去车前子)的经验,治疗功能失调性子宫出血、乳腺增生和血小板减少性紫癜等疾病,都收到了较好的疗效。但后来发现脾不统血所致血崩者,选用补中益气汤合五子衍宗丸效果更佳。如:王某,女,16 岁。2000 年 7 月 4 日就诊。患者月经量增多,经期延长,周期缩短,已有 3 个月。此次月经来潮 15 天,仍量多,色淡红,面色无华,心悸气短,头昏,食欲不佳,倦怠疲乏,舌淡,脉沉弱。西医诊断为功能失调性子宫出血,治疗 1 周无效,转而求治于邦本先生。本患者辨证为脾气亏虚,气不摄血,兼肾气不足,致冲任不固之崩漏证。选用补中益气汤合五子衍宗丸加减:黄芪 30g,红参 10g,升麻 5g,柴胡 5g,当归炭 10g,阿胶 15g(烊化),枸杞子 15g,覆盆子 15g,五味子 10g,菟丝子 15g,仙鹤草 30g,大枣 10g,白术 10g,茯苓 10g,砂仁 5g,乌贼骨 15g,炙甘草 10g。患者服用 1 剂后月经量明显减少,3 剂后崩漏止。

正因为邦本先生善于继承和发扬中医药国粹,所以有不少危重急症患者,如甲亢危象、重症肝炎和胆道真菌感染败血症等,经他会诊抢救,予中药方剂辨证论治而获痊愈。

以温病危重急症的救治为例。这类病症大多起病急骤、传变快、救治难度大,前人主张先发制病,以安未受邪之地,才能更有效地防止病情传变,这是提高温病危重急症疗效的关键。邦本先生的伯父惠伯先生善治温病危重急症,尤善用大黄急下以防传变。同时,中国人民解放军第 302 医院汪承柏善重用赤芍治疗重度黄疸型肝炎。邦本先生兼收并蓄,结合长期的临床体验,形成了一套独具特色的重症肝炎治法。

如:杨某,男,26 岁。1995 年 5 月 17 日因急性乙型肝炎入院。5 月 24 日病情继续发展，西医诊断为重症肝炎，下病危通知。邦本先生会诊认为，该病系属急黄，辨证为湿热交蒸（热重于湿），瘀阻肝胆，气营热盛。治以清热解毒，凉血活血，通里攻下。方用水牛角 30g（另包，久煎，兑服），羚羊角 3g（另包，研制散剂，久煎，兑服），赤芍 50g，黄连 5g，黄芩 15g，山栀 10g，生大黄 10g，丹参 30g，茜草 15g，柴胡 15g，茵陈 25g，枳壳 10g，竹茹 5g，半枝莲 30g，白花蛇舌草 30g，垂盆草 30g，石菖蒲 10g，郁金 10g。加减用药 35 剂后，患者肝功能恢复正常，遂出院随访。

邦本先生在中医学术上取得了斐然的成就，获得诸多奖项与荣誉，他先后获得四川省卫生厅卫生工作先进工作者、四川省优秀教师和重庆市名中医等称号，先后担任四川省中医药学会仲景学说专业委员会委员、重庆市中医药学会常务理事、中医内科专委会委员和《重庆中医药杂志》编委，任第四、五、六批全国老中医药专家学术经验继承工作指导老师，全国名老中医药专家郑邦本传承工作室指导老师和成都中医药大学博士研究生导师（师承制），享受国务院政府特殊津贴。

邦本先生八十高龄而精神矍铄，满头银丝，声音洪亮，望之俨然，宽裕汪汪，为人谦和，待人真诚，气质儒雅而有古医者之风。工作和学习始终是他的最大爱好，散步和习字是他晚年的两大乐趣，培养年轻一代中医后辈成为他的主要心愿。他每周坚持出三个半天的专家门诊，一个下午的教学查房，主要精力用于批阅学生跟师临证心得，指导学生撰写学术论文和开展临床研究，倾心培育岐黄后学。邦本先生始终以工作为最大的快乐，以培养新一代名医为己任，以极大的热情奋斗在传承创新中医药国粹的道路上。

（冉隆平）

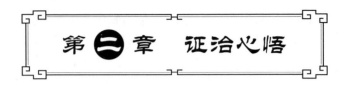

第二章 证治心悟

郑老出身于中医世家，倡导并践行"读经典、拜名师、勤临床"，以求成为一名合格的中医师。读经典，辨阴阳，区分疑似之证；拜名师，传薪火，继承前贤经验；勤临床，识标本，勿犯虚虚实实之戒。

本章名为"证治心悟"，系部分整理郑老临床辨证论治之心得体会。正如清代词人纳兰性德在《渌水亭杂识》中所说："以一药遍治众病之谓道，以众药合治一病之谓医"。由道而医，以医至道，以病谈药，以药选方，以方临证，共获良效。正是郑老对中医药的潜心研究和长期临床反复实践，才留下今日之"证治心悟"。本章收录了郑老证治心悟文章16篇，涉及内、妇、儿、皮肤等科，重点反映在以下几个方面：

夔门郑氏温病流派的传承与创新：夔门郑氏温病流派于20世纪初由郑老祖父郑仲宾奠基。20世纪30—60年代，经郑老伯父惠伯完善并逐渐形成了系统而实用的有夔门郑氏特色的温病流派。其后又得到郑老等家族名医临床拓展运用，至今已有100余年历史。并分别于2016年、2018年申报"渝东郑氏温病学""郑氏温病诊疗法"为万州区区级和重庆市市级非物质文化遗产代表性项目，获得批准。《川派中医药源流与发展》已将"夔门郑氏温病流派"正式列为四川地区两大温病流派之一。本章介绍了夔门郑氏温病流派的学术经验和经典病例，可供临床参考。

大方复治法：国医大师裘沛然积累了丰富的疑难病治疗经验，其中对某些病机表现为气血同病、寒热错杂、虚实相间、病邪深痼的病证，常拟大方复治法而收到满意之效果。在学习前贤的基础上，郑老运用大方复治法治疗慢性胃病，如慢性胃炎、胃十二指肠溃疡、胃食管反流病等，以及慢性肾脏病，如慢性肾小球肾炎、IgA肾病、肾病综合征、糖尿病肾病和慢性肾衰竭等，均收到较好疗效。

治疗肿瘤经验：扶正培本贯穿始终，攻邪消瘤适时跟进，突出症状随证治之。实践证明，上述治法对于提高患者的身体素质，增强抗病能力，改善症状，提高生活质量，延长生存时间，都有积极意义。

本章其余文章分别介绍了郑老治疗内、妇、儿科等相关疾病的经验，只要辨证准确，组方配伍得当，便可取得较为满意的临床效果，可供同道参考。

夔门郑氏温病流派的传承与创新

温病学说起源于春秋战国《内经》时期，而到秦汉晋唐，温病还隶属于伤寒范畴，经过两宋金元时期的变革发展，温病始脱离伤寒藩篱，直至明清时期才逐步总结出一套较完整的理论体系和诊治方法。温病学派代表性医家众多，如明末吴有性，著《瘟疫论》，该书指出疫病的流行特点当与伤寒不同，并且详细地阐述其治疗大法。其后有清初叶天士，创新提出"卫气营血辨证学说"，认为"温热病及瘟疫非伤寒"。再后有清朝中叶吴鞠通，著《温病条辨》，提出三焦辨证，阐述了温病的演变规律，指出温病的病位及病性，并提出了相应的治法方药，具有重要的临床意义。三焦辨证与《伤寒论》的六经辨证有一纵一横之妙，与叶天士的卫气营血辨证有相辅相成之功，进一步完善了温病学的理论体系。随着温病学派的形成发展，最终出现了专门研究温病发生发展规律及其诊治和预防的中医温病学科。

正是在温病学源远流长的影响下，夔门郑氏温病流派水到渠成、应运而生。该流派的主要学术特点是既重视对温病学派思想的继承和发展，又不避伤寒，融会贯通，强调急下防变，善治温热急症。

一、发展渊源

地处渝东北三峡库区万商云集的万州奉节等地，气候温热潮湿，尤其是民国初期，流感、猩红热、麻疹、天花、痢疾、霍乱、疟疾等时有发生和传染流行，成为温病的多发地区。秉承悬壶济世理念的夔门郑氏温病流派，在实践中不断总结充实完善，继而发展为巴蜀地区学有渊源、承继得力、疗效显著的流派。

在抗生素普及之前，夔门郑氏温病流派的学术经验广泛用于治疗各种瘟毒、瘟疫疾病，取得较好的临床疗效。随着西药市场的逐步扩大，细菌的耐药性增加，抗生素效价降低，仍有不少温病患者经单纯西医治疗效果欠佳甚至无效，运用夔门郑氏温病流派理论与治疗经验，常能收到良好的效果。

夔门郑氏温病流派于 20 世纪初由郑仲宾奠基，20 世纪 30—60 年代，经郑惠伯完善并逐渐形成系统而实用的有夔门郑氏特色的温病学，此后又得到郑邦本等名医临床拓展运用，至今已有一百余年历史。

二、薪火传承

百余年前，毕业于京师大学堂的学派奠基人郑仲宾（少时师从义父郑钦安学医 3 年），因加入同盟会受清廷缉拿，避走川东夔州悬壶济世。仲宾先生博学多才，学贯中西，医文并茂，德行高洁，1934 年创建"泰和祥"国药店，与其子郑惠伯共同坐堂行医，声誉卓著。

流派大成者郑惠伯先生发展并完善了郑氏温病的学术思想。他自幼随父习医，1932 年正式行医，1951 年创办奉节县第一联合诊所。1956 年，奉调万县专区人民医院（重庆三峡中心医院前身）筹建中医科，建立和完善了综合性医院中医工作体系，为该院的综合性医院中医药工作奠定了坚实基础。1991 年，惠伯先生被人事部、卫生部、国家中医药管理局确定为首批全国老中医药专家学术经验继承工作指导老师，郑邦本先生被遴选为其学术经验继承人。1993 年，郑惠伯、郑邦本、郑家本叔侄三人同时享受国务院政府特殊津贴，被誉为"郑氏三杰"，成为全国中医界的佳话。

郑邦本先生为夔门郑氏温病流派第三代代表性传承人，出生于名医世家，医德高尚，治学严谨。为医 50 余载，擅治温病危重急症，临证经验丰富，造诣颇深，全面继承了郑惠伯先生的温病学术思想和临床经验。其治学心得是"读经典、拜名师、勤临床"，为夔门郑氏温病流派的传承和创新做出了巨大贡献。

三、郑邦本治疗温病的学术经验

郑老全面继承了其伯父郑惠伯治疗温病的经验，在处理外感热病时，若发现内传之势，常在处方中加入清热解毒通便的药物，如虎杖、大黄等，以达里通表和，驱邪扶正，防止传变。郑老在治疗瘟疫和伏气温病时，更是先发制病，以安未受邪之地。郑老还认为，瘟疫发病不外毒、热、瘀、滞四字，把病邪尽快控制在卫气营血的浅层阶段，先发制病，祛邪救正，防止传变，是提高温病危重急症疗效的关键。温病危重急症，发病急，病势重，变化速，病情复杂，辨治时应抓住病机主要矛盾，再根据病情变化特点制定治疗法则，进而选方用药，始终做到胸有成竹、思路清晰、有条不紊。温病后期因温热之邪伤阴劫液，最易出现阴虚病机，然而有的病例此时病邪未尽，常伴见阴虚阳亢、虚实夹杂的证候，所以此时又当滋阴潜阳，标本兼治。

郑老治疗温病，在按卫气营血辨证和三焦辨证的基础上，继承家传治疗温病的经验，研读经典名著，汲取历代医家临证精华，总结出一套行之有效的学术经验。

1. 辨证方面，强调必须分清温热、湿热属性。将繁杂的温病归纳为温热型和湿热型两大类，执简驭繁，指导临床。

2. 诊断方面，重视舌诊。舌诊可以判断疾病的邪正盛衰，区别病邪性质，还可以分析疾病的病位与病势，评估预后。温病的病机常常反映于舌象的变化，如舌红苔白或苔黄厚腻如积粉者，为湿热邪伏膜原之候，此为湿热内伏之证，必属湿热性质温病，故郑老认为辨温温尤重舌诊。

3. 治法方面，先安未受邪之地。治疗温病急症，急下可以防传变，驱邪扶正，先发制病，防其传变，强调"先安未受邪之地"。

4. 方药方面，大方复治，成方合用。继承和创新肺炎合剂、加味四妙勇安汤、达原柴胡饮、加减甘露消毒丹、水牛角地黄白虎汤和加减五味消毒饮等方剂，广泛应用于温病临床，疗效甚佳。

5. 运用方面，临床使用广泛。凡中医内、外、妇、儿、五官、皮肤等各科疾病，辨证属温热或湿热者，均可按夔门郑氏温病流派的辨证方法辨治之。

四、郑邦本温病临床验案举隅

郑老通过多年临床实践，积累了丰富的温病治疗经验，现列举验案数则如下：

【病案1】

曾某，女，45岁。患者于2011年11月28日在重庆三峡中心医院普外科行胆总管探查、胆肠吻合术，2012年1月5日下午出现低热，体温37.5℃，药物控制不佳，随后体温逐渐上升，最高达41℃，物理降温及药物均未控制，遂转至重症监护室。在这期间，患者主要症状为高热，意识模糊，诊断考虑真菌败血症，给予氟康唑、两性霉素B等抗真菌药物治疗，体温下降不明显，连续高热不退1月有余，已下病危通知。2012年1月16日，郑老应邀参加会诊。刻下症见：仍发热，体温41℃，神志模糊，皮肤灼热，昏睡，目红赤，汗多，皮肤瘀斑，口唇干裂。脉数，舌红，苔黄燥而干。辅助检查：血常规：白细胞 33×10^9/L，中性粒细胞百分比92.6%；粪便常规：大便黄软，白细胞 0～5/HP，隐血试验阴性；尿常规、肝功能、肾功能均未见明显异常；血培养示白念珠菌。

诊断：中医诊断：温病，气血两燔、热毒炽盛证；西医诊断：真菌败血症。

治法：清热解毒，凉血开窍。

处方：水牛角30g，生地15g，丹皮10g，赤芍10g，石膏30g，知母10g，柴胡15g，黄芩15g，青蒿30g，板蓝根25g，金银花25g，蒲公英25g，天竺黄10g，石菖蒲10g，远志5g，郁金10g，野菊花25g，紫花地丁25g，白花蛇舌草25g，北沙参30g，黄连5g，苏叶10g。3剂，煎药机煎成12包，每包150ml，每次1包，每日3次。经胃管进食、服药。

1月21日二诊：患者服药后仍高热，但热势有所缓和，体温40℃，神志转清，对答切题，汗减，口干，皮肤有瘀斑，药已中病。于前方去白花蛇舌草、苏叶；加麦冬15g，五味子10g，连翘25g，栀子10g；板蓝根增至30g。3剂，水煎成15包，每包150ml，每次1包，每日3次，服法同前。

1月27日三诊：患者续服药3剂后，体温下降至38.5℃，汗止，皮肤瘀斑变浅，出现腹泻，此乃热邪出于大肠，病情好转之象。于前方加苍术、车前草、黄柏配伍黄连清热燥湿止泻，余药随症加减。处方：水牛角 30g，生地 15g，丹皮 10g，赤芍 10g，石膏 30g，知母 10g，柴胡 15g，黄芩 15g，青蒿 30g，板蓝根 30g，金银花 30g，蒲公英 30g，天竺黄 10g，石菖蒲 10g，远志 5g，郁金 10g，栀子 10g，黄连 5g，北沙参 30g，麦冬 15g，五味子 10g，野菊花 30g，紫花地丁 30g，黄柏 10g，苍术 12g，车前草 12g，神曲 12g。3 剂，水煎成 15 包，每包 150ml，每次 1 包，每日 3 次，服法同前。

2 月 3 日四诊：患者体温进一步下降，至 38℃，已拔除胃管，能独自进食及口服中药，神志清楚，瘀斑已无，口干。脉数，舌红，苔黄而燥。热邪未退净，继续守方用药。于前方去苍术、车前草，余药同前。3 剂，水煎成 15 包，每包 200ml，每次 1 包，每日 3 次。

2 月 7 日五诊：四诊予药未服完，患者又出现呕吐症状，前来就诊。此为余热引起胃气上逆所致，故予苏叶 10g，加于前方中，合方中黄连为苏叶黄连汤，有止呕作用。

2 月 13 日六诊：患者目前低热，体温 37.7℃，但因近日感受寒湿之邪，出现小腿挛急，项部僵硬，故于前方中加白芍、甘草养血舒筋，缓急止痛，配合木瓜、威灵仙祛湿除痹，丹参合葛根解肌舒筋活血以治颈项强直，余药随症加减。处方：水牛角 30g，生地 15g，丹皮 10g，石膏 30g，知母 10g，柴胡 15g，黄芩 15g，青蒿 30g，板蓝根 30g，金银花 30g，蒲公英 30g，天竺黄 10g，石菖蒲 10g，远志 5g，郁金 10g，栀子 10g，黄连 6g，白芍 60g，甘草 10g，木瓜 20g，威灵仙 25g，北沙参 30g，麦冬 15g，五味子 10g，丹参 30g，葛根 30g，神曲 15g。3 剂，水煎成 15 包，每包 200ml，每次 1 包，每日 3 次。

2 月 17 日七诊：患者脉静身凉，体温 37.2℃，神志清楚，食量增加，活动较以往大为灵活。热毒之邪已祛除，转至康复科治疗。唯有便干而难，神疲乏力，口干，小腿挛急痹痛，此为热病后期，气阴两伤，肠道失于濡润所致。此时治疗应着重于调理善后，当益气滋阴、润肠通便为主，兼顾小腿挛急，故选用增液汤、二冬汤、生脉散、四君子汤、芍药甘草汤等组方。处方：生地 25g，玄参 25g，麦冬 15g，天冬 15g，莱菔子 20g，火麻仁 20g，当归 15g，肉苁蓉 15g，白芍 80g，甘草 5g，木瓜 15g，威灵仙 15g，鸡血藤 30g，北沙参 30g，五味子 10g，白术 10g，茯苓 10g，黄芪 15g，神曲 15g。3 剂，水煎成 12 包，每包 200ml，每次 1 包，每日 3 次。

3 月 14 日八诊：患者症状基本消除，趋于康复。仍以前方为主加减调理，并嘱服此方后，可暂停服用中药，一般住院护理即可。处方：北沙参 30g，白术 10g，茯苓 10g，甘草 5g，玉竹 15g，石斛 30g，当归 15g，肉苁蓉 15g，黄连 5g，苏叶 10g，陈皮 10g，神曲 15g，麦芽 15g，山楂 15g，白芍 90g，木瓜 15g，威灵仙 15g，鸡血藤 30g，鹿衔草 15g，伸筋草 30g，黄芪 30g，升麻 10g，柴胡 10g，黄精30g。5剂，水煎成24包，每包200ml，每次1包，每日3次。

【按语】　郑老在治疗该病时主要分两个阶段。第一阶段，急则治标，驱邪为要，故用大量清热解毒凉血之剂退热，集白虎汤、黄连解毒汤、犀角地黄汤（现用水牛角代犀角）、五味消毒饮、柴胡、青蒿、板蓝根、白花蛇舌草等方药于一方，配郁金、石菖蒲、远志、天竺黄化痰活血开窍以醒神，颇有清瘟败毒饮之意。前几诊基本均以此方为主，所谓效不更方。第二阶段，患者体温降至正常后，遵循缓则治本的原则。热病耗气伤阴，患者高热40余日，出现乏力、便干、小腿挛急之症，用增液汤、生脉散、芍药甘草汤等滋阴柔肝；配伍黄芪、白术补气；选当归、肉苁蓉养血润肠，体现了温病后期，益气滋阴、润肠通便的治法。鹿衔草祛风湿、强筋骨，配伍木瓜、威灵仙、鸡血藤和芍药甘草汤治腿部挛急痹痛。郑老治疗该病，辨证准确，热退后用益气养阴通便法调理善后，药到病除。

【病案2】

宋某，女，21岁。患者因感染诱发甲亢危象，于1993年5月27日急诊入院。给予静滴氢化可的松、青霉素，肌注阿米卡星，口服普萘洛尔等西药治疗后，甲亢危象仍不能控制。6月27日邀郑老会诊。刻下症见：高热，体温40.8℃，汗多，乏力，烦躁，关节疼痛，腹泻（一日10余次），水样大便，肛门灼热疼痛，无里急后重。脉洪数，舌质红。

诊断：中医诊断：温病，气分热甚、热邪入营、肝阳上亢证；西医诊断：甲亢危象。

治法：清营凉血，平肝潜阳。

处方：水牛角20g（先煎），青蒿20g，葛根20g，丹皮10g，夏枯草15g，鳖甲15g（先煎），地骨皮15g，知母15g，金银花15g，连翘15g，柴胡15g，黄芩15g，黄连5g，菊花12g，石膏30g，西洋参10g（另煎，兑服）。病重期间每日2剂，4小时服药1次，昼夜服药。

随症加减用药20余剂，患者转危为安。出院后，继续门诊中医诊疗"甲亢"。随访半年，"甲亢"得到控制，并于当年底参加工作。

【按语】　甲亢危象是临床危重急症，有生命危险。郑老治疗此类疾病，借鉴叶天士"卫气营血辨证"理论，宗急则治其标，缓则治其本原则，以清热透营转气为主。郑老常用犀角地黄汤（现用水牛角代犀角）加减，清营凉血。但本案患者兼阴虚阳亢证候，故选用滋阴平肝潜阳之品如鳖甲、地骨皮、知母等，既可改善患者甲亢危象的发热等症状，又可在根本上治疗甲亢疾病，故疗效显著。郑老认为，患者虽有下焦湿热泻下症状，主要矛盾仍是温热邪入营分，下焦湿热是次要矛盾，按卫气营血辨证，对下焦湿热用葛根芩连汤兼顾足矣。

【病案 3】

杨某，男，26 岁。1995 年 5 月 17 日因急性乙型病毒性肝炎入院。入院后黄疸急剧加重，全身皮肤、巩膜黄染，病情凶险，已下病危通知。邀郑老会诊，实施中西医结合抢救。刻下症见：精神萎靡，嗜睡，鼻衄，发热，体温 38.3℃，恶心，厌食，腹胀，大便不畅，小便黄赤。脉弦数，舌质红，苔黄腻。5 月 24 日行肝功能等检查：血清总胆红素 340μmol/L，谷丙转氨酶 800U/L，胆碱酯酶降低，凝血酶原时间延长，乙肝表面抗原阳性，乙肝 e 抗原阳性，乙肝核心抗体阳性。

诊断：中医诊断：黄疸，湿热交蒸（热重于湿）、瘀阻肝胆、气营热盛证；西医诊断：重症肝炎。

治法：清热解毒，凉血活血，通里攻下。

处方：水牛角 30g（先煎），羚羊角 3g（另包，研制散剂，久煎，兑服），赤芍 50g，黄连 5g，黄芩 15g，山栀 10g，生大黄 10g（后下），丹参 30g，茜草 15g，柴胡 15g，茵陈 25g，枳壳 10g，竹茹 5g，半枝莲 30g，白花蛇舌草 30g，垂盆草 30g，石菖蒲 10g，郁金 10g。

患者加减用药 35 剂后，复查肝功能基本恢复正常，病情明显好转，出院继续门诊治疗。随访 1 年，除检查有慢性乙肝大三阳外，余无异常。

【按语】 本案处方用大黄共计 200g 余，达到了排毒防病传变之目的。患者服大黄初期有大便次数增多之势，但每日均未超过 3 次，服药后期反而大便次数正常。重用赤芍（30～60g）治疗重度胆汁淤积性黄疸，这是中国人民解放军第 302 医院汪承柏主任医师的经验，郑老用后深感此法疗效可靠，临床多次分享于后辈。

【病案 4】

刘某，男，15 岁。2015 年 11 月 2 日至郑老处就诊。患者于 2015 年 10 月 6 日开始出现发热，多在下午至上半夜期间热甚，体温最高约 39℃，发热时轻微出汗，夜间盗汗明显，发热则纳差不欲食，热去则胃口尚佳。曾于 7 月 31 日突发咯血，咯血量极多，家属叙述血可盈盆，考虑支气管扩张伴肺部感染住院治疗，经治愈出院。本次继予抗炎治疗，发热无好转，于 10 月 20 日住院进一步诊治，考虑为传染性单核细胞增多症，但不排除血液系统疾病可能。胸部 CT 提示：右肺中叶少许条片状影，与 2015 年 8 月 9 日 CT 比较，病灶较前吸收减少，暂不考虑肺部感染。血常规：白细胞 9.3×10^9/L，单核细胞 1.31×10^9/L。先后用美洛西林舒巴坦、热毒宁、阿昔洛韦等治疗，其热不退，并于 11 月 1 日发热加重，最高达 39.6℃。刻下症见：精神萎靡，发热，体温 38℃，夜间盗汗明显。脉虚数大，舌质绛，舌中有裂纹。

诊断：中医诊断：温病，阴分不足、邪热炽盛证；西医诊断：传染性单核细胞增多症。

治法：养阴清热解毒。

处方：秦艽 15g，鳖甲 15g，地骨皮 15g，银柴胡 10g，青蒿 25g，当归 10g，知母 10g，乌梅 10g，柴胡 15g，黄芩 15g，板蓝根 20g，金银花 15g，蒲公英 15g，野菊花 15g，大青叶 20g，仙鹤草 30g，神曲 15g。3 剂，煎药机煎成 18 包，每包 200ml，每次 1 包，每日 3 次，饭后 1 小时服。

11 月 5 日二诊：患者服药期间热未退，11 月 4 日体温亦高达 39℃。家属讲述医院代煎中药质稀味淡，恐病重药轻也。患者目前发热，纳差，恶心，右侧锁骨上可扪及绿豆大小淋巴结肿大。住院已停止输液治疗，仅服中药以观察疗效。郑老重新辨证为热毒炽盛、气血两燔，改用清热解毒、凉血清营法。处方：柴胡 15g，黄芩 15g，青蒿 30g，玄参 30g，牡蛎 30g，浙贝 10g，金银花 25g，连翘 25g，夏枯草 15g，白花蛇舌草 30g，半枝莲 30g，水牛角 30g，生地 30g，丹皮 10g，白芍 15g，石膏 30g，知母 10g，甘草 10g，黄连 5g，苏叶 10g，北沙参 30g，白术 10g，茯苓 10g，神曲 15g。2 剂，水煎成 9 包，每次 1 包，每日 3 次。

11 月 7 日三诊：患者服药后体温有下降趋势，多在 37.5～38.5℃之间波动。热势已衰，于前方去半枝莲、白花蛇舌草、黄连、苏叶；加鳖甲 15g，银柴胡 10g，地骨皮 15g，麦冬 15g。2 剂，水煎成 9 包，每次 1 包，每日 3 次。

此外，当日血液科会诊，考虑淋巴结结核可能性较大，予以抗结核治疗。

11 月 9 日四诊：11 月 8 日凌晨患者体温降至正常，余时仅低热，体温不超过 38℃。目前体温正常，但有纳差，微恶心，心悸。目前热势已去大半，前方去金银花、连翘、水牛角、丹皮、白芍、石膏、知母；加黄连 5g，苏叶 10g，五味子 10g，天冬 15g，秦艽 10g。3 剂，水煎成 12 包，每次 1 包，每日 3 次。

11 月 13 日五诊：11 月 9 日之后未再发热。患者拟于当日出院，予中药调理善后。目前饮食尚可，心悸，心率快。脉虚数大，舌质红，有裂纹。此属温病后期，气阴两亏，当以清热养阴收功。于前方去黄连、苏叶；加水牛角 30g，丹皮 10g，白芍 15g，玉竹 15g，苦参 10g，仙鹤草 50g，知母 10g。10 剂，水煎服，每剂服 2 日。

【按语】 辨证论治，思路清晰，疗效才会满意。首诊时忽略了血分热盛，用秦艽鳖甲汤加减，势单力薄，疗效欠佳。二诊时特别重视舌诊。患者舌绛，舌中有裂纹，舌绛多因热入营血，血热充斥，阴虚水涸，虚火上炎所致；舌中部裂纹，系阴液亏损而成。舌绛舌裂，热盛津伤，所以必须清营凉血解热，以防耗血动血而再次出现大咯血，遂拟清瘟败毒饮加减。本案患者阴虚阳亢证候突出，所以滋阴潜阳，从四诊开始，选用秦艽鳖甲汤加减，以标本兼治。患者右侧锁骨上可扪及绿豆大小淋巴结肿大，处方时选入玄参、牡蛎、浙贝母、夏枯草，以清热解毒、软坚散结，既与舌绛合拍，又兼对症治疗。温病不仅伤人之阴，且因较长时间服用寒凉药物，还可损及中焦脾胃之气，所以在治疗中从二诊开始，即配用北沙参、白术、茯苓、甘草、神曲，以固护脾土之气阴。

【病案5】

王某，男，68岁。2018年8月6日至郑老处就诊。患者因持续发热1个月，于重庆三峡中心医院住院诊断为肺部感染、急性髓细胞性白血病（M2型），予以抗感染、化疗等方案治疗，随后病情好转出院。出院时情况：体温37.6℃，双肺可闻及少许湿啰音；血常规：白细胞$7.3×10^9$/L，血红蛋白70g/L，血小板$20×10^9$/L，原始细胞1%。刻下症见：仍有间断低热，夜间盗汗较多，疲倦乏力明显。脉虚数，重按乏力，舌淡红，苔薄白。

诊断：中医诊断：温病，热毒未尽、气阴两虚证；西医诊断：急性髓细胞性白血病（M2型）。

治法：益气养阴，清热解毒，收敛止汗。

处方：柴胡15g，黄芩15g，青蒿25g，金银花15g，蒲公英15g，板蓝根15g，黄芪30g，当归10g，熟地10g，生地15g，黄连5g，黄柏5g，山药15g，山茱萸30g，丹皮10g，茯苓10g，泽泻10g，仙鹤草50g，地骨皮15g，浮小麦30g，神曲15g，半枝莲30g，白花蛇舌草30g，红豆杉5g。5剂，每剂水煎3遍，混合后分6次服，每日3次，饭后1小时服。

8月15日二诊：患者服药后已无发热，夜间盗汗明显减少，但目前短气、纳差、心悸，脉虚数转虚细。热毒已减，正气犹虚，于前方去金银花、蒲公英、板蓝根；青蒿减至15g；加北沙参30g，白术10g，甘草5g，陈皮10g，砂仁5g，升麻10g。5剂，煎服同前法。

8月27日三诊：患者未再出现发热，盗汗已缓解，纳差较前改善，目前症见疲乏，短气，心悸，时发潮热。撤去柴芩汤，改用升阳益胃及益气养阴法。处方：黄芪30g，北沙参30g，升麻10g，柴胡10g，麦冬15g，五味子10g，白术10g，茯苓10g，甘草5g，陈皮10g，神曲15g，仙鹤草50g，百合30g，浮小麦30g，银柴胡10g，地骨皮15g，生地15g，山药15g，山茱萸15g，丹皮10g，泽泻10g，半枝莲30g，白花蛇舌草30g，红豆杉5g。5剂，煎服同前法。

9月12日四诊：患者药后精神好转，偶有心慌气短，近期感冒后出现咳嗽，干咳无痰，未见发热，胃脘隐痛，空腹时明显。改予养阴润肺法治疗咳嗽，兼以益气解毒法调理体质。

【按语】 本案患者大热已退，但余热未清，且见盗汗、疲乏等症，正如郑老常说："温病后期，正气虚损，津液耗竭，常宜益气养阴，以收其功。"在组方时，一方面因患者热毒未清，故选用柴芩汤（柴胡、黄芩、青蒿）配伍金银花、蒲公英、板蓝根、半枝莲、白花蛇舌草等解毒退热，另一方面，选用当归六黄汤、六味地黄汤等益气养阴、收敛止汗。待其热势衰少，则逐渐撤去清热解毒之品，而将重点转为治其虚损。

五、总结

郑老治疗温病，继承了其伯父郑惠伯的学术思想及临床经验，在继承中发展，在实践中创新。通过上述验案可以看出，郑老治疗温病，力求将温病病邪尽快遏制在卫气营血的浅层阶段，先发制人，驱邪扶正，防止传变。温病后期温热之邪易致阴虚阳亢，治疗当以滋阴潜阳，从而达到标本兼治的目的。郑老还重视大方复治，成方合用，辨证与辨病结合，活用经方验方，这些都是郑老治疗温病的宝贵经验。挖掘和整理郑老治疗温病的学术思想和临床经验，并进一步传承和发扬，将特色治疗方法和病种治疗经验进行提炼总结，致力于培养中医药临床和科研人才，是夔门郑氏温病流派传承与创新的重点。

（龚雪　整理）

外感发热的辨证要点

外感发热之辨证，应将八纲与卫气营血两种辨证方法相结合运用，其要点如下。

一、表热毒证

病机为邪毒袭肺，肺失宣肃。除了风热、风寒两大证型外，尚有夹暑、夹湿、夹燥等各种兼夹证。见发热、恶寒、脉浮等临床特征。外感发热表证与感邪季节有密切关系。一般外感发热卫分热毒证与六气的关系如下表所示：

六气	初之气	二之气	三之气	四之气	五之气	终之气
主气	厥阴风木	少阴君火	少阳相火	太阴湿土	阳明燥金	太阳寒水
节气	大寒、立春、雨水、惊蛰	春分、清明、谷雨、立夏	小满、芒种、夏至、小暑	大暑、立秋、处暑、白露	秋分、寒露、霜降、立冬	小雪、大雪、冬至、小寒
卫分热毒证	风温（风温客表）	时行感冒（温热病）	阴暑（暑兼寒湿）	湿温（湿遏卫分）	秋燥（温燥或凉燥）	伤寒（寒邪束表）

二、里热毒证

阳明经、腑证及气、营、血证均属里证范畴。

（一）阳明经证、阳明腑证及气分证

病机为正邪剧争，热毒郁于气机。见但热不寒，有汗不解，苔白中带黄，脉数等临床特征。

1. 热毒壅肺，肺气不利　见身热有汗，喘咳气急，苔黄，脉数，口渴等，即麻杏石甘汤证。

2. 热毒炽盛，胃热亢盛　见大热、大渴、大汗出、脉洪大之"四大"症，即白虎汤证。

3. 热毒结于肠道，腑气不通　见大便秘结，腹部胀满，硬痛拒按，身热汗出，心烦谵语，苔黄厚而干，脉沉实等，即大承气汤证。

（二）营血证

营分热毒证，系由气分证不解传变而来，或逆传心包而来，病变的重点是心与心包。见舌绛，心烦，身热夜甚等，即清营汤证。

血分热毒证，系由营入血，病变重点是心、肝、肾。见身热，烦扰，出血及舌质深绛等，即犀角地黄汤证（现以水牛角代替犀角）。

三、半表半里热毒证

（一）少阳证

病机为邪入少阳。见往来寒热，胸胁苦满，烦躁呕吐，脉弦等，即小柴胡汤证。少阳热重兼痰湿者，见寒热如疟，热重寒轻，口苦胸闷，呕吐黄涎而黏，舌红苔白等，即蒿芩清胆汤证。

（二）热毒伏于膜原证

病机为温疫初起，邪伏膜原。见憎寒壮热，或寒热如疟，胸痞腹胀，时喜呕恶。苔白厚腻如积粉，脉弦数等，即达原饮证。

四、表里热毒证

表里合邪发热，临床见证比较复杂。在表者，有六淫的不同；在里者，有痰、湿、热、食、气滞之异，辨证应细致。下面列举常见的三种证型。

（一）表兼里实证

病机为太阳表证兼阳明里实。见憎寒壮热，头目昏眩，口苦咽干，咽喉不利，胸膈痞闷，咳呕喘满，大便秘结等，即防风通圣散证。

（二）半表半里兼里实证

病机为少阳阳明合病。见往来寒热，胸胁苦满，呕不止，心下痞，腹部满，大便不解，舌苔黄，脉弦有力等，即大柴胡汤证。

（三）表兼热利证

病机为表证未解误下，邪陷阳明而致热利，或表证兼湿热内犯肠道。见身热下利，胸脘烦热，脉浮数，苔白黄腻等，即葛根黄芩黄连汤证。

（郑邦本）

临证"五常"探讨

郑老临床经验丰富，学验俱丰，笔者有幸随师门诊，观察到郑老临证在对每个患者收集四诊资料以辨证论治时，特别重视对患者的食纳、夜寐、二便、精神、情志等五大方面症状的调理，论治时必然会根据五常与主证之关系而整体纠偏，并投以相对应的方药。现将郑老临证的五常论探讨如下。

一、五常含义

仿照现代医学的体温、脉搏、呼吸、血压称为四大生命体征，郑老将人体食纳、夜寐、二便、精神、情志等五方面的情况是否正常，作为临证常规问诊的重要内容，称为中医问诊的"五常"。"常"为常规维持正常之意，各种各样的疾病几乎都会对这五方面状态产生影响，出现异常表现。反之，这五方面状态出现异常表现则表明机体处于疾病或亚健康状态。郑老通过望、闻、问、切收集患者四诊资料以辨证论治时，必然会仔细询问患者的五常状态，辨证的过程中必然会思考五常与主证的关系，论治时必然会根据五常与主证之关系而整体调整。郑老认为，一个人只要食纳、夜寐、二便、精神、情志等正常，则人体大概处于健康状态，即"阴平阳秘"，虽病亦轻微，不足过虑。

二、理论依据

食纳主要为脾胃所主。胃主受纳，腐熟水谷，主降浊，喜润恶燥；脾主运化，传输精微，主升清，喜燥恶湿，故脾胃须纳运协调，升降相因，燥湿相济，方可维持人体的食纳正常，从而生化全身所需之气血，共为后天之本。脾胃不调，出现痰浊困阻、气机不畅、气血亏虚、阴虚不润、阳虚不温等病机而出现食纳减退。心主血脉，肺主气，心肺之气血运行通畅，脾胃方有所滋、有所主，食纳方可正常。肝主疏泄，其含义之一即为疏泄脾胃气机，助脾胃运化。肝胃不和、肝脾不调、气滞水停等病机易致纳呆。肾为胃之关，肾主水，与脾之运化水液相辅相成，肾阳与脾阳之间以火暖土，温运脾胃。可见，食纳的正常需要全身脏腑的协调，食纳状态可反映全身脏腑功能的基本情况。

大便从谷道而出，本为脾胃纳运协调、升降相因和燥湿相济功能的延续，也为肺气肃降大肠和肾阳温化功能的结果。小便为膀胱所气化，为肾阳气化功能的延续。因此，二便状态同样为全身脏腑功能正常和协调与否的反映，在生理和病理上密切相关。

心藏神，心为五脏六腑之大主，它直接决定着人的睡眠状态，心神安则寐安。肝主疏泄，肝藏魂，通过肝气、肝血、肝阴的作用来调节心神的状态，当肝气疏泄正常有序，肝血充足，寐则心安。反之，出现心肝血虚、肝气郁结、气郁化火等病机，则心神难安。另外，肺藏魄，脾藏意，肾藏志，五脏均与情志相关，情志与心神相关，实际上情志也就与夜寐息息相关，均能反映五脏的功能正常协调与否。脏腑气血津液充足，功能正常，则体魄强健，精神调治。反之，全身脏腑功能任一环节异常，则均有可能引起情志与精神的异常。

郑老认为，五常均涉全身脏腑，均需引起重视，尤其首重食纳。脾胃在中焦，为全身气机升降的枢纽，为所有脏腑功能作用的中轴。维持食纳的正常，能从脾胃之中心协调脏腑，条畅气机，资生气血，带动全身之阴阳趋向平衡。

三、调治方法

若五常之异非主证，则针对五常的处理，均在主体辨证论治的基础上作为兼症采取相应治法。因此，郑老多采用对症处理的方式，在选方用药的时候注意与整体的寒热虚实相符合。

纳差者，常选用白术、茯苓、陈皮、砂仁，健脾开胃，增加食欲；消化不良者，用神曲、鸡内金、莱菔子等，消食助运。

大便稀溏者，常用山药、炒薏仁、芡实、莲子，健脾止泻；腹泻者，用黄连、苍术、车前草，清热利湿止泻。腹痛则欲大便者，用痛泻要方，调和肝脾；食后即欲大便者，用四君子汤，健脾厚肠。

大便干结难解者，常用莱菔子、火麻仁、柏子仁等润肠通便，或加增液汤增水行舟，一般不用大黄、番泻叶、芦荟等泻下药物。肛门坠胀大便不畅，里急后重者，用木香、槟榔行气导滞，或用枳实、厚朴下气宽肠。

小便黄赤灼热者，用白茅根、白花蛇舌草相伍，清热利湿；小便频数，肾气不足者，用枸杞子、菟丝子、覆盆子、五味子、金樱子，或用桑螵蛸、乌药、益智仁，补肾缩尿。

不寐者，用黄精、枣仁、柏子仁，或加合欢皮、夜交藤。黄精善益肾，枣仁、柏子仁善养心，三药伍用，相得益彰，养心安神。合欢皮善解郁，夜交藤善养心，合用更能解郁养心安眠。嗜睡者，用石菖蒲、郁金、远志等开窍醒神。

精神差，神疲乏力，易感冒者，常用玉屏风散、黄芪生脉散、四君子汤、香砂六君子汤等方剂。此外，郑老尤其喜用灵芝配刺五加的药对，以改善疲倦症状，并提高虚人之免疫力。灵芝、刺五加两药相配，益气健脾、养心安神、补肝肾强筋骨，平补五脏。其提高虚人之免疫力的疗效已为诸多现代中药药理研究所证实。

心情郁闷者，常用四逆散、百合知母汤、甘麦大枣汤等方剂，以及香附、佛手等疏肝理气药物。郑老尤其喜用百合知母汤合甘麦大枣汤。百合知母汤和甘麦大枣汤均为《金匮要略》名方。郑老从百合病、脏躁均为情志类疾病的共同特征感悟，将五味药相合，该药组五脏并调，清润补泻和缓，安神调情，郁闷可除。

虽然郑老临证中会对症处理五常之变，但认为需要分清主次。由于其临证尤重脾胃，处方用药各个环节均特别顾护脾胃，故一般病证五常之异首重处理食纳与大便，所用药物较多，其余三症为次，以少数药物处理即可。

四、病案举隅

【病案1】

陈某，男，52岁。2018年10月10日至郑老处就诊。患者于1个月前行纵隔鳞状细胞癌放疗后出院，出现汗多，活动后明显，晚上亦常有盗汗出。体偏瘦，怕冷亦怕热，口干不欲饮，常有手足心热。刻下症见：短气，乏力，神疲，纳欠佳，寐尚安，情绪亦可，腹胀，背部疼痛，大便干结，2日一解，小便时有灼热，口不干苦。脉弦细数，舌淡红少苔。

诊断：中医诊断：汗证，气阴亏虚、营卫不和证；西医诊断：纵隔鳞癌放疗后。

治法：益气养阴，调和营卫，收敛止汗。

处方：黄芪60g，北沙参60g，麦冬15g，五味子10g，仙鹤草50g，百合30g，地骨皮15g，煅龙骨25g（先煎），煅牡蛎25g（先煎），山茱萸40g，桂枝5g，白芍50g，生姜3片，大枣10g，甘草5g，西洋参15g，鳖甲15g（先煎），白术10g，茯苓10g，火麻仁30g，莱菔子30g，白茅根30g，白花蛇舌草30g，柏子仁25g，瓜蒌仁25g。5剂，每剂水煎3遍，混合后分6次服，每日3次，饭后1小时服。

随访患者，服药3剂后汗出即无，食纳、二便、精神已可，但仍有轻微背痛，因就诊路途遥远而嘱在当地调养。

【按语】 本案患者以汗出不适为主症就诊，故诊断为汗证，证属气阴亏虚、营卫不和，处方以黄芪生脉散、桂枝汤化裁。五常中食纳、二便、精神有异，夜寐和情绪尚可，故当着重处理食纳和二便，从脾胃着手，加用茯苓、白术、火麻仁、瓜蒌仁、莱菔子、白茅根、白花蛇舌草等。

【病案2】

吴某，女，47岁。2018年10月31日至郑老处就诊。主诉短气、心悸、嗳气3月。既往行胃镜检查诊断为慢性非萎缩性胃炎，间断服用各类中、西药物，病情反复，近3个月以来伴随停经而胃病症状更明显。刻下症见：饥饿则心悸、短气，乏力，食纳欠佳，胃胀，嗳气，吐酸，胃脘灼热，无胃痛，口干苦，潮热，无手足心热，无盗汗，失眠，大便干结，3日一解，小便黄，神疲，心情烦躁，郁闷，咽部不适，有黏痰。已停经3个月。脉细数，舌红苔薄黄。

诊断：中医诊断：胃痞，脾胃气虚、肝胃不和证；西医诊断：慢性胃炎。

治法：补中益气，疏肝和胃，安神助寐。

处方：黄芪30g，北沙参30g，升麻10g，柴胡10g，白芍15g，枳壳10g，甘草5g，川芎10g，香附10g，神曲15g，鸡内金15g，黄连5g，吴茱萸2g，海螵蛸15g，法半夏10g，厚朴10g，茯苓10g，紫苏叶10g，莱菔子15g，火麻仁15g，柏子仁15g，百合30g，知母10g，浮小麦30g，大枣10g，黄精30g，酸枣仁30g。5剂，每剂水煎3遍，混合后分6次服，每日3次，饭后1小时服。

11月14日二诊：患者服药后诸症好转，但均未完全消除，故嘱原方继服5剂。

【按语】 本案患者为气虚兼有气郁，以补中益气方、柴胡疏肝散、左金丸、半夏厚朴汤、百合知母汤、甘麦大枣汤等方化裁。其中，补中益气方、柴胡疏肝散针对食纳、精神治疗，莱菔子、火麻仁、柏子仁针对便秘，百合知母汤、甘麦大枣汤针对急躁、郁闷，黄精、酸枣仁针对失眠治疗。

（李勇华 整理）

补肾活血法治疗慢性病的临床运用举隅

追溯补肾活血法的历史渊源，挖掘肾虚血瘀证形成的生理病理基础，基于异病同治思想，总结郑老应用补肾活血法治疗慢性病的临床经验，现论述于下。

一、思想来源

肾虚血瘀证是临床上常见而容易被忽视的证候。肾虚多指肾的精气、阴阳亏损，致肾不藏精，肾阴阳失调，肾不主水，肾不纳气，常表现为肾精不足证、肾气虚证、肾阳虚证、肾阴虚证、肾虚水泛证及肾不纳气证等。血瘀证多指血液运行受阻，壅积于经脉或器官之内，失去生理功能，以疼痛、肿块、出血、脉涩、舌紫等为主要表现的证候。肾虚血瘀证是由于肾阴阳失调，精血不足，或他脏病变日久及肾，伤及肾之精气，脏腑经络失去肾之精气激发的原动力，气血运行不畅而致。肾虚与血瘀可同时出现，也可先后出现，多见于老年人特异性体质和慢性病虚实夹杂患者。

补肾活血法或补肾祛瘀法是针对肾虚血瘀证而立的根本大法。有关肾虚血瘀证采用补肾活血法的应用零散分布在古籍文献中，《内经》治疗精亏血枯经闭的四乌鲗骨一藘茹丸，方中乌贼骨、茜草、雀卵、鲍鱼汁合而补肾固精活血，开后世补肾祛瘀之先河。《金匮要略》中肾气丸主治肾阳亏虚所致的虚劳腰痛，补肾与活血药同用，可谓是《内经》思想的延续，乃至于张锡纯曾称"肾气丸为补肾之药,实兼为开瘀血之药"。《仁斋直指方论》从"肾虚血寒"相关病证角度,加深了肾阳亏虚可致血瘀的认识。明清时期王清任、张锡纯等医家多从元气亏虚的角度阐述肾虚可致血瘀,丰富了对肾虚血瘀的认识。1992年,苗香圃提出肾虚血瘀相关且并存,肾虚必兼血瘀,肾虚是因,血瘀为果,肾虚血瘀是衰老、老年病及多种慢性疾病的共同病理基础,因此,补肾活血法为延缓衰老、防治老年病和多种慢性疾病提供了一种可选择的途径。苗香圃将补肾活血法应用于临床多种疾病的治疗,如支气管哮喘、冠心病、再生障碍性贫血、肾结核、脑梗死,取得比较好的效果。张敏英等通过对365例人群的流行病学调查,发现肾虚血瘀证候的发生率为71.5%,严重影响着人们的生活质量,而且随年龄的增长发生率逐渐增高,同时与糖尿病、冠心病、动脉粥样硬化、高血压、高脂血症、慢性肾炎的发病有密切关系,这也充分证明肾虚血瘀是多种慢性病、老年病的某一特定阶段的共同病理变化,是产生疾病的重要原因,也是导致衰老的主要病理基础,而各种疾病又可加重肾虚血瘀。

二、临床应用

郑老在继承前人学术思想和临床经验的基础上,认为久病多虚,肾为元气之根,肾虚居多,故有久病及肾。气为血之帅,血为气之母,气行则血行,元气不足,血运失常,久病必多瘀,肾虚是形成血瘀的重要基础,治疗上补肾是根,益气活血是本。多种慢性疾病表现为肾虚血瘀证,郑老基于异病同治思想,灵活运用补肾活血法治疗多种慢性病,在临床中取得了很好的疗效。兹举例如下。

【病案1】

刘某,女,66岁。2017年6月26日至郑老处就诊。主诉反复腰痛5年。刻下症见:腰痛伴腿麻,乏力,晨起口中有咸味。脉细,舌淡红,苔薄白。核磁共振检查提示腰椎间盘突出;肾功能检查示肌酐偏高。

诊断:中医诊断:腰痛,肾虚骨弱、气虚血瘀络阻证;西医诊断:腰椎间盘突出症,慢性肾功能不全。

治法:补肾壮骨,益气活血通络。

处方:黄芪30g,当归10g,川芎10g,白芍15g,地龙10g,桃仁10g,红花10g,土鳖虫10g,牛膝15g,桑寄生15g,续断15g,骨碎补15g,生地15g,山药15g,山茱萸15g,丹皮10g,茯苓10g,泽泻10g,枸杞子15g,菟丝子15g,覆盆子15g,五味子10g,白花蛇舌草30g,白茅根30g。5剂,每剂水煎3遍,混合后分6次服,每日3次,饭后1小时服。

7月9日二诊:患者服药后腰痛、腿麻明显减轻,口中咸味亦缓解,以补肾活血法继续调理。

8月14日三诊：患者腰痛、腿麻已愈，停药后亦未再发。

【按语】 郑老认为肾主骨，且脊髓连肾通脑，故脊柱之病变，皆应求之于肾；又腰椎、颈椎之病变，多由久坐不动所生，必有瘀滞。此类患者，多在久坐或劳累后加重，此肾虚不任骨也；又疼痛而喜揉按，此瘀滞欲得通也。故其基本病机为肾虚骨弱、血瘀络阻，治宜补肾壮骨、益气活血通络，故选六味地黄汤合补阳还五汤加减投之，而获佳效。

【病案2】

张某，女，45岁。2017年9月4日至郑老处就诊。患者半年前出现耳鸣，未予治疗，近日劳累后加重。刻下症见：右侧耳鸣如蝉鸣，疲劳后明显，伴听力下降，腿软，足跟痛。平素月经量少、色黑，睡眠欠佳。脉沉细，舌淡红，苔薄白。

诊断：中医诊断：耳鸣，肾虚失养、脉络血瘀证；西医诊断：神经性耳鸣。

治法：补肾填精，益气活血通络。

处方：熟地15g，山药15g，山茱萸15g，丹皮10g，茯苓10g，泽泻10g，石菖蒲10g，骨碎补15g，丹参30g，葛根30g，黄芪30g，当归10g，川芎10g，白芍15g，地龙10g，桃仁10g，红花10g，黄精30g，枣仁30g，合欢皮15g，夜交藤30g。5剂，每剂水煎3遍，混合后分4次服，每日3次，饭后1小时服。

1周后患者复诊，诉药后未见特殊不适，续以此方加减调理。至2017年12月，患者间断服药40余剂，耳鸣消失。

【按语】 肾开窍于耳，肾虚不荣清窍，耳为之鸣，久则失聪。又因气虚，血行无力，脑部血流减慢，若血行瘀滞不畅，则致耳鸣作响。郑老认为治当补肾与活血并举，选用六味地黄汤合补阳还五汤，再加石菖蒲、骨碎补开窍补肾，丹参、葛根活血通络。同时随症加黄精、枣仁、合欢皮、夜交藤安神助眠，有助于肾气之来复。

【病案3】

余某，男，66岁。2018年9月30日至郑老处就诊。患者1年来眩晕反复发作，严重时晕倒。最近受凉后出现眩晕，并晕倒一次，神志清楚，无语言障碍。既往有颈椎病、脑梗死病史，无心脏病及高血压。刻下症见：耳鸣，短气乏力。脉弦细，舌质瘀黯，苔薄白。

诊断：中医诊断：眩晕，肾精不足、气虚血瘀证；西医诊断：颈椎病，脑梗死。

治法：补肾填精，益气活血。

处方：地黄15g，山药15g，山茱萸15g，丹皮10g，茯苓10g，泽泻10g，石菖蒲10g，骨碎补15g，丹参30g，葛根30g，龟甲15g（先煎），黄芪40g，当归10g，川芎10g，地龙10g，桃仁10g，红花10g，土鳖虫10g，北沙参15g，升麻5g，柴胡5g，神曲15g。5剂，煎药机煎成24包，每包200ml，每次1包，每日3

次，饭后1小时服。

连续服用15剂后，患者眩晕症状好转，未再发作。

10月17日复诊：实验室检查示血常规正常，甘油三酯2.96mmol/L；心电图提示平均心率68次/min，伴有心律不齐；头颅及颈椎核磁共振提示腔隙性脑梗死、脑萎缩、颈椎间盘突出、颈椎退行性改变；胃镜提示十二指肠球部溃疡。在原方基础上加炒白术10g，甘草5g，与北沙参、茯苓配伍取四君子汤之意健脾和胃；黄芪增至60g，北沙参增至30g，神曲增至30g，以增强益气健脾功效。5剂，煎服同前法。

患者服药10天后，未再发生眩晕，如常人正常生活。

【按语】 眩晕多因风、火、痰、虚、瘀所致，郑老认为眩晕好发于中老年人，此年龄段人群往往有脑梗死、颈椎病病史，为多虚多瘀体质，加之外感风邪，内因在外因作用下发作眩晕。补肾活血法是治疗肾虚血瘀所致眩晕的治疗大法，常选用六味地黄汤合补阳还五汤加减。脑为神明之府，非芳香药物不能开窍，故常选用石菖蒲、川芎之辛温药物；清气不升则脑为之眩晕，故常配补中益气汤升举阳气。至于虫类药物的应用，郑老的经验是：涉及血管病变，多选用地龙活血利水；涉及骨骼病变，多选用土鳖虫破血接骨续筋；涉及神经系统，多选用全蝎祛风通络。

【病案4】

瞿某，女，42岁。2018年7月27日至郑老处就诊。患者颜面暗斑1年余，伴反复月经提前，既往行妇科彩超检查未见异常，也未服用药物。刻下症见：颜面暗斑，伴有月经提前1周，量少，颜色紫黯，有血块，无痛经。平素容易烦躁易怒，上半身出汗，大便秘结，睡眠欠佳。脉细数，舌质红，苔偏少。

诊断：中医诊断：肝斑，肾气亏虚、气滞血瘀证；西医诊断：黄褐斑。

治法：补益肾气，疏肝活血。

处方：地黄15g，山药15g，山茱萸15g，丹皮15g，茯苓15g，泽泻10g，当归10g，川芎10g，白芍15g，桃仁10g，红花10g，柴胡10g，枳壳10g，百合30g，知母10g，黄精30g，枣仁30g，地骨皮15g，浮小麦30g，大枣10g，甘草5g。5剂，每剂水煎3遍，混合后分4次服，每日3次，饭后1小时服。

患者共服药60余剂，颜面暗斑明显减少，月经恢复正常周期，经量增加，无血块。

【按语】 郑老认为，中年女性以肝为先天，肝肾同源，肝肾不足，月经始乱，量少而易成瘀，加之容易气郁，血行不畅，黄褐斑遂成。故选用六味地黄汤与血府逐瘀汤联合应用，补肾滋水涵木，肝木条达，则气血通畅。补肾疏肝可以调理女性雌激素水平，延缓衰老，促进脂褐素代谢；活血有利于沉着于皮肤的色素消退。百合知母汤、甘麦大枣汤经适当加减以清金柔肝，解除心烦易怒之苦，有助于增强补肾活血之功。

【病案5】

简某，男，42岁。2013年6月19日至笔者处就诊。患者确诊为肾病综合征1年余，当地西医给予口服泼尼松每次10mg，每日1次，雷公藤多苷片每次10mg，每日3次，以及其他中成药（具体不详），治疗效果不显。刻下症见：无明显不适，颜面潮红，满月脸，下肢无明显水肿。当日行尿常规检查：比重1.025，蛋白（3＋），隐血（－）；生化检查：白蛋白35.9g/L，总胆固醇7.59mmol/L，甘油三酯4.38mmol/L；血常规及肾功能正常。血压：110/80mmHg。脉细滑，舌质红，苔薄腻。

诊断：中医诊断：肾系病，肾阴亏虚、肾精不固、血瘀阻络证；西医诊断：肾病综合征。

治法：滋补肾阴，固精活血。

处方：地黄20g，黄精15g，山茱萸15g，茯苓15g，泽泻15g，桑寄生15g，杜仲15g，鳖甲胶25g（烊化），川芎15g，丹参30g，黄芪60g，益母草30g，莪术15g，土茯苓30g，蝉蜕10g，白花蛇舌草30g，半枝莲15g，石见穿15g，白术10g，白茅根30g。10剂，水煎服，1剂分2日服。同时加用脉血康胶囊（成分为水蛭），每次1g，每日3次。

7月7日二诊：患者感冒后咳嗽，咽部不适，无咽喉疼痛。复查尿常规：比重1.015，蛋白（1＋），隐血（±）。前方蝉蜕增至15g；加六月雪15g，金银花15g，连翘15g，解毒利咽。

7月25日三诊：患者感冒症状消失，腰腿稍感麻木。复查尿常规：比重1.025，蛋白（3＋），隐血（－）；复查生化：白蛋白35.5g/L，总胆固醇5.9mmol/L，甘油三酯4.35mmol/L。于前方去金银花、连翘；加鸡血藤15g，徐长卿15g，养血活血通络。

8月17日四诊：患者诉皮肤瘙痒，腰腿麻木减轻。复查尿常规：比重1.025，蛋白（±），隐血（1＋）。于前方去鸡血藤；加赤芍15g，牡丹皮15g，配合徐长卿凉血活血止痒。

9月10日五诊：患者皮肤瘙痒消失。血压：110/60mmHg。脉细滑，舌质红，苔薄腻。复查尿常规：比重1.030，蛋白（2＋），隐血（－）；复查生化：白蛋白35.9g/L，总胆固醇5.25mmol/L，甘油三酯3.94mmol/L。泼尼松减量至7.5mg/d。于前方去赤芍、牡丹皮、徐长卿；加黄柏10g以坚肾阴，鬼箭羽15g抑制免疫，金樱子15g、芡实30g，取水陆二仙丹之意固精气。

10月11日六诊：复查尿常规：比重1.010，蛋白（－），隐血（－）；复查生化：白蛋白42.3g/L，总胆固醇4.45mmol/L，甘油三酯2.1mmol/L；血常规及肾功能正常。继续守方。

11月17日七诊：复查尿常规：比重1.010，隐血（－），蛋白（±）。口服泼尼松减至5mg/d。于前方加甘草10g，砂仁8g，配黄柏取封髓丹之意；加赤芍15g，牡丹皮15g，徐长卿15g，抑制免疫。

2014年1月16日八诊：复查尿常规：比重1.025，蛋白（－），隐血（－）；肝肾功能正常。续守方15剂。

5月5日九诊：复查尿常规：比重1.020，蛋白（－），隐血（－）；肝肾功能及血脂均正常。于前方加防风10g，白术增至15g，配黄芪取玉屏风散之意，预防感冒；考虑激素减退肾阳不足，故加用紫河车10g，淫羊藿10g，温补肾阳善后。

6月5日十诊：复查尿常规：比重1.020，蛋白（－），隐血（－）。疾病达到临床痊愈目的，停用所有药物，建议随访。

2018年4月27日随访，患者尿常规正常，工作生活如常。

【按语】 肾病综合征以大量蛋白尿为主要表现，日久不愈，人体精华从小便而出，当责之肾精不固；血脂升高，浊气留滞血脉，血瘀阻络，故补肾固精、活血祛瘀是根本治疗法则，取郑老经验方——肾功方，即黄芪、黄精、白术、白茅根，配合六味地黄汤，以滋补肾阴、清利湿热，再加川芎、丹参、益母草、水蛭、莪术活血逐瘀。西医治疗肾病综合征多用激素，有有效者，也有无效者，激素属性归于激发肾阳之品，容易伤及肾阴。早期肾阴不足，阴虚内热，血行瘀滞者，当补肾阴而清热，活血以祛瘀，并常配伍三才封髓丹，加用鬼箭羽、六月雪、石见穿、徐长卿抑制免疫。治疗过程中随激素减量，肾阳不足，血行瘀滞加重，在补肾精的同时需要温补肾阳，治以调补肾阴阳，益气活血为主，常配伍玉屏风散、二仙汤加减。

（牟方政 整理）

治疗慢性肝病的学术思想及临证经验

慢性病毒性肝炎、酒精性肝炎、肝硬化等多种慢性肝病是目前严重威胁人类健康的疾病，郑老从医50余载，对慢性肝病的诊治具有较丰富的经验。本文旨在探索郑老治疗慢性肝病的学术渊源，归纳总结其学术思想和临证经验，以指导临床运用。

慢性肝病主要包括慢性病毒性肝炎、肝硬化、肝脓肿、原发性肝癌等，是临床常见病、多发病。我国常见的慢性肝病以慢性病毒性肝炎最为常见，尤其是慢性乙型病毒性肝炎，呈逐年上升趋势，部分患者在10～20年之后逐渐进展为肝硬化、肝癌等严重疾病，是目前慢性肝病治疗的首要难题。西医主要以保护肝细胞，加速肝功能恢复，促使肝细胞再生，防止肝纤维化的产生等作为治疗肝病的重要方法。近年来，不少文献报道中药对慢性肝病有确切疗效，部分中药已被证实具有减轻肝细胞损伤、修复受损肝细胞、调节免疫功能等功效。郑老通过长期临床实践，对慢性肝病的诊治积累了较丰富的经验，加之家学渊深，善于吸取名家精华，形成了辨证、辨病相结合的整体思路，突出了治病求本、扶正祛邪、攻补兼施、肝脾同治的慢性肝病治疗特色。

一、学术思想

郑老对慢性肝病的治疗思路来源于对肝脏的生理功能特点的认识。肝具有"主疏泄、藏血"两大生理功能，若肝之疏泄发生紊乱，则气机失调，出现胸胁胀痛、情志失常、头晕头痛等症状；若肝藏血失调，则出现皮下出血、月经失调等病症。此外，肝对脾胃消化功能亦有调节作用，若肝气犯胃，则可见纳差、腹胀、嗳气、恶心等症。故临床上对肝的生理特点有深入认识后，方可辨证论治黄疸、胁痛、臌胀、积聚等肝系病。

郑老治疗肝病的学术思想，可以简述为以下几点：

1. 治病求因。 郑老认为对肝病的治疗首要原则就是积极治疗疾病的根本病因，追因溯源，治病求本。

2. 扶正祛邪、病证结合、攻补兼施。 郑老认为，慢性肝病病机多为本虚标实、虚实夹杂，或与湿热、肝郁、血虚等病证相互胶着，单纯虚证、实证者或单纯湿热、肝郁、血瘀等证者少见，需根据临床实际情况进行辨证论治，辨证与辨病相结合，故治以扶正祛邪、攻补兼施、病证结合、标本同治。

3. 肝脾同治。 肝气条达，气机通畅，是保障脾胃功能正常的重要条件，而脾胃之升降有赖于肝的疏泄功能，肝脾两脏，在生理上相互依存，在病理上互相影响。郑老重视"见肝之病，知肝传脾"的观点，强调临床治疗肝病不可"见肝治肝"，还需"实脾"，方可取得良效。

二、常用中药

郑老总结多年从医经验，结合目前中医药治疗肝病的现代药理研究等，将肝病治疗药物主要分为降转氨酶、利胆退黄、抗纤维化、抗病毒、调节免疫五大类。

目前，降转氨酶类中药品种较多，其主要作用机制有待进一步研究，部分单味中药或中药复方制剂在临床上颇为常见，且被临床广泛运用。郑老常用的降转氨酶类中药主要有：半枝莲、白花蛇舌草、垂盆草、六月雪、枸杞子、女贞子、五味子等。

利胆退黄药在中医临床的运用亦极为广泛，主要用于黄疸，作用机理为促进胆汁分泌及排泄，从而降低血清中胆红素浓度。郑老常用的利胆退黄药有：茵陈、栀子、猪苓、茯苓、泽泻、丹参、葛根、茜草、赤芍等。

中医对肝纤维化的认识大多以本虚标实为基本理论观点，常用苦、甘、辛味药物，以补虚药、活血化瘀药为主，以扶正祛邪、活血化瘀为治疗思路。郑老常用的抗纤维化类中药主要有：三七、丹参、穿山甲、鳖甲、土鳖虫、郁金、鸡内金等。

临床上抗病毒的中药使用极为广泛，小至病毒性感冒，大致病毒性脑炎、病毒性肺炎等，都有相关文献支撑。郑老常用的抗病毒类中药有：山豆根、苦参、垂盆草、淫羊藿等。

中药在免疫调节方面的运用具有广阔前景，多种中药的药理研究表明具有调节免疫功能，部分药物甚至具有双向调节功能，广泛运用于各种免疫相关性疾病的治疗。郑老常用的调节免疫类中药有：西洋参、灵芝、刺五加、土茯苓、徐长卿、苦参等。

三、病案举隅

【病案1】

刘某，男，69岁。2016年5月19日至郑老处就诊。患者上腹间断性隐痛反复发作1个月余，伴目黄、身黄、尿黄，无畏寒发热，无恶心呕吐。自诉先在当地诊所接受中药治疗半个月（具体药名及剂量不详），但身黄及腹部疼痛加重，后至西南医院就诊，诊断考虑"肝门部胆管癌"，医师建议行手术治疗，但患者拒绝手术。刻下症见：上腹痛，纳差，全身皮肤及巩膜黄染，精神、睡眠尚可。近1个月来体重减轻约4kg。脉弦滑，舌质红，苔黄腻。2016年4月30日辅助检查：血常规：白细胞10.4×10^9/L，红细胞3.16×10^{12}/L，血红蛋白105g/L；肝功能：总蛋白57.5g/L，白蛋白31.5g/L，总胆红素144.2μmol/L，直接胆红素127.2μmol/L，谷丙转氨酶84U/L，谷草转氨酶139U/L；心电图、凝血功能、尿常规、电解质、肾功能、粪便检查均未见明显异常。

诊断：中医诊断：黄疸，湿热瘀滞证；西医诊断：肝门胆管恶性肿瘤。

治法：清热利湿，活血化瘀。

处方：茵陈30g，栀子10g，大黄5g（后下），猪苓10g，茯苓15g，泽泻10g，丹参30g，赤芍30g，垂盆草30g，半枝莲30g，白花蛇舌草30g，六神曲15g，三七粉6g（冲服），仙鹤草50g，北沙参30g，白术10g，甘草5g，白芍30g，郁金10g，徐长卿30g，延胡索30g，黄芪30g，升麻10g，柴胡10g。5剂，每剂水煎3遍，混合后分6次服，每日3次，饭后1小时服。

5月30日二诊：患者诉腹痛、纳差较前减轻，但全身黄染未见明显减退，服用该药后出现腹泻，每日2～3次，为不成形褐色大便，粪便隐血试验阴性，考虑服用中药所致。辨证同前，考虑前方有大黄等通泄药物，且大便次数2～

3 次，不影响患者日常生活及电解质，故继续使用大黄，以祛瘀退黄，调整赤芍剂量为 40g，加用山药 15g，余药不变。5 剂，煎服同前法。

6 月 10 日三诊：患者未诉特殊不适，大便如上述，全身皮肤黏膜及巩膜黄染，较初诊时减轻。复查肝功能：白蛋白 32.4g/L，总胆红素 124.2μmol/L，直接胆红素 107.2μmol/L，谷丙转氨酶 67U/L，谷草转氨酶 109U/L；凝血功能未见明显异常。脉滑，舌质红，苔黄。通过前二诊治疗，肝功能转佳。处方：茵陈 30g，栀子 10g，大黄 5g（后下），猪苓 10g，茯苓 15g，泽泻 10g，丹参 30g，赤芍 50g，垂盆草 30g，半枝莲 30g，白花蛇舌草 30g，六神曲 15g，三七粉 6g（冲服），仙鹤草 50g，北沙参 30g，白术 10g，甘草 5g，黄芪 30g，升麻 10g，柴胡 10g，木香 10g，砂仁 5g（后下），陈皮 10g，姜半夏 10g。5 剂，煎服同前法。

后患者情况未能进一步追踪，但其在郑老处治疗期间，病情有一定程度好转。故将此法记录于此，以供参考。

【病案 2】

段某，男，28 岁。2018 年 8 月 12 日至郑老处就诊。患者因"发现眼黄、肤黄、尿黄 1 周"就诊于肝病科，伴全身乏力，纳差，肛门坠胀，恶心，厌油，无畏寒、发热，无胸闷、胸痛，无皮肤瘙痒，无黑便、陶土色大便等，有乙肝病史 10 余年。辅助检查：肝功能：总胆红素 423.6μmol/L，直接胆红素 375.3μmol/L，谷丙转氨酶 1 253.9U/L，谷草转氨酶 641.5U/L，HBV-DNA 6.67E5IU/ml。予保肝治疗近 1 个月，上述症状和化验指标均有所减轻和下降，肛门坠胀缓解，但乏力、纳差等症状仍明显，伴恶心干呕，大便稀溏，故求诊于郑老。刻下症状同前所述。脉滑数，舌质红，苔黄。

诊断：中医诊断：黄疸，湿热毒蕴证；西医诊断：慢性乙型病毒性肝炎活动期（重度）。

治法：清热利湿退黄，健脾和胃。

处方：柴胡 10g，赤芍 40g，枳壳 10g，甘草 5g，丹参 30g，粉葛 30g，半枝莲 30g，白花蛇舌草 30g，垂盆草 30g，黄连 5g，紫苏叶 10g，六神曲 15g，山楂 15g，茵陈 30g，栀子 10g，白茅根 30g，猪苓 15g，泽泻 15g，北沙参 30g，白术 10g，茯苓 10g。5 剂，1 剂分 2 日服，每次 200ml，每日 3 次，饭后 1 小时服用。

8 月 23 日二诊：患者诉黄疸缓解不明显，恶心干呕症状缓解，大便稀溏减轻。脉滑数，舌质红，苔黄。于前方基础上去黄连、紫苏叶，余药同前。5 剂，煎服同前法。

9 月 4 日三诊：患者诉服药后大便偏稀，每日约 2 次，无腹痛，纳差、乏力症状缓解，自觉面部黄疸有所减退。脉滑，舌质红，苔偏厚。在前方基础上加黄连 5g，苍术 15g，车前草 15g。5 剂，煎服同前法。

9 月 15 日四诊：患者诉面部出现痤疮，余症状基本缓解。复查肝功能示：

总胆红素 25μmol/L，直接胆红素 10μmol/L，谷丙转氨酶 51U/L，谷草转氨酶 42U/L。患者肝功能基本恢复正常，故郑老继续保肝降酶退黄疸，并联合清热解毒药物治疗面部痤疮。处方：柴胡 10g，赤芍 30g，枳壳 10g，甘草 5g，丹参 30g，粉葛 30g，半枝莲 15g，白花蛇舌草 15g，垂盆草 15g，六神曲 15g，山楂 15g，栀子 10g，白茅根 30g，黄芩 15g，北沙参 30g，白术 10g，茯苓 10g，黄连 5g，苍术 15g，车前草 15g，黄柏 5g，金银花 15g，蒲公英 15g，野菊花 15g。5剂，煎服同前法。

后电话回访，患者诉症状未复发。

【按语】 湿热在肝病中的表现主要以黄疸为主，其发生是由于胆红素代谢障碍而引起血清内胆红素浓度升高所致，临床表现为巩膜、黏膜、皮肤等组织黄染。因巩膜含有较多的弹性硬蛋白，与胆红素有较强的亲和力，故黄疸患者巩膜黄染常先于黏膜、皮肤黄染被察觉。西医对黄疸的治疗，主要是针对病因联合保肝、降胆红素等手段。中医学认为黄疸的病因主要有外感时邪、饮食所伤、脾胃虚弱及肝胆结石、积块瘀阻等，其发病往往是内外因相互为患。

郑老认为，黄疸的发病，从病邪来说，主要是湿浊之邪，湿浊阻滞，导致脾胃运化功能失常，肝失疏泄，或结石、积块瘀阻胆道，胆汁不循常道，随血泛溢而成。从脏腑病位来看，不外乎肝胆脾胃，病理属性与脾胃阳气盛衰有关，中阳偏盛，湿从热化，则致湿热为患，发为阳黄；中阳不足，湿从寒化，则致寒湿为患，发为阴黄。上述两病案，起病急，病情进展快，黄疸色鲜明，辨证属阳黄。病案 1 刘姓患者有腹痛病史，且于外院明确诊断为肝门胆管恶性肿瘤，考虑有血瘀，综合相关病史特点及辅助检查，郑老考虑患者存在湿热与血瘀互结，故方选茵陈蒿汤加减，清热利湿退黄，并选用活血通利之品如丹参、赤芍等，不仅能减轻黄疸，还能化瘀浊。病案 2 段姓患者起病急，且黄色鲜明，加之面部痤疮，提示湿热并重，仍以茵陈蒿汤加减。其中垂盆草、半枝莲、白花蛇舌草、猪苓、茯苓、泽泻有保肝降酶、利湿退黄的作用。湿热常因脾导致脾运化失司，故健脾在黄疸的治疗中亦非常重要，郑老常用四君子汤、香砂六君子汤健脾化湿。在黄疸的临床治疗中，郑老以茵陈蒿汤为主进行加减，无论湿热并重、湿重于热、热重于湿，均可以该方为主方，随患者症状而酌情调整剂量。另一妙处在于赤芍的运用，小剂量赤芍具有活血作用，大剂量具有明显退黄疸的作用。郑老通过多年临床实践，总结出赤芍用于退黄疸时剂量常在 30g 以上，若患者脾虚症状明显，可从小剂量开始逐渐加量。多例病案证实，重用赤芍 30～60g 治疗重度胆汁淤积性黄疸，效果较好。垂盆草、半枝莲、白花蛇舌草，是郑老临床常用的降转氨酶中药组合，不仅可以起到降酶的作用，还可以抗肿瘤，一举多得。

【病案3】

李某，男，65 岁。2013 年 7 月 5 日至郑老处就诊。患者有慢性乙型病毒性肝炎病史 20 余年，5 年前因腹胀、纳差于消化内科诊断为乙肝后肝硬化，长期接受抗病毒治疗。刻下症见：精神尚可，面色晦暗，面颊部可见少许淡红色扩张毛细血管，胸背部可见蜘蛛痣，平素喜叹气，表情忧郁，无明显恶心、呕吐、腹胀、腹泻、纳差等消化系统症状。腹部 CT 提示"肝脏边缘呈锯齿状改变，左叶明显缩小，肝实质密度均匀，门静脉增宽，约 13mm，考虑肝硬化、脾大、门脉高压"；腹部彩超提示"肝实质回声密集不均质，包膜增厚不光整；脾脏增大（长 14cm，宽 9cm，厚 6.5cm）"；肝纤四项示"Ⅲ型前胶原 123ng/ml，Ⅳ型胶原 180ng/ml，层黏连蛋白 240ng/ml，透明质酸酶 190ng/ml"。脉细弦，舌质瘀暗，苔薄白，舌下静脉曲张。

诊断：中医诊断：癥积，肝郁血瘀证；西医诊断：乙型病毒性肝炎肝硬化（代偿期）。

治法：疏肝活血，软坚散结。

处方：西洋参 100g，三七粉 100g，丹参 150g，鳖甲 100g，穿山甲 50g，郁金 100g，鸡内金 150g，紫河车 50g，白芍 150g，土鳖虫 100g，龟甲 100g，柴胡100g，枳壳 50g，茯苓 100g，炒山楂 100g。1 剂，共为细末，每次 5g，每日 3 次，饭后 1 小时服。

患者服药后未见特殊不适，自觉神清气爽、心情舒畅，自行照前方取药口服。

2014 年 2 月 7 日二诊：患者未诉特殊不适，精神、饮食、睡眠尚可，二便调。复查上腹部 CT 示：门静脉宽约 12mm，余无明显改变；肝纤四项：Ⅲ型前胶原 98ng/ml，Ⅳ型胶原 120ng/ml，层黏连蛋白 150ng/ml，透明质酸酶 116ng/ml。续用前方加减治疗。

2015 年 6 月 26 日三诊：复查腹部 CT 提示：脾脏增大（长 12cm，宽 8cm，厚 5cm），门静脉宽约 11mm。仍用前方为主治疗。

至 2016 年 3 月，复查腹部 CT：肝硬化较前明显好转，脾脏较前减小（长 11cm，宽 7cm，厚 4cm），门静脉宽约 10mm；肝纤四项：Ⅲ型前胶原 30ng/ml，Ⅳ型胶原 29ng/ml，层黏连蛋白 45.63ng/ml，透明质酸酶≤100ng/ml。后期多次门诊随访，复查相关指标基本趋于正常。

【按语】 肝藏血，其调节血量、维持血液运行等功能，提示肝与血液的关系密切。而肝失疏泄是导致肝病血瘀证的重要因素，尤其慢性肝病及晚期肝病的患者，血瘀证更为明显。肝病血瘀证的形成，其病理演变主要包括肝郁气滞、肝郁血虚、气滞血瘀、气虚血瘀、瘀血阻络等。郑老认为，血瘀证是肝硬化的主要病机，故在肝硬化的治疗中必须配伍活血化瘀之品。而久病必虚、必瘀的病理特点也是慢性肝病的主要病机。

郑老总结出肝硬化诊治有四要素：

1. 软坚散结。肝硬化的病理表现是肝细胞坏死、残存肝细胞结节性再生、结缔组织增生与纤维隔形成，导致肝小叶结构破坏和假小叶形成，肝脏逐渐变形、变硬而发展为肝硬化，故软坚散结为治疗之大法。郑老治疗肝硬化常用的软坚散结药物有鳖甲、穿山甲。现代研究证实，鳖甲能通过抑制炎症反应、阻断转化生长因子信号传导途径、促进肝星状细胞凋亡、抗氧化损伤、抑制肝星状细胞的活化增殖、调控细胞外基质的产生和降解来治疗肝纤维化，其主要物质基础是寡肽类化合物。穿山甲也为软坚散结之品，同样具有抗纤维化的功效，郑老在治疗肝纤维化时喜两药同用以提高疗效。

2. 益气健脾。其理论观点来源于张仲景在《金匮要略》中所述"见肝之病，知肝传脾，当先实脾"。肝硬化患者，因久病体质多虚，临床常可见疲乏怠倦、饮食欠佳、恶心呕吐或腹胀便溏等症状，故治疗过程中当配合益气健脾，以促进其体质的恢复。对于肝硬化伴有腹水的患者，西医治疗主要以利尿为主，但利尿极易伤阴，导致患者阴液减少。郑老认为，肝硬化腹水多因肝、脾、肾三脏通调水道功能失司，病因虚实夹杂，多虚多瘀，故不可强行利尿，当以健脾渗湿药物治之，如茯苓皮、冬瓜皮、猪苓、白术等，血瘀甚者加益母草活血利水，效果更好。

3. 疏肝理气。因肝失疏泄，气机失常，气滞而出现胸胁胀痛、气逆嗳气等症状，故理气药在肝硬化的治疗中也多有应用。郑老常用的药物有柴胡、香附、枳壳、郁金等。

4. 活血化瘀。瘀血是肝硬化的主要病理产物，也是促进、加重病变进展的主要因素，与疾病预后及转归密切相关。《临证指南医案》曰："初病在气，久必入血。"血瘀是肝硬化病理演变的结局，故治疗须配伍活血化瘀之品，如三七粉、赤芍、丹参等。郑老指出，在肝硬化的治疗中，切忌操之过急，因肝硬化由慢性肝病逐渐形成，治疗应当循序渐进。还需注意，在使用活血药物时警惕出血，若部分患者胃底食管静脉曲张过于明显，出血风险较高，则慎用活血药物，避免出现消化道出血等情况。

四、总结

郑老对肝病的治疗主要着眼于湿热、血瘀两大病理特征，兼气滞、肝郁、脾虚、痰湿等病理因素，治疗多采用清热利湿、活血化瘀、疏肝利胆、行气解郁、益气健脾、软坚散结等综合措施，临床效果显著。

（龚雪 整理）

大方复治法治疗慢性胃病经验

一、慢性胃病病机特点及用药规律

慢性胃病，是胃脘多种慢性疾病的统称，包括现代医学之慢性胃炎、胃十二指肠溃疡、胃食管反流等，因人体肠道、胰腺、胆囊等消化系统相关疾病常与胃病同见，故也纳入讨论，同属于中医脾胃病范畴。

在人之体，脾胃处于中央，饮食入于胃后，由脾将其精微散布至上中二焦，营养全身，其糟粕则经大小肠传导而下，经魄门排出体外，脾胃为此升降之枢机，故曰"脾升胃降"。《素问·太阴阳明论》曰："阳道实，阴道虚"，《素问·五脏别论》曰："五脏者，藏精气而不泻也，故满而不能实。六腑者，传化物而不藏，故实而不能满"，故曰"脾虚胃实"。又脾为太阴湿土，喜燥而恶湿；胃属阳明燥金，喜润而恶燥，故病常曰"脾湿胃燥"。故脾胃之疾病，往往虚实夹杂、寒热互见，非止一端，况复肝气之横逆，常加之于胃，忧思之郁结，亦可以伤脾，又病患多迁延日久，正气不足，邪气有余，气血瘀滞，痰浊丛生，屡屡可见。

郑老在治疗脾胃疾病时，因其常非单一证候，而是多种证候夹杂在一起，故喜用大方复治法，一病往往包含多证，故将数方数法合而用之。其遣方规律：脾虚者，常用四君子汤；脾虚气陷者，用补中益气汤；肝气犯胃者，用四逆散或柴胡疏肝散；胃热者，酌选用丹皮、栀子、蒲公英等；胃寒者，用良附丸；寒热互见者，则寒热药同用，或用半夏泻心汤；湿气盛者，用三仁汤，或藿朴夏苓汤；饮食停滞者，常用保和丸，消食助运；气滞胃胀者，仿胃苏饮，行气和胃；疼痛因气滞者，用元胡、郁金、徐长卿；疼痛有血瘀者，加生蒲黄、五灵脂；脾虚便溏者，仿参苓白术散，加山药、炒薏仁、芡实、莲子；肠燥便秘者，用润肠通便法，加莱菔子、火麻仁、柏子仁。

二、病案举隅

【病案1】

赖某，女，45岁。2017年9月8日至郑老处就诊。患者诉胃脘部痛胀，饱后较明显，饥饿后则短气乏力，常有烧心、泛酸，平素性急易怒，常于生气后胃脘胀痛加重，近期睡眠欠佳。脉沉细，舌红苔白。

诊断：中医诊断：胃脘痛，脾虚不运、气虚下陷、肝胃不和证，兼胃热证；西医诊断：慢性胃炎。

治法：益气健脾，疏肝和胃，行气止痛，清热制酸。

处方：黄芪15g，北沙参15g，升麻10g，柴胡10g，白术10g，茯苓10g，甘草 5g，元胡 15g，郁金 10g，徐长卿 30g，白芍 15g，枳壳 10g，川芎 10g，香附 10g，神曲 15g，鸡内金 15g，黄连 5g，吴茱萸 2g，乌贼骨 15g，蒲公英 15g，百合 30g，知母 10g，黄精 30g，枣仁 30g。5 剂，每剂水煎 3 遍，混合后分 5 次服，每日 3 次，饭后 1 小时服。

9 月 15 日二诊：患者服药后胃脘胀痛已明显减轻，烧心感仍明显，精神较困倦。于前方加栀子 10g，灵芝 30g，刺五加 15g，继续调理而愈。

【按语】 郑老对胃脘痛、胀之症，首辨虚实，若饱后痛或胀甚，则证多实，反之，饿后甚则证多属虚，但患者病情往往非独虚独实，而多虚实夹杂，需细辨其几分虚、几分实，用药方得分寸。本案患者痛、胀皆在饱后明显，其证为实；但饿后又见短气乏力，此则为虚；患者性急易怒，往往生气后胃脘痛胀加重，为肝气犯胃，又属实证。其脉沉细，沉多气郁，为实；细则气少，为虚。诸症合参，证候当属虚实夹杂，但以实证为多，虚证为少，故组方时，以补中益气方、四君子汤、柴胡疏肝散三方为主化裁，但参、芪仅少量使用即可，多用恐反致气滞壅塞而成胀满，另加消食化滞之神曲、鸡内金，以化食积之实。

【病案 2】

张某，女，73 岁。2017 年 9 月 8 日至郑老处就诊。患者曾因胃病多次于郑老处就诊，近数月来，状态尚可，今旧疾复发又来诊治。刻下症见：纳差，不欲饮食，饿后心悸、气短、乏力，饮食后胃脘饱胀，消化慢，嗳气，烧心，口干，睡眠差，易感冒，易出汗。脉细数，舌红少津，少苔。

诊断：中医诊断：胃痞，气阴两虚、气虚下陷、脾虚不运、肝胃不和、阴虚内热证；西医诊断：慢性胃炎。

治法：益气健脾，养阴清热，开胃助运，行气消胀。

处方：黄芪 35g，白术 10g，防风 2g，北沙参 35g，升麻 10g，柴胡 10g，茯苓 10g，甘草 5g，陈皮 10g，砂仁 5g，麦冬 15g，五味子 10g，浮小麦 30g，百合 30g，知母 10g，黄精 30g，枣仁 30g，神曲 25g，鸡内金 25g，炒山楂 15g，蒲公英 15g，栀子 10g，丹皮 10g，玉竹 15g，石斛 30g，白芍 15g，枳壳 10g。5 剂，每剂水煎 3 遍，混合后分 6 次服，每日 3 次，饭后 1 小时服。

10 月 11 日二诊：患者服药后纳差好转，饮食增加，心悸气短症状改善，近期胃脘部有时隐痛。于前方去砂仁；加元胡 15g；以莱菔子易炒山楂；北沙参增至 40g，白芍增至 25g，续调理数次而安。

【按语】 本案患者亦为饮食后胃脘饱胀，饿后气短乏力，证属虚实夹杂，但为虚多实少，故在用药时，重用参、芪以补其虚，其实证则以食积停滞为主，故消食化滞之神曲、鸡内金、炒山楂用量亦较重，而肝气犯胃仅见嗳气之轻证，故只用疏肝轻剂四逆散，若用重剂柴胡疏肝散，则恐反致耗气矣。另患者口干、汗多、烧心，此为气阴两虚、阴虚内热之证较重，故同时用生脉散益气养阴，蒲公英、丹皮、栀子清热泻火，玉竹、石斛生津止渴，百合、知母既可配合前药养阴清热，又可配合黄精、枣仁清心除烦、安神助寐。此案患者多种证候并见，但郑老用药思路清楚、主次分明，药味多却不杂乱。

【病案3】

刘某，女，43岁。2016年12月26日至郑老处就诊。患者胃脘部疼痛反复发作，多年未愈，近期于生气后疼痛明显加重。刻下症见：胃脘部疼痛，伴疲乏倦怠，胃中少饥，多食则胃中饱胀，嗳气，自觉胃中有发凉感，不能食冷，食冷则易腹泻，排便前腹痛。脉沉弦细，舌淡红。

诊断：中医诊断：胃脘痛，肝气犯胃、气滞血瘀证，兼脾虚胃寒证；西医诊断：慢性胃炎，胃肠功能紊乱。

治法：疏肝行气，活血止痛，健脾温胃。

处方：柴胡10g，白芍30g，枳壳10g，甘草5g，川芎10g，香附10g，元胡30g，郁金10g，徐长卿30g，生蒲黄15g（包煎），五灵脂15g，高良姜2g，防风5g，白术10g，陈皮10g，北沙参20g，茯苓10g，神曲15g，鸡内金15g，莱菔子15g，佛手5g。5剂，每剂水煎3遍，混合后分4次服，每日3次，饭后1小时服。

2017年3月24日二诊：患者诉服药后胃脘痛已明显缓解，故未继续服药，近日疼痛稍有反复，伴纳差，大便稀溏，胃中未再有发凉感。于前方去生蒲黄、五灵脂、高良姜、莱菔子、佛手；白芍、元胡减半；加黄连5g，苍术15g，车前草15g，木香5g，砂仁5g，续调理而安。

【按语】 本案患者以胃脘疼痛为主症，因生气而加重，此为肝气犯胃，故选用柴胡疏肝散为主方，加用行气止痛之元胡、郁金、徐长卿。又患者疼痛日久，久病多瘀，故加化瘀止痛之失笑散，患者疼痛较剧烈，重用白芍缓急止痛、元胡行气止痛。此外，患者亦见疲乏怠倦，消化欠佳，多食饱胀，此为脾气虚弱，失于运化，故用四君子汤加神曲、鸡内金、莱菔子，健脾助运。患者胃中发凉，不能食冷，选用良附丸温胃行气。时有腹痛欲泻，此为肝脾不和，加痛泻要方，治其病于未发之时。诸方合用，共奏疏肝和胃、行气化瘀、缓急止痛、益气健脾、消食助运之功效。

【病案4】

陈某，女，31岁。2018年5月25日至郑老处就诊。刻下症见：胃脘饱胀，嗳气频作，每于饮食较多或生气后出现，伴口苦、心烦易怒。脉沉弦，舌质偏红。

诊断：中医诊断：胃痞，肝气犯胃、胃气上逆证，兼食积停滞、肝郁化火证；西医诊断：慢性胃炎。

治法：疏肝行气，和胃降逆，清热消积。

处方：柴胡10g，白芍15g，枳壳10g，甘草5g，川芎10g，香附10g，旋覆花 10g（包煎），代赭石 10g，神曲 15g，鸡内金 15g，炒山楂 15g，茵陈 10g，栀子 10g，丹皮 10g，当归 10g，白术 15g，茯苓 15g，薄荷 5g。5 剂，每剂水煎 3 遍，混合后分 4 次服，每日 3 次，饭后 1 小时服。

6 月 1 日二诊：患者诉胃脘饱胀、嗳气症状较前有明显好转，但患者性情急躁，多于生气后病情又加重。于前方加佛手、合欢皮，加强疏肝解郁之功，巩固调理。

6 月 6 日三诊：病情已明显好转。

【按语】 本案患者主诉胃脘饱胀、嗳气频作，每于生气后加重，此为肝气犯胃、胃气上逆，郑老常用柴胡疏肝散加旋覆花、代赭石主之。另患者消化功能欠佳，症状于饮食较多后易加重，故加神曲、鸡内金、山楂助运化。患者口苦，心烦易怒，此为肝郁化火，选用丹栀逍遥散，疏泄肝火，合茵陈、栀子、山楂，清热利胆。诸方合同，共奏疏肝和胃、降逆止呃、解郁泄热、消食助运之功。

【病案 5】

赵某，男，69 岁。2018 年 1 月 31 日至郑老处就诊。患者为膀胱癌术后调理。刻下症见：脘腹胀满，难以忍受，饮食后更甚，自言若得矢气，胀满可得稍减，乃莫大之奢求，大便稀溏，但排便不尽、黏滞不爽，身体疲倦乏力，气短懒言，性急易怒，睡眠不安。脉沉弦虚，舌淡红，苔薄白。

诊断：中医诊断：胃痞，痰湿中阻、气机不畅证，兼脾虚不运、气虚下陷证；西医诊断：膀胱恶性肿瘤术后，慢性肠炎。

治法：燥湿化痰，行气消胀，兼以益气健脾。

处方：柴胡 10g，白芍 15g，枳壳 10g，甘草 5g，神曲 25g，鸡内金 30g，黄芪 15g，党参 15g，升麻 10g，苍术 15g，厚朴 8g，陈皮 10g，佛手 8g，茯苓 15g，炒薏仁 40g，法半夏 10g，黄芩 10g，黄连 5g，干姜 3g，大枣 10g，黄精 30g，枣仁 30g，合欢皮 10g，半枝莲 30g，白花蛇舌草 30g，冬凌草 30g，红豆杉 5g。3 剂，每剂水煎 3 遍，混合后分 6 次服，每日 3 次，饭后 1 小时服。

2 月 7 日二诊：患者服药后胀满可暂得忍受，饮食量较前增多，但不敢食寒凉之物。于前方去黄芩，干姜增至 5g，另加乌药 10g。续调理而症状逐渐改善。

【按语】 本案患者为气虚与气滞同见，若多用行气消胀之药，则恐其短气乏力更甚；若偏于益气补虚之品，则虑其脘腹胀满益增。郑老于此虚实夹杂之证，有较丰富的经验，常能准确把握虚实之多少，用药恰到好处，既可行气而不至于耗气，又能补虚而不至于壅塞。郑老用药时，于参、芪之剂量，常细加琢磨，少则 15g，多可至 100g 不等，患者每次来诊，因其病程不同阶段虚实多少不同，用药比例及剂量也常会随病情而调整。另外，此患者湿邪尚重，从大便稀溏、黏滞不爽可见也，故同时选用平胃散、半夏泻心汤，燥湿行气，化痰消癌。患者复诊时，因其病情之寒热多少又有所变化，故去黄芩，增干姜，加乌药。郑老治疗慢性病，一方面是根据患者主病主症，辨证选药，常效不更方；另一方面，随着病机的虚实寒热动态变化，又会做出一些细节方面的调整。

【病案6】

谭某，男，53岁。2017年5月29日至郑老处就诊。患者身体素弱，常易感冒，近日出现疲乏短气，纳差少食，大便溏稀，便前腹痛，自觉口中黏腻，且有异味，身体烦热，咽喉疼痛。脉虚缓，舌淡红，苔白略厚。

诊断：中医诊断：虚劳，脾虚气陷、痰湿阻滞证；西医诊断：慢性胃肠炎。

治法：益气健脾，除湿化痰。

处方：黄芪15g，北沙参15g，升麻10g，柴胡10g，白术10g，茯苓10g，甘草5g，陈皮10g，砂仁5g，防风5g，白芍15g，神曲15g，苍术15g，薏仁30g，藿香10g，厚朴10g，法半夏10g，银柴胡10g，地骨皮15g，青蒿15g，板蓝根15g。3剂，每剂水煎3遍，混合后分4次服，每日3次，饭后1小时服。

6月2日二诊：患者乏力好转，胃口改善，大便较前成形，仍觉口中不适，近日出现干呕。改用连苏饮、温胆汤、三仁汤、藿朴夏苓汤等合方化裁，清热除湿化痰。续调理而渐愈。

【按语】 本案患者为脾气虚弱，兼有痰湿之邪。故一方面，用补中益气汤、香砂六君子汤益气健脾，开胃进食；另一方面，以藿朴夏苓汤为主，除湿化痰。患者有腹痛后泻之症，故用痛泻要方。此外，患者之前来就诊时，常有心烦、潮热等症，故用银柴胡、地骨皮、青蒿防止其虚热复发。诸方合用，共奏益气健脾、开胃进食、燥湿化痰、清退虚热之功。

【病案7】

陈某，男，58岁。2017年12月25日至郑老处就诊。患者诉上腹部胀满，嗳气频作，胃脘、胸中、咽喉皆有灼烧感，情急易怒，又多忧虑，体质较差，容易感冒。脉沉而数，舌质偏红。近期胃镜提示：反流性食管炎、糜烂性胃炎。

诊断：中医诊断：反胃，肝胃不和、胃热上逆证；西医诊断：反流性食管炎，糜烂性胃炎。

治法：疏肝和胃，清热降逆。

处方：柴胡10g，白芍15g，枳壳10g，甘草5g，川芎10g，香附10g，旋覆花15g（包煎），代赭石15g，柿蒂10g，红藤30g，蒲公英15g，法半夏10g，黄连5g，栀子10g，桃仁10g，黄芪30g，白术10g，防风5g，百合30g，知母10g，小麦30g，大枣10g，神曲15g。5剂，每剂水煎3遍，混合后分4次服，每日3次，饭后1小时服。

2018年1月5日二诊：患者服药后腹胀、嗳气、烧心等症状皆有好转，诉咽喉部不适，除灼烧感之外，尚有异物感，吐之不出，吞之不下。于前方加厚朴 10g, 茯苓 10g, 苏叶 10g, 吴茱萸 2g, 续巩固治疗。

此后再复诊一次, 基本痊愈。

【按语】 反流性食管炎, 因贲门关闭不全, 食物及胃酸常从胃中逆行而至食管, 患者常有嗳气、反酸、胸膈或咽喉灼烧感之症。本案患者, 郑老辨证为肝气犯胃、胃气上逆, 兼有胃热之证, 故用柴胡疏肝散加旋覆花、代赭石、柿蒂疏肝和胃, 降逆止呃, 患者兼有胃热, 故用蒲公英、黄连、栀子等清胃泻热, 其中, 法半夏、黄连、栀子、桃仁四味药, 可清热活血、化痰散结, 郑老常用来治疗胸膈有灼烧感之症, 常用在现代医学之食管相关疾病中。又红藤配合蒲公英, 可清热而活血, 郑老常用来治疗现代医学之胃、结直肠黏膜糜烂等相关疾病。最后加一味神曲, 除了可消食化滞之外, 亦能保护胃气, 防止苦寒之药伤胃, 促进药物吸收。

三、总结

慢性胃病, 因其致病因素较多, 饮食不节、情志不和、寒热不调皆可生病, 且病程较长, 多迁延日久, 反复发作, 故临证之时, 患者常非单一一证型, 而是诸多证型同时兼见。郑老结合自身临床经验, 设立大方复治法, 临床治病, 得心应手, 效如桴鼓, 尤其是对一些较复杂的慢性胃病, 多可迎刃而解。

运用大方复治法时, 首先要对疾病的各种常见证型烂熟于心, 临证时方能在繁杂的症状中准确辨认出何证为有、何证为无, 有的证候显而易见, 容易辨认, 有的证候则隐藏至深, 辨出就需要功夫。其次, 辨认清楚证候之后, 还需要理清各种证候之间的关系, 何证为主、何证为次, 每证在患者及疾病中各占多少比重, 识得几分虚、几分实、几分寒、几分热, 如此才算辨证准确。用药时, 诸方合用并非将所有药物简单地堆加, 而应根据各证主次比例的不同, 拟定各方各药的剂量。

(余宗洋 整理)

治疗消化道息肉经验

息肉是指人体组织表面长出的赘生物, 病因多为反复炎症、幽门螺杆菌感染、胆汁反流、化学物质等长期刺激所致, 主要分为增生性、炎症性、肿瘤性等, 临床上以前两种多见。息肉好发于空腔管道, 如胃、肠、胆管、咽喉等, 其中以消化道息肉最为常见。息肉的发病率随年龄增长而升高, 是被公认的癌前病变的重要致病因素之一。目前西医对消化道息肉的治疗多采用内镜下高频电凝电切、激光、微波灼切等方法, 但并发症多、复发率较高, 而中医药在消除息肉、预防息肉复发及恶变等方面均有一定优势。

一、病因病机

传统中医无"胃息肉"之病名，根据其症状，可归属于"胃脘痛""痞满"等范畴，若有出血则属"血证"范畴；肠息肉归属于中医学的"肠癖""肠覃""泄泻""便血"等病证范畴。中医对于息肉最早的记载见于《黄帝内经》，《灵枢·水胀》曰："寒气客于肠外，与卫气相搏，气不得荣，因有所系，癖而内着，恶气乃起，瘜肉乃生。"《灵枢·刺节真邪》认为息肉的病因病机是"已有所结，气归之，津液留之，邪气中之，凝结日以易甚，连以聚居"。李东垣也提出："胃虚则脏腑经络皆无所受气而俱病"。故息肉的主要病机为本虚标实，本虚为脾胃虚弱，标实为气滞、痰凝、血瘀、浊毒等，以痰瘀互结最为常见，病程日久胶着，虚实夹杂，而生息肉。其病程多漫长，故临床药物治疗时间较长，见效缓慢。

二、常用药物

郑老常用的祛除息肉的中药主要有穿山甲、乌梅、僵蚕三味，临床运用多年，效果较好。

穿山甲，始载于南朝齐梁时期陶弘景所著《名医别录》，其味咸，微寒，归肝、胃经。《景岳全书》中记载："能通经络，达膝理，除山岚瘴气、疟疾、风痹强直疼痛，疗小儿五邪惊啼、妇人鬼魅悲泣，下乳汁，消痈肿，排脓血，除疮疥痔漏，通窍杀虫。佐补药行经，善发痘疮……亦可用敷恶疮。"《本草通玄》云："主痰疟，通经脉，下乳汁，消痈肿，排脓血，通窍发痘杀虫。好食蚁，故治蚁瘘。其性走窜，未可过服。"临床常用于治疗乳腺疾病、风湿痹证、血液系统疾病等。因其散结通络效力强，故常用来治疗息肉，效果确切。

僵蚕，咸、辛、平，归肝、肺、胃经，有息风止痉、祛风止痛、化痰散结之功效。《本草纲目》记载："散风痰结核、瘰疬、头风、风虫齿痛，皮肤风疮，丹毒作痒……一切金疮，疗肿风痔。"临床上常用于治疗惊痫抽搐、风中经络、目赤、咽痛、风瘙痒，亦可治痰核、瘰疬。

乌梅，酸、涩、平，归肝、脾、肺、大肠经，功可敛肺止咳、涩肠止泻、安蛔止痛、生津止渴，外用有消疮毒之效，可治胬肉外突、头疮。《神农本草经》云："主下气，除热烦满，安心，肢体痛，偏枯不仁，死肌，去青黑痣，恶疾。"《刘涓子鬼遗方》云："用乌梅肉烧存性，研敷恶肉上，一夜立尽。"《本草纲目》云："其蚀恶疮胬肉，虽是酸收，却有物理之妙。"《本草经解》记载："去青黑痣，及蚀恶肉，酸收之味外治，能消痣与肉也。"

郑老认为，倘若只用三味药物难以控制息肉病情及症状，需据患者证候体征，辨证论治，选择合适的方剂加减变通，再在方中加入此药对，更能提高治疗效果。

三、病案举隅

【病案1】

李某，女，54 岁。2016 年 3 月 25 日至郑老处就诊。患者诉反复胃脘痛、纳差、嗳气 1 年余，既往多次就诊于消化科，给予奥美拉唑、铝镁加混悬液等药物口服后，症状缓解，但进食辛辣或生气后症状易反复，迁延难愈。刻下症见：胃脘痛，呈阵发性刺痛，饥饿后明显，进食后胃胀，纳差，嗳气，反酸，烧心，易怒急躁，睡眠可，二便调。脉细，舌质淡红，苔薄白。2016 年 3 月 22 日胃镜提示：慢性浅表性胃炎，胃底息肉样隆起（0.6cm）；呼气试验：Hp（+）。

诊断：中医诊断：胃脘痛，脾胃虚弱、痰瘀凝滞证；西医诊断：慢性胃炎，胃息肉。

治法：益气健脾，行气止痛，化瘀散结。

处方：北沙参 30g，白术 10g，茯苓 10g，甘草 5g，陈皮 10g，木香 10g，砂仁 5g，麦芽 15g，莱菔子 15g，香附 10g，枳壳 10g，延胡索 15g，郁金 10g，五灵脂 15g，生蒲黄 15g（包煎），蒲公英 15g，黄连 5g，吴茱萸 2g，紫苏叶 10g，僵蚕 10g，炮山甲 10g（先煎），乌贼骨 15g，瓦楞子 20g，白花蛇舌草 30g。10 剂，每剂水煎 3 遍，混合后分 6 次服，每日 3 次，饭后 1 小时服。

4 月 15 日二诊：患者服药后胃脘痛、烧心症状减轻，腹胀基本消失，仍有嗳气、纳差、反酸。脉细，舌质淡红，苔薄白。于前方去莱菔子，余药同前。10 剂，煎服同前法。

5 月 11 日三诊：患者胃脘痛、嗳气、烧心、反酸症状基本缓解，心烦易怒，遇事急躁，余未诉特殊不适。郑老考虑患者情志抑郁，乃肝气不舒，故于前方中加柴胡 10g，白芍 15g，取四逆散之意；患者反酸缓解，瓦楞子减至 15g。10 剂，煎服同前法。

6 月 27 日四诊：患者诉基本无胃脘痛、烧心、反酸等症状，睡眠可，二便调，情绪好转。郑老考虑患者虽然症状基本缓解，但胃息肉病程较长，难以速愈，故嘱患者继续治疗。处方：北沙参 15g，白术 10g，茯苓 10g，甘草 5g，陈皮 10g，木香 5g，砂仁 5g，柴胡 10g，白芍 15g，枳壳 10g，川芎 10g，延胡索 15g，郁金 10g，蒲公英 15g，黄连 5g，吴茱萸 2g，乌梅 10g，僵蚕 10g，炮山甲 10g（先煎）。10 剂，煎服同前法。

随后患者症状未复发，自行续服前方 10 剂。2016 年 8 月 14 日复查胃镜提示：慢性红斑渗出性胃炎，多发性胃息肉（0.2～0.3cm）；病理检查：胃底（息肉）。患者继续以前方为主口服，2017 年 2 月 15 日复查胃镜：慢性红斑渗出性胃炎，息肉消失。半年后电话随访，患者诉再次复查胃镜未见息肉增生。

【按语】 本案患者素体脾胃虚弱，症状反复发作，迁延难愈，久病多虚，虚则气机失司，发为气滞，累及肝脾，肝郁气滞不疏，脾胃虚弱失健，加重脾胃功能失调，如此反复，愈发难愈。该患者以饥饿后疼痛为主，属虚证，故郑老以香砂六君子汤为主方，健脾益气和胃。延胡索、郁金、徐长卿、失笑散是郑老临床常用的治疗腹痛的药物，针对虚证、实证引起的腹痛均可使用，但整个处方用药关键是紧扣病机的寒热虚实。患者 Hp 为阳性，是目前公认的导致胃息肉的主要病因，故抗 Hp 尤为重要，郑老借鉴现代药理学知识，选用清热解毒药物蒲公英抗 Hp。穿山甲、僵蚕、乌梅，祛瘀化痰散结，为治疗胃息肉的主要药物，但乌梅味酸，前三诊患者有泛酸，故未用，直至泛酸症状消失后，从四诊开始，才使用乌梅。

【病案 2】

贺某，女，53 岁。2016 年 9 月 9 日至郑老处就诊。患者反复下腹隐痛 5 天，2 年前有类似发作病史，于消化科行钡餐检查提示慢性肠炎，未予特殊治疗。此后症状偶有发作，平均约半年发作一次，每次持续时间约 1～2 天，能自行缓解，未予以重视。5 天前患者感下腹疼痛复发，持续时间较长，每天约 3～5 次，每次持续约半小时，呈阵发性隐痛，痛则大便溏泄，泄后腹痛稍有减轻，伴口苦、口臭，偶有嗳气，无恶心、呕吐，无反酸、烧心等不适，纳寐可，大便如上述，小便调，体形肥胖，平素喜吐痰。脉弦，舌质红，苔薄黄。2016 年 9 月 7 日肠镜提示"结肠息肉"；病理检查：结肠黏膜呈息肉病理改变。西医建议行息肉切除术，但患者拒绝手术，而求诊于郑老。

诊断：中医诊断：腹痛，肝脾不和、湿热下注、痰瘀凝滞证；西医诊断：结肠息肉，慢性肠炎。

治法：调和肝脾，清利湿热，化痰散结。

处方：北沙参 15g，白术 10g，茯苓 10g，甘草 5g，陈皮 10g，木香 5g，砂仁 5g，茵陈 10g，栀子 10g，郁金 10g，白芍 15g，防风 5g，黄连 5g，吴茱萸 2g，五灵脂 10g，生蒲黄 10g（包煎），乌梅 10g，僵蚕 10g，炮山甲 10g（先煎）。5 剂，每剂水煎 3 遍，混合后分 6 次服，每日 3 次，饭后 1 小时服。

9 月 19 日二诊：患者诉腹痛缓解过半，仍有口苦、口臭，较前减轻，余症状不突出。于前方去失笑散，余药同前。5 剂，煎服同前法。

10 月 7 日三诊：患者诉腹痛症状基本消失，无恶心、呕吐、嗳气等不适。考虑患者有肠息肉，故续用前方调理，改为中药研末坚持口服。处方：陈皮 10g，白术 10g，白芍 15g，防风 5g，黄连 5g，吴茱萸 2g，北沙参 15g，茯苓 10g，甘草 5g，木香 5g，砂仁 5g，神曲 10g，鸡内金 10g，乌梅 10g，僵蚕 10g，炮山甲 10g。10 剂，共为细末，每次 10g，每日 2 次。

2017 年 1 月 27 日四诊：患者 1 天前因饮食不节再次出现腹痛，呈刺痛，余无不适。在前方基础上加五灵脂 10g，生蒲黄 10g。10 剂，共为细末，每次

10g，每日2次。

4月28日五诊：患者未诉特殊不适，服药半年余，复查肠镜，息肉消失，复查血常规、肝功能、肾功能、大小便常规均无异常。仍以前方续服。

半年后随访，再次复查肠镜未见息肉再发。

【按语】 患者体形肥胖，平素痰多，实为痰湿体质，究其原因，因脾虚所致，脾虚失于运化，湿气由生，阻遏气机，脾胃失调，故郑老选用香砂六君子汤健脾除湿。患者反复腹痛，痛则大便溏泄，泄后症状稍减，实则肝旺乘脾，脾虚肝旺不受邪，当以痛泻要方加减，缓急止痛，疏肝理脾，再配合治息肉药组乌梅、僵蚕、穿山甲化痰散结，疗效甚佳。

四、总结

郑老认为，息肉的预防非常重要，忌食辛热、油腻、粗糙、多渣的食物；忌烟酒、咖啡；坚持体育锻炼，保持健康体质；以良好的心态应对压力，劳逸结合，均为预防息肉的有效途径。目前，内镜下息肉切除术是治疗消化道息肉的主要方法，但对人体损伤大，且复发率高，疗效并不满意。郑老通过多年临床观察，总结中医药在治疗、预防胃肠道息肉方面的经验，不仅能缩小或消除息肉，还能预防息肉的复发和再生，是临床上经济、安全、有效的一种治疗方式。

（龚雪 整理）

肠化生诊治心悟

一、肠化生病机特点

慢性萎缩性胃炎是临床常见的消化系统疾病，其发病率及检出率随年龄增长而增加。肠化生是慢性萎缩性胃炎常见的一种病理表现，并参与慢性萎缩性胃炎→肠化生→不典型增生→胃癌的转变。流行病学显示，全世界慢性萎缩性胃炎患者约有1/4被诊断为肠化生，并且多发生在Hp感染及高胃癌发病率的患者，肠化生范围越广，发生胃癌的危险性越高。因此，如何有效逆转肠化生，是目前阻止胃黏膜炎症反应阶梯式进展、减少胃癌发生的关键。

肠化生根据形态特征及黏蛋白类型主要分为三型：Ⅰ型为完全型，Ⅱ型和Ⅲ型为不完全型，其中Ⅱ型分泌唾液黏蛋白，Ⅲ型分泌硫黏蛋白。Ⅲ型被认为与癌变发生最具相关性。

肠化生作为一种慢性胃黏膜疾病，其临床症状多是比较轻微且非特异的，甚至有一部分患者没有任何症状。临床上多因慢性胃炎、胃溃疡等症状而被发现。针对肠化生的治疗，西医主要在于纠正病因、保护胃黏膜等，尚无更有效的手段。不少文献报道中医药治疗在逆转肠化生方面有很大优势。

根据临床表现，肠化生在中医学属于"胃痞""虚痞""痞满""胃痛""嘈杂"等范畴。《金匮要略·脏腑经络先后病脉证》指出，脾气充实，运化功能健全，则正气充足，不易受到邪气的侵袭，即所谓"四季脾旺不受邪"。李杲《脾胃论·脾胃盛衰论》曰："百病皆由脾胃衰而生也"，脾气不健，气血亏虚，正气不足，外邪致病。郑老认为，虽然肠化生之病症各异，但究其病因，不外乎外感六淫、饮食不节、情志不畅、劳逸不调、素体脾虚等。其基本病机为本虚标实，脾胃虚弱是发病之本，浊毒内阻为发病之关键。素体脾虚，复感外邪，或饮食不节、过食滋腻、嗜烟喜酒，损伤脾胃，助湿生热，湿久化生浊邪，酿生浊毒。病位主要在胃、脾，但与肝、胆等脏腑密切相关。治疗上标本同治，宜健脾、益气、化浊、解毒共施。脾气健则清阳自升，胃气自降，机体升降之枢纽才能趋于正常，故健脾益气、化浊解毒是治疗肠化生的立法之本，化浊解毒不仅有利于脾运及中焦枢机的运转，亦能调节胃黏膜微循环而促进肠化生的逆转。

二、病案举隅

【病案1】

陈某，男，39岁。2007年3月13日至郑老处就诊。主诉反复纳差、便溏1年余。刻下症见：纳差，恶心，嗳气，便溏，每日2～3次，偶有腹部阵发性隐痛，程度轻微，无反酸，无便秘，无呕吐、烧心，无心悸、胸闷等不适，体形消瘦，小便正常，大便如上述，寐可。脉弦滑，舌质红，苔薄白。2007年3月9日胃镜示：食管炎；慢性萎缩性胃炎（伴胆汁反流）；十二指肠球炎；病理检查：（胃窦、胃体）慢性萎缩性炎症伴肠化。

诊断：中医诊断：胃痞，脾胃虚弱、毒邪留滞证；西医诊断：慢性萎缩性胃炎伴肠化生，胆汁反流性胃炎，十二指肠球炎。

治法：益气健脾，清热解毒。

处方：北沙参15g，白术10g，茯苓10g，甘草5g，陈皮10g，木香10g，砂仁5g，黄连5g，吴茱萸2g，半枝莲15g，白花蛇舌草30g，莪术10g，山慈菇10g，丹参30g，百合30g，乌药10g，薏苡仁30g，山药30g。15剂，每剂水煎3遍，混合后分4次服，每日3次，饭后1小时服。

4月3日二诊：患者诉纳差、便溏症状明显缓解，未诉反酸、嗳气、烧心、恶心、干呕、腹痛等不适症状。郑老在前方基础上，去左金丸、百合、乌药，余药味不变，5剂，共为细末，每次5g，每日3次，温水送服。

随后患者又继服二诊方药，服药过程中上述症状未再出现，无服药后不适。2007年12月19日复查胃镜提示"慢性浅表性胃炎"，病理检查示"（胃窦）慢性浅表性炎症"。电话随访数年，未再出现肠化生病理改变。

【按语】 脾胃为水谷之海，气血生化之源，后天之本，居中土，脾胃健旺，则四方皆运。高士宗《黄帝素问直解》云："太阴，脾土也，阳明，胃土也。胃纳水谷，借脾气运行，充于脏腑，而经脉以和，四肢以荣，土者生万物而法天地。"故郑老以健脾益气为本，选用香砂六君子汤加减。郑老主张调脾胃以安五脏，辨虚实以定治则，本案患者症状为一派脾胃虚弱之象，故治疗当以健脾胃为首，辅以半枝莲、白花蛇舌草、山慈菇、莪术之解毒抗癌药物，以防止病情进一步恶化。

【病案2】

艾某，男，67岁。2006年4月17日至郑老处就诊。患者反复上腹部隐痛、纳差、嗳气、反酸2年，2006年4月4日胃镜提示：慢性萎缩性胃炎，胃溃疡；病理检查提示：（胃窦溃疡）慢性萎缩性炎症伴轻度肠化。消化科给予奥美拉唑等药物，服用后自觉烧心有所减轻，但余症未改善。刻下症见：纳差，食之无味，上腹部阵发性隐痛，进食后稍明显，程度较轻，伴嗳气，反酸，烧心，饥饿后气短乏力，无腹胀、腹泻等不适。脉细，舌质红，苔薄白。

诊断：中医诊断：胃脘痛，脾胃气虚、肝胃不和证；西医诊断：胃溃疡，慢性萎缩性胃炎伴肠化生。

治法：益气健脾，疏肝理气，抑酸和胃。

处方：北沙参15g，白术10g，茯苓10g，甘草5g，陈皮10g，木香6g，砂仁6g，黄连5g，吴茱萸2g，半枝莲15g，白花蛇舌草15g，乌贼骨15g，瓦楞子15g，浙贝母6g，山慈菇10g，神曲10g，麦芽15g，黄芪15g，升麻5g，柴胡10g，白芍15g，枳壳10g，旋覆花10g（包煎），代赭石10g。10剂，每剂水煎3遍，混合后分5次服，每日3次，饭后1小时服。

5月6日二诊：患者服药后短气乏力症状消失，嗳气缓解，上腹部隐痛减轻。脉细，舌质红，苔薄白。于前方去升麻、柴胡、白芍、枳壳、旋覆花、代赭石。10剂，每日1剂。

5月26日三诊：患者诉目前仍有纳差，偶有气短、嗳气。脉细，舌质红，苔薄白。处方：党参15g，白术10g，茯苓10g，甘草5g，陈皮10g，木香6g，砂仁6g，黄连5g，吴茱萸2g，半枝莲15g，白花蛇舌草15g，乌贼骨15g，瓦楞子15g，浙贝母6g，黄芪15g，升麻5g，柴胡5g，山慈菇10g，神曲10g，麦芽15g，莪术10g。10剂，每剂水煎3遍，混合后分5次服，每日3次，饭后1小时服。

7月19日四诊：患者自觉症状均已缓解，因2天前饮酒后自觉上腹部灼热感明显，舌尖灼热疼痛，余无不适，复查胃镜提示：慢性红斑渗出性胃炎（伴胃体糜烂）；病理检查：（胃体）慢性炎症。郑老考虑患者久病脾胃虚弱，恢复期饮食不节，饮酒致胃黏膜糜烂，故觉上腹部灼热，此为胃热所伤，但患者基本病机仍为脾胃虚弱，故在前方基础上调整，并嘱患者注意饮食之宜忌。处方：北沙参 15g，白术 10g，茯苓 10g，甘草 5g，陈皮 10g，木香 6g，砂仁 6g，黄连 5g，吴茱萸 2g，半枝莲 15g，白花蛇舌草 15g，乌贼骨 15g，瓦楞子 15g，浙贝母 6g，山慈菇 10g，白及 10g，神曲 10g，生地 15g，竹叶 10g，车前草 10g，红藤 30g，蒲公英 15g。10 剂，煎服同前法。

8 月 25 日五诊：患者纳差、腹痛、嗳气、反酸、烧心症状均缓解，但近期易感冒。于前方去生地、竹叶、车前草；加黄芪 15g，防风 3g。10 剂，煎服同前法。

9 月 5 日六诊：复查胃镜提示"慢性浅表性胃炎"，无溃疡、糜烂，故予五诊药方续服。

【按语】 本案患者反复上腹隐痛、纳差，此为脾胃气虚之证候，久病多虚，故治当以健脾扶土为主，方选香砂六君子汤加减，配伍辛开苦降、一清一温之左金丸泻肝，降逆止呕。现代药理研究表明，左金丸还具有抑制胃排空、抗溃疡、修复胃黏膜糜烂、抑菌等作用。红藤、蒲公英治疗胃黏膜糜烂，乌贼骨、浙贝母、瓦楞子修复溃疡而抑酸。四诊时，患者因饮酒而致舌尖灼热疼痛，酒生湿热，热灼伤阴，上炎于舌，故见灼热疼痛，郑老拟导赤散法：生地黄、淡竹叶、车前草（易通草），以治心火上炎之舌痛。

【病案 3】

张某，男，52 岁。2006 年 5 月 26 日至郑老处就诊。患者腹痛、嗳气、反酸反复发作 2 年余，既往多次于外院诊治，症状有所好转，但进辛辣饮食或饮酒后，症状易复发，时轻时重。刻下症见：上腹阵发性隐痛，饥饿后明显，进食后腹痛可稍减轻，伴嗳气、反酸、纳差、口苦、口臭、疲倦乏力，无呕血、黑便，无腹泻等不适。脉弦，舌质红，苔薄腻。2006 年 5 月 22 日胃镜提示：复合性、多发性溃疡；慢性萎缩性胃炎；食管炎；病理检查：（胃体）慢性萎缩性胃炎伴肠化"。

诊断：中医诊断：胃脘痛，脾胃虚弱、湿热内蕴证；西医诊断：复合性溃疡，慢性萎缩性胃炎伴肠化生，食管炎。

治法：益气健脾，清热解毒。

处方：北沙参 15g，白术 10g，茯苓 10g，甘草 5g，陈皮 10g，木香 10g，砂仁 5g，半枝莲 20g，白花蛇舌草 20g，山慈菇 10g，乌贼骨 15g，浙贝母 10g，灵芝 15g，刺五加 15g，莪术 10g，茵陈 10g，神曲 10g，麦芽 15g。5 剂，每剂水煎 3 遍，混合后分 4 次服，每日 3 次，饭后 1 小时服。

6 月 2 日二诊：患者诉服药后上述症状均有减轻，但仍未完全缓解，3 天前天气转凉后出现关节疼痛，呈游走性，性质为酸胀冷痛，遇暖后稍有减轻，无关节红肿，此为风寒湿邪外伤肢体经络而见痹证症状。于前方基础上加黄芪 15g，防己 10g，薏苡仁 30g。5 剂，煎服同前法。

6 月 14 日三诊：患者感近期胸闷不舒，无明显胸痛，关节疼痛症状减轻，仍有腹痛、嗳气、反酸症状，较初诊时缓解约半。续以健脾和胃为主。处方：北沙参15g，白术10g，茯苓10g，甘草5g，陈皮10g，木香10g，砂仁5g，半枝莲20g，白花蛇舌草20g，山慈菇10g，乌贼骨15g，浙贝母10g，灵芝15g，刺五加15g，莪术10g，薏苡仁30g，栀子10g，黄连5g，法半夏10g，茵陈10g，瓜蒌皮15g。5剂，煎服同前法。

6月23日四诊：患者诉服药后胸闷、关节疼痛症状消失，腹痛、反酸、嗳气症状基本缓解，余未诉特殊不适。郑老考虑患者有萎缩性胃炎伴肠化生，恢复尚慢，故继续予以健脾和胃立法治之。于前方去栀子、法半夏、茵陈、瓜蒌皮；加神曲10g。10剂，煎服同前法。

7月11日五诊：患者诉偶有疲倦乏力，胃部症状基本缓解，余未诉不适。郑老考虑患者目前症状缓解，但肠化生非短期可控制，其病机多为脾胃虚弱，正气亏虚，邪毒入侵，续以前方加茵陈10g，紫苏叶8g。10剂，煎服同前法。

患者此后继续复诊调治，共服中药约50剂，郑老均予香砂六君子汤加减。2006年10月10日复查胃镜提示"慢性浅表性胃炎"，病理检查提示"（胃体）慢性浅表性炎症"，胃镜活检未提示肠化生。半年后电话随访，患者诉症状未再发，以后行胃镜检查约2次，均未见肠化生。

【按语】　本案在肠化生基础上，兼有脾胃湿热，究其根本，皆为脾胃本虚所致，故治疗以健脾和胃为根本，仍以香砂六君子汤加减。考虑患者二诊时感受外邪，以风寒湿邪为主，故用黄芪防己汤加减祛风除湿、温经止痛。加之脾喜燥恶湿，主四肢，脾虚湿困，阻碍气机，故可见关节疼痛等症状，所谓"治湿不治脾，非其治也"。郑老认为，临床健脾时必运脾，脾胃得健，中焦得运，才能维持"灌溉四旁之职"。

三、总结

郑老认为肠化生是目前临床常见病、多发病，因该疾病症状不典型，胃镜检查不及时，致错过最佳治疗窗，进而到后期步入胃癌等难以治疗的境地。纵观郑老临证治疗肠化生，要点有五。

1. 首辨虚实。慢性胃病多迁延难愈。胃为阳土，属多气多血之腑，胃病则气血受损，初则胃气壅滞，通降失司，而后气滞化热，或气滞则瘀，瘀则内阻；日久失治误治，由表入里，由胃及脾，脾为阴土，化生气血，脾病则气血化生不足，导致中气亏虚，甚则中阳不振，而成虚证。故郑老常以健脾主方——香砂六君子汤为主方而进行加味。香砂六君子汤出自《古今名医方论》，郑老选用此方取其益气和胃、行气化滞之功，健中有消，行中有补，补而不滞，标本兼治，相得益彰。

2. 配伍清热化浊解毒之品。郑老常用半枝莲、白花蛇舌草、山慈菇、莪术等药。其中，半枝莲、白花蛇舌草清热解毒，可防止疾病进一步恶化。山慈菇味甘、微辛，性凉，具有清热解毒、消痈散结等功效，常用于痈肿疔毒，瘰疬痰核，蛇虫咬伤，癥瘕痞块。陈藏器《本草拾遗》中指出其"能散坚消结，化痰解毒，其力颇峻，故诸家以为有小毒，并不以为内服之药"，故临床运用时需谨慎。莪术一药始载于唐代《药性论》，性温，味辛、苦，归肝、脾两经，具有行气破血、消积止痛之功。山慈菇清热解毒、化痰散结，配伍莪术行气活血、消积止痛，既化痰又消瘀，加强对肠化生的治疗作用，疗效显愈。现代研究证实，Hp 感染与肠化生有密切联系，在一定程度上，Hp 加剧肠化生向胃癌方向转化，上述四药还具有抗 Hp 的作用。

3. 适时抑酸护胃。胃酸分泌增多刺激胃黏膜产生慢性炎症，久之则出现肠化生，此因正气不足，脾胃虚弱，加之湿热、瘀血、浊毒等病理因素胶着而生。郑老针对胃酸过多，临床常用乌贝散，本方系王药雨所创，用乌贼骨、贝母碾碎后服，制酸止痛，收敛止血，效果显著，流传至今。瓦楞子是目前被证实的具有抑酸作用的中药，煅制后制酸止痛作用增强，故广为临床运用。

4. 肝、胃、脾三脏同治。慢性胃病久治不愈，导致情志失常，累及肝脏，或肝木易克土，肝病每传脾胃，临床尤为常见，故郑老认为肝脾胃同治至关重要，运用"见肝之病，知肝传脾，当先实脾"理论，常用左金丸、四逆散、柴胡疏肝散等方剂加减，效果显著。

5. 运用大方复治法，贯彻始终。临床上肠化生多因久病而致，久病必虚，久病多杂，虚实往来，寒热错杂，脏腑相连，故可见多个证候相兼而病，非单一方剂可治疗，临床需根据患者病情详细辨证，选用大方复治法方可显效。

综上所述，肠化生虽是临床难治病，但并非不能治之病，临床根据病情辨证选方，因人制宜，持之以恒，疗效可见。郑老临证，既重视辨证，又强调辨病，药食调护，情志调理，疏理气机。纵观其临证，贵在扶土健脾，兼顾他症，随症配伍，结合现代中药药理，融会贯通，故而疗效显著。

（龚雪　整理）

百咳方治疗咳嗽变异性哮喘

一、咳嗽变异性哮喘病因病机

咳嗽变异性哮喘（cough variant asthma，CVA）是一种特殊类型的哮喘，伴有气道高反应性。临床表现以刺激性干咳为主，遇冷空气、油烟等容易诱发或加重。其发病特点为休止无常，喉间发痒，具有阵发性、突发性、反复性的特征。

中医学中没有与之相对应的病名，多根据其发病症状和特点将其归于"咳嗽""干咳""风咳""痉咳"等范畴。咳嗽变异性哮喘表现为咳嗽无痰或少痰，以干咳为主。迁延日久未愈，咳嗽呈阵发性，咳时剧烈，不能停止者，郑老称之为"痉咳"，认为肺居上焦，六淫之邪易从口鼻而入，首先犯肺。肺为娇脏，不耐寒热，风燥、燥热、寒热之邪均能伤肺，风燥之邪郁结于肺，郁久化热伤及肺阴，肺阴亏耗，失于滋润；或情志不调，气机郁滞，郁久化火，火热之邪伤津耗液，致肺阴不足，肺热叶焦，失于清肃，气逆于上作咳；或嗜食辛辣刺激性食物，中焦火盛，上灼肺阴，肺阴不足，肺失濡润，肃降无权，肺气上逆而作咳。CVA表现为倏忽来去、时作时止，发作前喉痒欲咳、鼻痒等特点，符合中医学"风盛挛急""风盛则痒""风胜则动"等理论，故郑老认为风邪为咳嗽变异性哮喘的主要致病因素。《素问•玉机真脏论》曰："是故风者，百病之长也。今风寒客于人……弗治，病入舍于肺……发咳上气。"明确指出风邪能够致咳。风邪产生的根源，一为外风，即存在于自然界中的风邪；一为内风，《杂病广要》言："人之为病，有外感之风，亦有内生之风……无论贼风邪气从外来者，必先有肝风为之内应。"肝者风木之脏，厥阴风木，秉风木之性，肝主疏泄，如肝失疏泄，气机郁滞，郁久而化火，肝火旺盛，上侮肺金，导致肺失宣肃，发为咳嗽。综上，郑老认为本病基本病机为肺阴不足，阴虚风动，风邪扰肺，肺失清肃，气机上逆而咳。治宜养阴润肺，祛风解痉止咳。

二、百咳方组成分析

郑老的伯父郑惠伯先生从20世纪70年代即运用百咳方治疗干咳少痰，喉痒痉咳，收效甚佳。百咳方方药组成：麦冬15g，天冬15g，百合30g，百部10g，紫菀10g，枳壳10g，诃子10g，黄精30g。该方具有养阴润肺止咳的功效。方中麦冬、天冬，两者均味甘，性寒，归肺、胃经，能滋肺阴，润肺燥，清肺热。百合有养阴润肺、止咳祛痰之功，用于治疗阴虚燥咳、劳嗽咳血。百部味甘、苦，性微温，归肺经，有润肺下气、止咳、杀虫功效，无论新久咳嗽，皆可配伍应用。紫菀味辛、苦，性温，归肺经，有润肺下气、止咳化痰的功效。郑老认为百部、紫菀二者皆味苦、性偏温，功效相似，同气相求，故二者合用可增强疗效，共奏降气祛痰、润肺止咳之功效。枳壳、诃子行气敛肺止咳。黄精味甘性平，归肺、脾、肾三经，具有养阴润肺生津的功效，郑老认为黄精其性平和，无论寒热咳嗽，皆可应用。黄精首载于《名医别录》，时珍谓其可"补诸虚，止寒热，填精髓"。现代药理研究显示，黄精多糖具有明确的抑菌和抗炎功能，对金黄色葡萄球菌、副伤寒杆菌、大肠杆菌等均有明显抑制作用。针对咳嗽变异性哮喘阴虚风动的病机，郑老在此方基础上又加用全蝎5g、僵蚕10g、蝉蜕10g，认为全蝎、僵蚕、蝉蜕等虫类药，攻逐走窜、搜风通络之力强，用以驱除恋肺入络之风邪，多获良效。综上所述，全方具有养阴润肺、祛风止咳的作用。

三、病案举隅

【病案1】

梁某，男，46岁。2017年4月21日至郑老处就诊。主诉反复咳嗽10余年，曾经西医诊断为咳嗽变异性哮喘。刻下症见：咳嗽，以干咳为主，咽喉痒，痒时咳嗽明显，遇油烟等刺激性气味则咳嗽加重。夜间尤甚，严重影响睡眠。脉细，舌红苔薄。

诊断：中医诊断：咳嗽，肺阴虚证；西医诊断：咳嗽变异性哮喘。

治法：养阴润肺，祛风解痉，收敛止咳。

处方：麦冬15g，天冬15g，百合30g，百部10g，紫菀10g，枳壳10g，诃子10g，黄精30g，白芍50g，甘草10g，全蝎5g，僵蚕10g，蝉蜕10g，神曲15g。5剂，每剂水煎3遍，混合后分3次服，每日3次，饭后1小时服。

5月5日复诊：患者服药后咳嗽明显缓解，目前咳嗽有少量白痰。由于患者平素易感冒，遂于前方加黄芪30g，白术10g，防风6g，北沙参30g。

继服14剂，诸症若失。并嘱患者饮食清淡，少吃辛辣刺激性食物。随访半年咳嗽未复发。

【病案2】

杨某，男，57岁。2017年5月15日至郑老处就诊。主诉反复咳嗽3个月余。刻下症见：咳嗽，偶有黄痰，夜间加重，口干，咽痒，易感冒。脉弦数，舌红少苔，地图舌。肺功能检查示：支气管激发试验阳性，气道高反应性（AHR）。

诊断：中医诊断：咳嗽，肺阴虚证；西医诊断：咳嗽变异性哮喘。

治法：养阴润肺，祛风解痉，收敛止咳。

处方：麦冬15g，天冬15g，百合30g，百部10g，紫菀10g，枳壳10g，诃子10g，黄精30g，鱼腥草30g，重楼15g，桑白皮15g，黄芩15g，白芍30g，甘草5g，全蝎5g，僵蚕10g，蝉蜕10g。5剂，每剂水煎3遍，混合后分4次服，每日3次，饭后1小时服。

6月2日复诊：患者服药后咳嗽、咳痰症状好转。在前方基础上稍作加减：加神曲15g保护胃气。5剂，煎服同前法。续调理而愈。

四、总结

郑老治疗咳嗽变异性哮喘时，辨证灵活，注重根据患者症状调整用药。如遇喉痒剧咳，夜不能寐者，重用白芍50g、甘草10g。郑老认为白芍、甘草合用可以通过缓解支气管痉挛达到止咳的目的，取自仲景芍药甘草汤之意。现代药理研究提示此方可缓解支气管痉挛，降低气道高反应性以止咳。兼有恶寒、无汗的风寒表证者，则弃诃子不用，加用三拗汤（麻黄5g，杏仁10g，甘草

5g)祛风散寒解表。如患者有化热之象,出现咳黄痰、发热、舌红时,则加桑白皮 15g、黄芩 15g、鱼腥草 30g、重楼 15g,清泻肺热,肃肺止咳。此证郑老喜用重楼,认为其性微寒,味苦,有清热解毒功效,现代药理研究提示重楼有很好的抗炎和抗哮喘作用。如闻油烟等刺激性异味过敏者,加用过敏煎(银柴胡 10g,乌梅 10g,五味子 10g,防风 5g)抗过敏。如体质虚弱气虚易感冒者,加黄芪 30g、白术 10g、防风 6g、北沙参 30g。北沙参,《本草纲目》言:"(沙参)清肺火,治久咳肺痿……甘淡而寒,其体轻虚,专补肺气。"郑老根据自身临床实践,认为北沙参具有良好的益气养阴之功,临床上可以用于偏于气阴两虚证的治疗,常用北沙参代替人参补气养阴。

(杨昆　整理)

大方复治法治疗慢性肾脏病经验

慢性肾脏病(chronic kidney disease,CKD)为各种原因引起的慢性肾脏结构和功能障碍(肾脏损害病史 > 3 个月),包括肾小球滤过率正常或不正常的病理损伤、血液或尿液成分异常,以及影像学检查异常,或不明原因的肾小球滤过率下降[< 60ml/(min·1.73m^2)]超过 3 个月,即为慢性肾脏病。慢性肾脏病的病因主要有原发性肾小球肾炎、高血压肾小动脉硬化、糖尿病肾病、继发性肾小球肾炎、肾小管间质病变(慢性肾盂肾炎、慢性尿酸性肾病、梗阻性肾病、药物性肾病等)、缺血性肾病、遗传性肾病(多囊肾、遗传性肾炎)等。在发达国家,糖尿病肾病、高血压肾小动脉硬化已成为慢性肾脏病的主要原因;在我国,上述两种疾病在各种病因中仍位居原发性肾小球肾炎之后,但近年也有明显增高趋势。慢性肾脏病具有患病率高、知晓率低、预后差和医疗费用高等特点,是继心脑血管疾病、糖尿病和恶性肿瘤之后,又一严重危害人类健康的疾病。近年来 CKD 患病率逐年上升,全球一般人群患病率已高达14.3%,我国横断面流行病学研究显示,18 岁以上人群 CKD 患病率为 10.8%。随着我国人口老龄化、糖尿病和高血压等疾病的发病率逐年增高,CKD 发病率也呈现不断上升之势。CKD 的易患因素主要有:年龄(如老年)、CKD 家族史(包括遗传性和非遗传性肾病)、糖尿病、高血压、肥胖、高蛋白饮食、高脂血症、高尿酸血症、自身免疫性疾病、泌尿系感染或全身感染、肝炎病毒(如乙型或丙型肝炎病毒)感染、尿路结石、尿路梗阻、泌尿系统或全身肿瘤、应用肾毒性药物、心血管病、贫血、吸烟、出生时低体重等。其他危险因素有环境污染、经济水平低、医疗水平低、教育水平低等。在 CKD 的不同阶段,其临床表现也各不相同。在 CKD 3 期之前,可以无任何症状,或仅有乏力、腰酸、夜尿增多等轻度不适;少数患者可有食欲减退、代谢性酸中毒及轻度贫血。CKD 3

期以后，上述症状更趋明显，进入肾衰竭期以后则进一步加重，有时可出现高血压、心衰、严重高钾血症、酸碱平衡紊乱、消化道症状、贫血、骨代谢异常、甲状旁腺功能亢进和中枢神经系统障碍等，甚至会有生命危险。

郑老从医多年，擅长治疗肾脏疾病及多种疑难杂病，有着丰富的临床经验，尤其是大方复治法治疗慢性肾脏病，疗效显著。

一、慢性肾脏病病机

关于慢性肾脏病的病机，目前中医学书籍多与水肿病相联系，并有"其本在肾，其制在脾，其标在肺"之说，但从本病的临床表现分析，绝非水肿一病所能概括。本病的基本病机为脾肾气血亏虚与风邪、水湿、热毒、瘀血相夹杂，多有表里夹杂、寒热错综、虚实并存等情况。

1. 表里夹杂　慢性肾脏病除表现为面色苍白、浮肿、腰酸、神疲、眩晕等里证外，常因感冒或上呼吸道感染而致急性发作，使病情加重，此与"外感引动伏邪"之说相符，故临床常见表里夹杂之证。

2. 寒热错综　慢性肾脏病病邪久羁，阳气被戕，阳虚而生内寒，故临床有面白、肢冷、神倦、苔白、脉迟等寒象；但另一方面尚有余邪热毒蕴结未清，盘踞下焦的情况，故可见咽痛、小便混浊、血尿、血压偏高等火热内蕴之症。近代临床对慢性肾功能不全的氮质血症，用大黄附子汤治疗而获效，也足资证其寒热错综的病机。

3. 虚实并存　慢性肾脏病病邪久恋，正气被戕；肾不藏精，长期蛋白流失，血清白蛋白下降；脾不统血，血尿频频，严重贫血。精、气、血皆匮乏，此属本虚；由于脾肾亏虚，气化失司，导致水饮痰浊稽留，严重者可出现氮质血症，此属邪实。《素问·评热病论》原有"邪之所凑，其气必虚"之说，如果正气不能驱邪，也可反从邪化，故津液酿成湿浊，血滞导致瘀血，出现正气愈虚则邪气愈实的情况。故慢性肾脏病的病机可概括为：脾肾气血亏虚和风邪、水湿、热毒、瘀血相夹杂。慢性肾脏病，包括了多种疾病，当病机相同时，则异病所以同治；如果因个体差异等原因，病机有异时，则当同病异治也。

二、大方复治法

关于大方，有两层意思：其一指药味多的方剂，《素问·至真要大论》谓："君一臣三佐九，制之大也"，表明早在《内经》时期，对12味以上药物组成的方剂，就称之为大方；其二指药量大的方剂，《内经》谓："远而奇偶，制大其服"，张从正曰："有分两大而顿服之大方"。复治法是针对疾病错综复杂的病机特点，几种法则同时应用复合治疗。

鉴于慢性肾脏病之复杂病机，郑老创立大方复治法，常常融合固表疏风、清热解毒、滋阴补肾、补气补血、止血活血、祛湿利尿、固涩下焦等法于一方。它包含的方剂有肾功方、六味地黄汤、升降散、二至丸、水陆二仙丹等，构成了治疗慢性肾脏病的经验方：黄芪 30g，黄精 30g，白术 10g，白茅根 30g，生地 15g，山药 15g，山茱萸 15g，丹皮 10g，茯苓 10g，泽泻 10g，僵蚕 15g，蝉蜕 15g，土茯苓 30g，女贞子 15g，墨旱莲 15g，石韦 30g，小蓟 30g，白花蛇舌草 30g。其中肾功方（黄芪、黄精、白术、白茅根）益气健脾、利水消肿；六味地黄汤益肾养阴、行水利尿；僵蚕、蝉蜕为轻灵之品，升发人之清气；土茯苓除湿邪而降浊气，清浊不相干，三焦得通调，可改善蛋白尿等症；女贞子、墨旱莲养阴止血，用于因肾阴不足而致尿隐血阳性者；石韦、小蓟除湿化瘀、凉血止血，用于尿隐血阳性之证属湿热者；白茅根、白花蛇舌草清热利尿除湿，用于水邪停滞而化热者。若浮肿明显者，方中合入华佗五皮饮；因肾虚不固而出现蛋白尿者，加芡实、莲子、金樱子固涩收敛；尿隐血阳性属血热者，加地榆、槐花凉血止血；尿隐血阳性属血瘀者，加三七粉活血止血；尿隐血阳性属阴虚者，加阿胶育阴止血；肾功能不全者，加熟大黄泡水另服，通腑降浊；易感冒或反复感冒者，加防风即合成玉屏风散，益气固表；高血压者，加四草降压汤（益母草、夏枯草、豨莶草、车前草、黄精），活血利水、清肝降压；腰痛者，加牛膝、桑寄生、续断、骨碎补健腰强肾。

三、病案举隅

【病案1】

周某，女，34 岁。2004 年 4 月 5 日至郑老处就诊。患者患慢性肾小球肾炎 3 年半，反复出现浮肿、腰痛。肾功能正常，血压 130/80mmHg，血红蛋白 95g/L，尿蛋白（3+），隐血（3+）。投慢性肾小球肾炎经验方加减 12 剂，浮肿渐消。服至 25 剂，尿蛋白（1+），隐血（2+）。服至 35 剂，尿蛋白（-），隐血（1+），血红蛋白 105g/L，腰痛已愈。服至 45 剂，尿隐血（±）。服至 60 剂，于 8 月 9 日复查，尿蛋白（-），隐血（-）。后用玉屏风散、六味地黄汤、四君子汤加减双补脾肾，清利湿热，养血活血以巩固疗效。随访 1 年，未复发。

2005 年 12 月 21 日，患者再次就诊，诉冬至前患感冒，又见浮肿，腰痛，尿蛋白（1+）、隐血（1+），仍用原方加减，20 剂而愈。

【按语】 慢性肾小球肾炎，简称"慢性肾炎"，是青壮年常见多发病。本病常呈慢性进行性过程，病程较长，症状轻重悬殊，少数系急性肾炎转化而来。本案是郑老 15 年前的病例，其治疗慢性肾脏病大方复治法思路已基本成熟，处方用药为：黄芪、黄精、党参、白术、熟地、山药、山茱萸、牡丹皮、茯苓、泽泻、女贞子、墨旱莲、僵蚕、蝉蜕、土茯苓、芡实、金樱子、防风、白花蛇舌草、白茅根、石韦、小蓟、三七粉、丹参、当归等。随后郑老常将熟地改为生地，因熟地性温而滋腻，有聚湿敛邪之嫌，而生地既可凉血止血，又无滋腻之弊，与慢性肾炎病机更为适宜。

【病案2】

熊某，男，14岁。2017年6月2日至郑老处就诊。患IgA肾病2年余，5月26日尿常规：蛋白（3+），隐血（3+）。刻下症见：夜间盗汗，平素易感冒，胃口欠佳。脉沉，舌淡，苔稍厚。

诊断：中医诊断：尿血，阴虚火旺、热伤血络证；西医诊断：IgA肾病。

治法：养阴清热，凉血止血。

处方：黄芪30g，白术10g，防风2g，地黄15g，山药15g，山茱萸15g，牡丹皮10g，茯苓10g，泽泻10g，僵蚕15g，蝉蜕15g，土茯苓30g，女贞子15g，墨旱莲15g，石韦30g，小蓟15g，白茅根30g，白花蛇舌草30g，三七粉6g（冲服），知母10g，黄柏5g，北沙参30g，甘草5g，陈皮10g，砂仁6g，仙鹤草30g，萆薢10g。10剂，每剂水煎3遍，混合后分6次服，每日3次，饭后1小时服。

6月26日复诊：患者服药后盗汗减少，近期小便异味明显。于前方加车前草10g。后续以此方调理，9月1日复查尿常规：蛋白（-），隐血（3+）；11月19日复查尿常规：蛋白（±），隐血（1+）。其后患者病情间或有所反复，但总体控制良好。

【按语】 IgA肾病是以肾小球系膜区有颗粒性IgA沉积为特征的一种疾病。临床表现常为反复血尿，儿童最为常见，多数患者常伴有上呼吸道感染。本病系免疫反应性疾病，与慢性病毒感染有关。本案IgA肾病，郑老辨证为阴虚火旺，热伤血络，用知柏地黄汤、二至丸滋阴清热，配合石韦、小蓟、三七粉活血止血，仙鹤草凉血止血，缓解血尿。若见血热盛者，还可配合犀角地黄汤（现用水牛角代替犀角）或地榆、槐花凉血止血；血瘀重者，可加藕节、蒲黄炭散瘀止血；阴虚者，加阿胶养阴止血；尿血甚者，加侧柏炭、血余炭、茜草收敛止血。

【病案3】

陈某，男，36岁。2017年11月27日至郑老处就诊。患者4个月前诊断为肾病综合征、膜性肾病2期，现口服激素及利尿剂治疗。近期检查：尿常规：蛋白（3+），隐血（1+）；白蛋白19.4g/L，尿酸530μmol/L。刻下症见：满月脸，颜面皮疹，双下肢水肿明显。脉沉，舌质红，苔薄。

诊断：中医诊断：水肿，气虚内热、阴虚水停证；西医诊断：肾病综合征。

治法：益气养阴清热，活血利水消肿。

处方：黄芪30g，黄精30g，白术10g，白茅根30g，地黄15g，山药15g，山茱萸15g，牡丹皮10g，茯苓10g，泽泻10g，僵蚕15g，蝉蜕15g，土茯苓30g，女贞子15g，墨旱莲15g，石韦30g，小蓟30g，白花蛇舌草30g，苦参10g，徐长卿 30g，甘草 10g，知母 10g，黄柏 5g，三七粉 6g（冲服），地龙 10g。5 剂，每剂水煎 3 遍，混合后分 6 次服，每日 3 次，饭后 1 小时服。

12 月 8 日复诊：患者服药后双下肢水肿缓解，近期出现小腿转筋。12 月 7 日复查尿常规：蛋白（2+），隐血（1+）。于前方加白芍 30g，伸筋草 30g。8 剂，煎服同前法。

后又以此方进退，患者坚持服药 2 个月余，2018 年 2 月 4 日复查：尿蛋白（1+），隐血（1+）；白蛋白 26.7g/L。

【按语】　肾病综合征非单一疾病，而是很多病因引起的一种临床症候群。临床表现为大量蛋白尿、低蛋白血症、高脂血症、明显水肿等。本案肾病综合征，患者因故后来未继续复诊，所以观察不完整，但在诊治期间，尿蛋白指标下降，血清白蛋白水平有所回升，浮肿症状缓解。郑老在大方复治的基础上，加苦参、徐长卿，取其免疫抑制作用，中西汇通，古药新用，是对新时代疾病之探索和经验总结。

【病案 4】

罗某，男，49 岁。2017 年 3 月 31 日至郑老处就诊。患者有 2 型糖尿病病史，口服降糖药血糖控制尚可。近期住院诊断为糖尿病肾病 3 期，尿蛋白（2+），肌酐 176μmol/L。刻下症见：烦热，汗多。脉沉滑，舌红，苔偏厚。

诊断：中医诊断：消渴，肾阴不足、气虚内热证；西医诊断：糖尿病肾病。

治法：补肾养阴，益气清热。

处方：黄芪 30g，黄精 30g，黄连 5g，乌梅 10g，天花粉 15g，地黄 15g，山药 15g，山茱萸 30g，牡丹皮 10g，茯苓 10g，泽泻 10g，仙鹤草 50g，地骨皮 15g，僵蚕 15g，蝉蜕 15g，土茯苓 30g，白茅根 30g，白花蛇舌草 30g，徐长卿 30g，红曲 6g，百合 30g，知母 10g，栀子 10g。10 剂，每剂水煎 3 遍，混合后分 6 次服，每日 3 次，饭后 1 小时服。

4 月 21 日复诊：患者未自觉不适，复查肌酐 123μmol/L，尿蛋白（±），微量蛋白（+）。续以前方进退调理。

患者间断服药 1 年余，2018 年 9 月 5 日来诊：尿蛋白（-），血肌酐正常。

【按语】　糖尿病肾病是糖尿病的严重并发症，其病变最终可波及肾小管、肾小球、肾间质及肾血管。临床一般将糖尿病肾病分为肾血管病变和肾实质病变两大类。本案糖尿病肾病系肾血管病变。郑老常用三黄梅花汤配合六味地黄汤为主治疗糖尿病肾病。其中，三黄梅花汤由黄芪、黄精、黄连、乌梅、天花粉组成，功效益气清热、养阴生津，对于糖尿病气阴两虚体质者适宜；六味地黄汤滋阴补肾，配合三黄梅花汤，二方相辅相成，相得益彰，对于糖尿病或糖尿病肾病证见气阴两虚者，长期服用有较好的改善体质及治疗作用。再结合大方复治法，患者坚持服药，故病情改善。

【病案5】

毕某，女，56岁。2016年10月24日至郑老处就诊。患者发现血肌酐升高1年余，服用尿毒清、肾衰宁等药，出现严重腹泻、短气乏力，自觉虚脱欲死。10月20日实验室检查：血红蛋白56g/L，肌酐528μmol/L。刻下症见：腹泻日10余次，身体羸瘦，弱不禁风，乏力浮肿。

诊断：中医诊断：肾衰病，气虚下陷、毒邪内停证；西医诊断：尿毒症。

治法：益气健脾，涩肠止泻，泻浊解毒。

处方：黄芪80g，黄精30g，白术10g，白茅根30g，党参60g，苍术15g，茯苓皮30g，甘草5g，升麻10g，柴胡10g，防风5g，白芍15g，陈皮10g，补骨脂10g，吴茱萸3g，肉豆蔻5g，五味子10g，诃子10g，乌梅10g，干姜8g，当归10g，大枣10g，僵蚕15g，蝉蜕15g，土茯苓30g，萆薢15g，苦参10g。10剂，每剂水煎3遍，混合后不拘时及频次服，1剂于2日服完。

服药20天后，患者腹泻次数逐渐减少，短气乏力改善。复查血红蛋白76g/L，肌酐418μmol/L，病情明显缓解，故此后长期服用尿毒清、金水宝兼至郑老处中药调理，连续诊治约1年，病情稳定。

【按语】 慢性肾衰竭是因各种原因造成的慢性进行性肾实质损害，致使肾脏明显萎缩，不能维持基本功能，临床出现代谢产物潴留，水、电解质、酸碱平衡失调，全身各系统受累为主要表现的临床综合征。本案患者为慢性肾衰竭，因长期服用含有大黄制剂的药物后，脾胃受损，正气被伐，洞泄不止，短气欲脱。郑老并未囿于尿毒症之诊断，而是全面考虑患者当前之正邪虚实、标本缓急，证属虚实夹杂，但人为本，病为标，治当以益气扶正、健脾止泻为主，祛邪排毒为辅，遂立益气温脾、收敛止泻为大法，扶其重病之虚羸，固其仅存之元气，而患者得以生。因患者邪实亦重，仍配合尿毒清、肾衰宁类驱邪之品。扶正驱邪，竟相反相成，使患者生命得以维持。

（余宗洋、胡江华　整理）

治疗单纯性肾囊肿经验

单纯性肾囊肿是常见的良性病变，本病发病机制尚不完全明确，因其发病率随年龄增长而增加，故主要认为本病病机可能为机体老化伴随肾单位的损失，机体代偿性地增加剩余肾单位的工作负荷，致使肾小管细胞肥大或增生，最终导致囊肿形成。现将郑老治疗肾囊肿经验介绍如下。

一、病因病机分析

肾囊肿属中医"腰痛""尿血""积聚"等病范畴，单纯性肾囊肿早期一般没有症状，而症状是中医辨证的重要依据，待出现症状时，一般囊肿已经变大，因此结合辅助检查，并将之纳入中医的辨证体系，就显得至关重要。一般来讲，囊肿之类的病证，应属于中医"癥瘕""积聚"范畴，此类病证，一般多用活血软坚散结之方药治之，但如果只注重方药，不定位于脏腑，就会漫无边际，没有针对性，因此要结合脏腑定位，才能提高疗效。如《难经》五十四难将积聚分为在肝之肥气、在心之伏梁、在肾之奔豚、在肺之息贲、在脾之痞气。肾囊肿应该定位于肾，且后期有腰痛、血尿等症状，于病位上也是一致的。该病为渐进性加重，囊肿越长越大，非突然发病，单纯性肾囊肿随年龄增加而增长，80岁时，其发病率达到50%以上，说明是内伤虚损，符合中医虚证的辨证依据。单纯性肾囊肿来源于肾小管憩室，在中医看来是外泄不收之势，符合肾失封藏的病机。综上所述，该病的基本病机是本虚标实，肾虚为本，囊肿为有形之物属实，囊内裹水，湿浊愈积则愈大，瘀浊下注，肾为排泄湿浊之脏，囊肿渐大，压迫妨碍湿浊外泄，聚而成毒，且阻滞气机，故标实之邪为瘀血、水湿、浊毒、气滞。

二、治疗方法及用药规律

（一）治疗方法

肾囊肿起病缓慢，病程长久，发病早期症状不明显，容易被忽视，很多患者以腰痛、腰部酸软无力为首发症状就诊。当囊肿直径超过10cm则可改变肾脏外形并压迫周围组织，严重者造成输尿管梗阻、积液、感染。西医主要采用手术方法治疗，传统术式采用开放性肾囊肿去顶术，疗效虽可靠，但手术创伤较大，恢复时间长。经皮肾囊肿穿刺硬化剂治疗损伤小，但复发率较高，硬化剂常常腐蚀肾盂黏膜，易发生漏尿。针对其病因病机，郑老确立基本治法为补肾活血，软坚散结，行气止痛，利湿排浊，并根据后期的病情演变，随症加减，选用药性平和的六味地黄丸为基本方加减。

（二）用药规律

郑老根据肾囊肿的病因病机特点，辨证用药，其基础方为：生地、山药、山茱萸、丹皮、茯苓、泽泻、丹参、葛根、三棱、莪术、昆布、海藻。其中生地、山药、山茱萸补肝肾敛精，以免精微下注化为湿浊毒邪；丹皮、茯苓、泽泻清利已成之湿浊郁热；丹参、葛根活血，且丹参有软坚之功，可治疗血水互结之积块，如用于治疗肝硬化和子宫肌瘤；三棱、莪术活血行气止痛，囊肿渐大，压迫周边，气机涩滞，不通则痛，国医大师张琪治疗肾结石方中就用此药对，疗效可靠，肾结石与肾囊肿都为肾病之有形实邪，气行则血行，气行则水化，故用之；昆布、海藻化痰散结，在诸多软坚散结药中选此二味，别具深意，二药均味咸性寒，生海水中，与肾主水、在味为咸的生理特性十分相符，同气相求，不但能引诸药达肾，且能软肾之癥积，与理最符，故不用山甲等软坚散结。若腰膝酸软、健忘、舌淡苔白、尺脉弱者，可酌加补骨脂、覆盆子、菟丝子、益智仁以补肾益精填髓；若尿血明显，则用小蓟、白茅根、茜草、三七粉；腰痛明显，则加用郁金、徐长卿、延胡索。

三、病案举隅

鹿某，男，25岁。2018年4月18日至郑老处就诊。主诉腰部疼痛1年，加重1周。刻下症见：腰痛，伴有耳鸣，盗汗。脉沉细，舌红，苔薄白。4月11日肾脏彩超示：右肾囊肿2.6cm×1.8cm。肾功能未见异常，无血尿，血压120/70mmHg。

诊断：中医诊断：腰痛，肾阴不足、痰血瘀阻证；西医诊断：右肾囊肿。

治法：补肾活血，化瘀散结。

处方：生地15g，山药15g，山茱萸30g，丹皮10g，茯苓10g，泽泻10g，丹参30g，葛根30g，石菖蒲10g，骨碎补15g，车前子10g（包煎），三棱8g，莪术10g，昆布15g，海藻15g，知母10g，黄柏5g，银柴胡10g，地骨皮15g，神曲15g。5剂，每剂水煎3遍，混合后分5次服，每日3次，饭后1小时服。

4月27日二诊：患者服药后腰痛缓解，仍有耳鸣，轻微盗汗。脉细，舌红，苔薄白。前方车前子增至15g。10剂，煎服同前法。

5月16日三诊：患者腰痛、耳鸣症状明显减轻，偶有腰部轻微酸痛，手足心热，汗出减少。前方山茱萸减至15g，另加龟甲15g，鳖甲15g，青蒿15g。20剂，煎服同前法。

患者连续服药至2018年9月，9月22日复诊诉诸症消失。复查双侧肾脏彩超示：右肾囊肿1.1cm×1.0cm。随访半年病情稳定。

（胡江华 整理）

肿瘤诊疗经验

肿瘤因其病种多端，病态各异，难用一言以蔽之，且目前未有较成熟的治疗方法，故其证治，实难以准确论述。但郑老治疗肿瘤的一些经验，对缓解患者痛苦，增强体质，延长寿命，提高生活质量，确能起到一定的作用。兹将其治疗肿瘤经验略介绍如下。

一、组方思路

郑老治疗肿瘤时，并非只着眼于治疗某病，而是以人为本，考虑到患者体质及正气与邪气的强弱盛衰，虚则补之，实则泻之，通过调整脏腑气血的平衡,以期达到"阴平阳秘,精神乃治",以增强体质及抗病能力。

笔者在跟诊过程中,初步总结了郑老针对肿瘤不同的发病部位,拟定的有针对性的体质调理方案和方剂。如肺癌患者,郑老喜用六君子汤益气健脾化痰法,或用益气养阴润肺法;肝癌,用四逆散疏理肝气法;肠癌,用痛泻要方调和肝脾法;乳腺癌,用四逆散或柴胡疏肝散行气解郁法;肾癌、膀胱癌、子宫癌,用六味地黄汤补肾除湿法;食管癌,用藻蛭散活血化痰法;甲状腺癌,用丹栀逍遥散疏肝清热法;脑癌,用温胆汤化痰散结法;淋巴癌,用消瘰丸软坚散结法等。如是等法,是郑老在经过大量临床观察后的总结,即某种癌症,最常见于某种体质,这种体质的偏颇,既可能会因为本身的体质因素而致发生癌病,亦可能是因为发生癌病及治疗之后,引起的脏腑气血受损而出现的身体状态。是故郑老在治疗肿瘤时,常会有一个调理体质的基本方,只要体质未发生新的变化,则坚持使用该方,不作更改。选方与疾病名称有前面所述的相关性,但临证时应以辨证为主,病名仅作参考,如是则不误矣。

在此基础上,再兼顾患者的疾病症状,正如仲景所述:"观其脉证,知犯何逆,随证治之。"小症在此不作多述,对于一些大症、重症、顽症,郑老有不少宝贵的治疗经验:如对于癌性疼痛,郑老重用芍药甘草汤配合虫类药,可起到较好的止痛效果;顽固性胸水、腹水,用活血泻水法,能够在一定程度上稳定及减轻病情;重症黄疸,重用赤芍,常可起到立竿见影的退黄效果;化疗后呕吐或白细胞减少,用连苏温胆汤及升白方,可起到显著的改善作用。

此外,郑老亦会在处方中加入一些对癌细胞有抑制作用的药物,正气尚足,邪实较盛者,常用半枝莲、白花蛇舌草、冬凌草、莪术、红豆杉等;瘤体坚固,瘀滞明显者,常用穿山甲、僵蚕、全蝎、昆布、海藻等化痰通络散结;正气不足,体质虚弱者,用灵芝、刺五加扶正抗癌。

二、病案举隅

(一)虚则补之
【病案1】

谭某,男,62岁。2017年5月29日至郑老处就诊。患者于2017年1月诊断为胰腺癌,2017年3月行胰头及胆囊切除手术,术后一直短气乏力,耳鸣严重,自觉元气大伤。刻下症见:短气乏力,饿后胃中空虚,但稍多食或食肉、硬物后则胃脘隐痛,大便稀溏,汗多,活动后明显,耳鸣严重,说话时加重,双膝酸软。脉细乏力,苔白偏厚。

诊断:中医诊断:癌病,气虚气陷证;西医诊断:胰腺癌术后。

治法:益气升阳,扶正抗癌。

处方:黄芪30g,北沙参30g,太子参30g,升麻10g,柴胡10g,灵芝30g,

刺五加 15g，麦冬 15g，五味子 10g，仙鹤草 50g，百合 30g，白术 10g，茯苓 10g，甘草 5g，神曲 15g，鸡内金 15g，半枝莲 30g，白花蛇舌草 30g，红豆杉 5g，山药 15g，炒薏仁 15g。5 剂，每剂水煎 3 遍，混合后分 6 次服，每日 3 次，饭后 1 小时服。

6 月 13 日至笔者处二诊：患者服药后短气乏力有所改善，出汗缓解，仍见大便稀溏，且解大便前出现腹痛，膝软，耳鸣。于前方基础上略作加减，续方 3 剂。

此后患者多次于郑老或笔者处复诊，之后近 1 年内，病情稳定，短气乏力、耳鸣症状缓解或消失，但劳累后症状会有所加重或复发。

该患者于 2018 年 7 月去世，去世前一二月，笔者曾数次为之诊治。患者言因他医用药有误，以至于病情加重。观其处方，多为苦寒攻伐之药也。

【按语】 本案患者为胰腺癌术后，体质较虚弱，症见短气乏力，消化欠佳，汗出、耳鸣，脉细乏力，一派虚象，应当以扶正为主，故郑老用补中益气方、四君子汤益气健脾，生脉散加仙鹤草、百合养阴敛汗，山药、薏仁健脾止泻，神曲、鸡内金助运化食，灵芝、刺五加扶正强体，适当辅以半枝莲、白花蛇舌草、红豆杉之类预防肿瘤复发，故患者前期病情较稳定，不适症状得到缓解，后因误用苦寒攻伐之品，犯虚虚实实之戒，重伤正气，加剧病情恶化，当引以为戒。

（二）实则泻之

【病案 2】

贺某，女，77 岁。2016 年 7 月 1 日至郑老处就诊。患者为淋巴瘤化疗后 4 年，目前身体状态尚可，定期复查未见肿瘤复发迹象，平素睡眠欠佳，有糖尿病病史。脉沉滑，舌质红苔少。

诊断：中医诊断：痰核，痰浊瘀滞证；西医诊断：淋巴瘤化疗后。

治法：化痰散结通络。

处方：玄参 30g，牡蛎 30g，浙贝母 10g，夏枯草 15g，昆布 15g，海藻 15g，半枝莲 30g，白花蛇舌草 30g，冬凌草 30g，莪术 10g，紫杉 3g，穿山甲 10g（先煎），黄精 30g，枣仁 30g，柏子仁 15g，合欢皮 15g，夜交藤 30g，灵芝 30g，黄芪 30g，黄连 5g，乌梅 10g，天花粉 15g，五味子 10g，莲子 15g。7 剂，每剂水煎 3 遍，混合后分 6 次服，每日 3 次，饭后 1 小时服。

9 月 24 日至笔者处续方：患者目前精神状态尚可，未见病态，服药后睡眠亦好转。续予前方 7 剂。

此后患者每年或照此方抓药续服或略作加减数次，至 2019 年初，病情稳定。

【按语】 本案患者为恶性淋巴瘤，化疗后病情得到控制。郑老辨证其为痰瘀阻络体质，且当下正气尚充足，故用消瘰丸加昆布、海藻、夏枯草、穿山甲、莪术等化痰软坚散结之品，清其肿瘤之余毒，预防癌病之复发。另一方面，用三黄梅花汤（黄芪、黄精、黄连、乌梅、天花粉）益气养阴清热，帮助其自身血糖代谢功能之恢复，此方短期服用，未必见效，但长久服用，日积月累，对于血糖高之证属气阴两虚者，则功莫大焉。此外，郑老还兼顾患者之睡眠，不仅为改善当下之症状，同时也因睡眠关系到人整体之健康也。

（三）虚实夹杂，扶正祛邪
【病案 3】

余某，男，50 岁。2017 年 12 月 11 日至郑老处就诊。主诉发现多发性骨髓瘤半年，全身多部位疼痛，口服西药止痛，但疼痛仍重。刻下症见：纳差，心慌，汗多，发热，体温 38℃，咳嗽，吐脓痰。脉细，舌淡红，苔薄。

诊断：中医诊断：骨癌，正虚邪实证；西医诊断：多发性骨髓瘤。

治法：益气扶正，健脾开胃，行气活血，缓急止痛，和解退热。

处方：黄芪 30g，白术 10g，防风 5g，北沙参 30g，茯苓 10g，甘草 5g，陈皮 10g，砂仁 5g，白芍 50g，元胡 30g，郁金 10g，徐长卿 30g，生蒲黄 15g（包煎），五灵脂 15g，全蝎 6g，灵芝 30g，刺五加 15g，柴胡 15g，黄芩 15g，青蒿 25g，牛膝 15g，桑寄生 15g，续断 15g，骨碎补 15g，红豆杉 5g。5 剂，每剂水煎 3 遍，混合后分 6 次服，每日 3 次，饭后 1 小时服。

12 月 22 日二诊：患者服药后诸症尚未明显缓解，且喘息较重，不能活动。前方白芍增至 60g，全蝎增至 8g，青蒿增至 30g；加地龙 10g，苏子 15g，紫河车 15g。5 剂，煎服同前法。患者后又自行照此方抓药，连续服用 1 个月左右。

后于 2018 年 1 月 26 日复诊，其时未见再发热，饮食胃口亦有好转，服药期间疼痛明显缓解。因服用其他西药出现了过敏反应，重新拟方调理。

【按语】 本案患者为多发性骨髓瘤晚期，以疼痛、发热、纳差、乏力为主，症状较多，证候复杂，郑老拟定大方复治法，其中玉屏风散、香砂六君子汤可益气止汗、健脾开胃，改善患者汗出、纳差、乏力之症状；胡金散、失笑散配合芍药甘草汤及全蝎，以缓解疼痛；柴胡、黄芩、青蒿和解少阳而退热；牛膝、桑寄生、续断、骨碎补可益肾壮骨，防止骨质被进一步破坏；灵芝、刺五加扶正而抗癌，增加患者抵抗力。

（四）急则治其标
【病案 4】

王某，男，43 岁。2018 年 8 月 20 日至郑老处就诊。患者直肠癌术后 2 个月。刻下症见：腹泻严重，大便稀溏，或见水样便，每日 20 次左右，且伴有大便失禁，疲倦乏力。脉沉细，舌淡，苔薄白。

诊断：中医诊断：泄泻，脾肾两虚、气虚下陷证；西医诊断：直肠恶性肿瘤术后。

治法:温补脾肾,益气升阳止泻。

处方:防风 5g,白术 10g,白芍 15g,陈皮 10g,黄芪 30g,北沙参 30g,升麻 10g,柴胡 10g,补骨脂 10g,吴茱萸 2g,肉豆蔻 5g,五味子 10g,黄连 5g,诃子 10g,乌梅 10g,山药 30g,炒薏仁 30g,芡实 30g,莲子 15g,苍术 15g,车前草 15g,灵芝 30g,刺五加 15g,神曲 15g。3 剂,每剂水煎 3 遍,混合后分 6 次服,每日 3 次,饭后 1 小时服。

8 月 27 日二诊:患者服药后腹泻次数减少,近期约 10 余次。于前方中加入理中汤,10 剂,煎服同前法。

此后患者坚持至郑老处就诊,至 11 月,大便次数每日 3～4 次,已基本不影响生活质量。

【按语】 直肠癌术后腹泻或大便坠胀不畅,为术后常见症状,有的症状十分明显,且迁延难愈,严重影响生活质量。急则治标,必须先解决严重腹泻及大便失禁。痛泻要方调和肝脾,治疗症见腹痛即泻者(类似于现代医学所谓肠易激综合征),郑老将痛泻要方运用范围扩大,作为治疗大肠功能性及器质性疾病之底方、专方,不一定非得见腹痛即泻之症。在此基础上,用补中益气方及乌梅、诃子,提升收敛;山药、薏仁、芡实、莲子健脾止泻;四神丸温肾止泻;黄连、苍术、车前草除湿止泻,共奏止泻之功。

(五)缓则治其本
【病案 5】

杨某,男,81 岁。2017 年 5 月 12 日至郑老处就诊。患者反复便血 1 年,2017 年 4 月 27 日 CT 检查提示:乙状结肠局部左侧壁不规则增厚,邻近系膜增厚并淋巴结增多,考虑占位性病变可能;4 月 20 日血常规:血红蛋白 103g/L。患者不愿接受手术等西医治疗,故求诊于郑老。刻下症见:每日排便约 1 次,带血及黏液,量较多,如猪肝状,无腹痛等不适。既往有肺气肿、冠心病病史,平素走路累而喘,短气,夜尿多。脉尺部弱,舌苔黄腻。

诊断:中医诊断:便血,气阴两虚、湿热伤络证;西医诊断:乙状结肠恶性肿瘤?

治法:益气摄血,滋阴润肺,凉血止血。

处方:黄芪 30g,北沙参 30g,升麻 10g,柴胡 10g,麦冬 15g,五味子 10g,女贞子 15g,墨旱莲 15g,槐花 15g,地榆 15g,侧柏炭 10g,仙鹤草 50g,黄连 5g,吴茱萸 2g,阿胶 15g(烊化),三七粉 6g(冲服),枸杞子 15g,菟丝子 15g,覆盆子 15g,金樱子 15g,神曲 15g,当归炭 10g。5 剂,每剂水煎 3 遍,混合后分 6 次服,每日 3 次,饭后 1 小时服。

5 月 22 日二诊:患者服药后便血明显减少,但近期感冒后出现咳嗽、咯黄痰。于前方去五子衍宗丸药组及当归炭;加清热化痰、降气平喘、固表祛风之品：瓜蒌壳 15g，浙贝母 10g，鱼腥草 30g，草河车 15g，桑白皮 15g，黄芩 15g，地龙 10g，苏子 10g，白术 10g，防风 5g。5 剂，煎服同前法。

后患者长期于郑老处就诊，以此方为主加减，或加用云南白药胶囊，便血症状逐渐得到控制，有时可达到 1 个月无便血，且走路累喘症状亦得到改善，精神、体力较前增强。至 2019 年 1 月，患者饮食、睡眠、大便均较正常，每天能坚持散步半小时。

【按语】 本案患者之后确诊为结肠恶性肿瘤，但因年纪较大，仅用中医保守治疗，病情得到控制且逐渐好转。郑老在治疗过程中并未用清热解毒、软坚散结等抗癌药物，而是紧紧抓住患者的体质特点，以益气养阴、凉血止血为大法，配合养血补肾，使患者病情逐渐好转，体现了郑老治疗肿瘤扶正培本贯穿始终的学术思想。

（六）坚者消之
【病案 6】

吴某，男，66 岁。2008 年 11 月 10 日至郑老处就诊。患者于 10 月 18 日行 CT 检查示：右肺下叶见一类圆形高密度肿块影，直径约 2.7cm，边界毛糙不光滑。考虑肺癌？建议进一步检查。后经某三甲医院诊断为肺癌，并嘱其立即住院手术治疗，患者拒绝手术和放化疗，而求治于郑老。刻下症见：易外感，近日来咳嗽，咯痰，痰色黄，痰中带血，纳差。脉小弦，苔薄黄。

诊断：中医诊断：肺癌，脾肺气虚、痰浊阻肺、热伤肺络证；西医诊断：右肺恶性肿瘤。

治法：补益脾肺，清热化痰，抗癌止血。

处方：北沙参 30g，白术 10g，茯苓 10g，黄芪 30g，防风 5g，灵芝 15g，刺五加 15g，瓜蒌壳 15g，浙贝母 10g，鱼腥草 30g，草河车 15g，半枝莲 30g，白花蛇舌草 30g，露蜂房 10g，仙鹤草 30g，地骨皮 15g，槐米 15g，地榆 15g，神曲 10g，麦芽 15g，甘草 5g。5 剂，水煎服，每日 1 剂。

患者服前方后，咳嗽、咯痰、痰中带血等症状逐渐缓解。以后每次复诊，均以此方为基础，加减化裁。

2008 年 12 月 30 日复查 CT：右肺下叶后段见一斑条影，其大小约 1.1cm×1.5cm，密度欠匀，边界不光滑，与 10 月 18 日片对比，病灶明显变小。病情见好转，病灶在缩小，患者信心大增，仍以前方为基础加减用药，至 2009 年 4 月 17 日，共服药近 100 剂，咳嗽、咯痰、痰中带血已愈。

2009 年 4 月 17 日复查 CT：右肺下叶背段见少量斑条影，其大小约 1.1cm×0.6cm，部分胸膜相连，与 2008 年 12 月 30 日片相比，明显缩小。患者近来出现胸闷不适，心悸，嗜睡，夜尿多。脉弦，苔薄。心电图示：ST 段改变。辨证：心肾气虚、痰瘀痹阻证。治法：补益心肾，活血化瘀，化痰消瘤。处方：太子参

50g，西洋参 60g，麦冬 30g，五味子 30g，白术 50g，茯苓 50g，黄芪 50g，防风 10g，灵芝 50g，露蜂房 50g，莪术 50g，石菖蒲 50g，远志 30g，郁金 50g，枸杞子 50g，菟丝子 50g，覆盆子 50g，桑螵蛸 30g，益智仁 30g，乌药 20g，丹参 60g，全蝎 30g，山楂 60g，益母草 60g。1 剂，共研细末，每次 6g，每日 3 次，温开水调服。

2009 年 7 月 3 日复查 CT：右肺下叶背段见少许斑条影，部分与胸膜相连，与 2009 年 4 月 17 日片对比，病灶略缩小。以后每次复诊时，均以 2009 年 4 月 17 日处方为基础，根据症状变化，略有加减，仍配散剂，缓缓图治。

2010 年 2 月 8 日复查 CT：右肺下叶后基底段见一小结节状影，大小约 0.5cm×0.67cm，病灶靠近胸壁，部分与胸膜相连，见胸膜稍增厚，与 2009 年 7 月 3 日片对比，病灶进一步缩小。

【按语】 本案非笔者亲见，乃根据郑老及师兄之医案而整理。思患者肺部肿块之所以能逐渐缩小，应是处方中应用了一些软坚散结、化痰消瘤之品，笔者跟随郑老学习期间，见郑老对于肺部有结节或肿块者，如未见特殊不适症状或体质偏颇者，常选用玄参、牡蛎、浙贝母、夏枯草、昆布、海藻、穿山甲、僵蚕、莪术、山慈菇、半枝莲、白花蛇舌草、冬凌草、红豆杉之类软坚散结、解毒抗癌药物，合成散剂嘱患者坚持服用，这体现了"坚则消之"的治疗原则，也体现了郑老治疗肿瘤攻邪消瘤适时跟进的学术思想。

（七）随证治之

【病案 7】

王某，女，60 岁。2016 年 10 月 28 日至郑老处就诊。患者 10 余年前患卵巢恶性肿瘤，术后病势日重，至于骨消肉脱，卧床不起，诸医束手，唯静以待毙。后家人背负至郑老处就诊，用药后病情渐有好转，继续调理，渐恢复如常人。患者亦爱身惜命，虽目前身体状态良好，仍长期坚持中药调理。刻下症见：睡眠较差，伴多梦，轻度焦虑，眼干，大便偏干，时有潮热，余未见特殊不适。脉细，舌红，苔薄白。

诊断：中医诊断：虚劳，心脾两虚、肝肾不足证；西医诊断：卵巢恶性肿瘤术后。

治法：健脾养心，补益肝肾。

处方：黄芪 30g，当归 15g，北沙参 30g，白术 10g，茯苓 10g，甘草 5g，远志 5g，枣仁 30g，木香 5g，黄精 30g，百合 30g，知母 10g，小麦 30g，大枣 10g，龟甲 15g（先煎），柏子仁 15g，莱菔子 15g，生地 15g，山药 15g，山茱萸 15g，丹皮 10g，泽泻 10g，枸杞 15g，菊花 10g，半枝莲 30g，白花蛇舌草 30g，紫杉 3g。5 剂，每剂水煎 3 遍，混合后分 6 次服，每日 3 次，饭后 1 小时服。

此后患者又多次于郑老处复诊，郑老多用归脾汤、百合知母汤等化裁，调理其情志及睡眠。至2019年1月，患者状态良好。

【按语】据郑老回顾，本案患者初诊时，已连续2次接受卵巢手术，身体十分虚弱，伴有心悸、气短、厌食、腹部刺痛、大便秘结，体重不足35kg，脉细弱无力，舌淡紫。郑老当即辨证为气阴两虚、瘀血内阻证。选用生脉散、香砂六君子汤、补中益气汤、痛泻要方、失笑散等加减组方，而使上述症状逐渐得到控制。经治疗1年后，患者体重增至50kg以上。体现了郑老治疗肿瘤突出症状随证治之的学术思想。患者10余年前患卵巢恶性肿瘤，其时已命悬一线，郑老用中医办法立起沉疴，可谓妙手回春也，且随访10余年，患者身体状况稳定。此虽为个案，但亦可见恶性肿瘤并非全不可治，正如《内经》所言："言不可治者，未得其术也。"

（八）中西医结合治疗

【病案8】

周某，男，59岁。2017年10月27日至郑老处就诊。患者于2017年7月诊断为左肺恶性肿瘤，2017年10月20日行"多西他赛80mg d1＋洛铂50mg d2"方案第三周期化疗，化疗后白细胞减少，10月23日白细胞2.7×10⁹/L。刻下症见：疲倦乏力，伴咽干，声音嘶哑，饮食欠佳，咳嗽有痰，大便偏干。脉虚软，舌淡红，少苔。

诊断：中医诊断：肺癌，气阴两虚兼有毒邪证；西医诊断：左肺恶性肿瘤。

治法：益气扶正，解毒抗癌。

处方：黄芪30g，北沙参30g，当归15g，黄精30g，女贞子15g，大枣10g，鸡血藤30g，桔梗5g，玄参15g，麦冬15g，木蝴蝶10g，诃子10g，白术10g，茯苓10g，甘草10g，陈皮10g，砂仁6g，瓜蒌子15g，浙贝母10g，红景天10g，苦参10g，灵芝30g，半枝莲30g，白花蛇舌草30g，冬凌草30g，红豆杉5g。7剂，每剂水煎3遍，混合后分6次服，每日3次，饭后1小时服。

11月20日二诊：11月13日复查白细胞4.5×10⁹/L，患者于11月14日行第四次化疗。刻下精神状态好转，仍咽干，纳差，咳嗽吐痰，声音嘶哑较前改善，近期睡眠欠佳。续用前方加减。7剂，煎服同前法。

12月8日三诊：12月7日复查白细胞4.8×10⁹/L。

患者于2018年1月10日完成第六次化疗，期间皆未见白细胞减少。之后亦长期服中药调理，至2019年1月，患者病情稳定。

【按语】化疗后骨髓抑制为常见的化疗反应，西药虽可短期使白细胞升高，但持续效果较差，郑老根据患者体质，从益气养阴入手，选用黄芪、北沙参、当归、黄精、女贞子、大枣、鸡血藤、阿胶等药，提升白细胞效果稳定、持久。既减轻了化疗的不良反应，同时亦兼顾了患者的疾病和症状，综合调理。

三、总结

郑老经治的肿瘤患者,其中有肿瘤已经手术切除者;也有已经确诊为肿瘤,但因种种原因而拒绝手术治疗,或发现肿瘤已到晚期,失去手术指征者;有化疗、放疗和中药协同完成疗程者;也有化疗、放疗毒副反应剧烈,而中止疗程者。郑老主张肿瘤治疗,应采取综合措施,即西医手术切除、化疗、放疗和中医药治疗等手段结合,为减轻患者痛苦,提高其生活质量,防止病灶复发或扩散,延长其生存时间,提供最佳医疗服务。

郑老治疗肿瘤,有三点证治经验,即:**扶正培本贯穿始终,攻邪消瘤适时跟进,突出症状随证治之**。扶正培本,即以人为本,人才是治疗的对象,病只是人身上的某一方面之体现,正气存内,邪不可干,正气不足,诸病丛生。但恶性肿瘤,病之邪气亦重,不能只考虑人的内在主观因素,而忽略外在的邪气因素,故攻邪消瘤亦为要紧。患者正气充足时,需要抓紧时机伏其邪气,不能给邪气留下喘息之机,任其发展而延误病情;若正气不足,邪气又盛时,则需要扶正攻邪兼顾;若正气虚损已极,则当以扶正为要,攻邪则应暂缓,待其正气来复,再可一战,否则强行攻邪,是促其死乎。随证治之,仲景已有所述,此不多言。

肿瘤患者,病机大都较复杂,既有自身脏腑功能、气血阴阳的失调,又有各类邪气,如痰、饮、瘀、浊之阻滞,同时还可能伴随不同的兼夹症状。郑老在治疗肿瘤时,不特意为治疗某病而用药,而是以人为本,辨清患者当前的正邪虚实关系,考虑病情的标本缓急,综合用药。故郑老治疗肿瘤时,常用"大方复治法"的组方思路。

对于肿瘤患者,郑老还十分重视其饮食、睡眠及情绪因素。对于饮食较差者,郑老常首重脾胃,饮食尚可者,郑老亦常兼顾脾胃。因肿瘤患者多长期服药,一则服药可能损伤脾胃,二则饮食好,则人之气血生化有源,方能与疾病做持续抗争。睡眠及情绪亦会对肿瘤患者有较大影响,故郑老处方中,亦常加入疏肝解郁、养心安神之品。

（余宗洋 整理）

妇人月经病辨治经验

月经的周期、经期和经量发生异常,以及伴随月经周期出现明显不适症状的疾病,统称月经病。临床常见的月经病有月经先期、后期、先后无定期,月经量过多或过少,经期延长,崩漏,闭经,痛经等。随着现代环境、生活、工作的影响,妇人月经病患病率逐年上升,严重影响女性的日常生活。郑老在其家传治疗妇科病经验基础上，结合现代医学及自身临证经验，在调治月经病方面取得了较满意的效果。笔者跟随郑老学习，兹将其调治月经病之辨证思路、用药经验及部分病案总结如下，以供同道参考。

一、辨证思路

（一）审察气血之盛衰

妇人以阴血为用。《女科撮要》曰："夫经水，阴血也，属冲任二脉主，上为乳汁，下为月水。"是故月事之通调与否，有赖于血之充盈盛衰。血和，则经水通利；血少，则经水枯涸；血热，则经水妄行；血寒，则经水凝滞；血瘀，则经水闭塞。又血与气，常相互为用，气可生血、可行血、可摄血。若气不足，血无以生，则经水量少；气虚，不能摄血，则见崩中漏下；气郁，血亦瘀滞，则经行不畅。故辨治月经病，首当审察气血之盛衰。

（二）关注与肾、肝、脾三脏的关系

妇人之经水受制于冲任二脉，与肾、肝、脾三脏密切相关。

《素问·上古天真论》曰："女子七岁，肾气盛，齿更发长。二七而天癸至，任脉通，太冲脉盛，月事以时下，故有子……七七任脉虚，太冲脉衰少，天癸竭，地道不通，故形坏而无子也。"由此可见，肾气之盛衰是月经调和与否的根本。肾气充足，则月事以时下；肾气亏虚，则经不以时至。

肝为藏血之脏，又主疏泄。月事之有节律地来至，有赖于肝的藏血和疏泄功能的协调。若肝不藏血，则血妄行，可见崩中漏下；若肝失疏泄，血气凝滞，则经行不畅，或经行愆期。且妇人情志较为敏感，多忧郁多嗔恚，常发为肝气郁结。气郁而血滞，则经水不行；气郁而化火，则经水提前。

脾为后天之本，气血生化之源。气血有余，而后可化为经血。李东垣说："妇人脾胃久虚，或形羸气血俱衰，而致经水断绝不行。"《内府秘传经验女科》说："脾土不胜，不思饮食，由此血衰，月水往后期矣。或次月饮食多进，月水又往前矣。用药不须调血，只宜理脾，脾土胜旺，血匀气顺，自然应期。"汪淇说："知水谷之精气，是生血之本，则知脾胃是生血之源。故脾胃不健，而血不生者，不可专主四物矣。"

但月经病包含多种病证，与其他脏腑之功能也有一定联系，故仍需从整体上把握以辨治。

（三）把握标本缓急原则

首辨标本缓急，急则治其标，缓则治其本。如临证见崩漏暴下，当以止血为先；若痛经剧烈，当以止痛为主。次辨寒热虚实。如妇人经量甚多，其原因较为复杂：肝肾阴亏，虚热内生，迫血妄行，可致经来量多；脾虚气弱，气不摄血，冲任不固，可致经来量多；冲任虚寒，致冲任失固，可见经来量多；肝火亢

盛,火热蒸迫,肝不藏血,可致经来量多;湿热下注,秽浊毒邪乘虚内侵,湿热熏蒸,迫血妄行,可致经来量多;瘀血内阻,心血不得归经,可致经来量多;等等。故知疾病之虚实,病情之寒热,是治病之本。再辨气血、脏腑、经络。气血调达,脏腑安和,冲任通畅,督带强健,则月经如常。

二、熟练掌握理法方药

初步总结,郑老辨治月经病的临证大法有补肾、扶脾、疏肝、调理气血四要素。

古有"经水出诸肾"之说,强调调经之本在于肾。补肾在于益先天之真阴,以填精养血为主,佐以助阳益气之品,使阳生阴长,精血俱旺,则月事自调。扶脾在于益气血之源,以健脾升阳为主,脾胃健运,气血充盛,则源盛而流自畅。疏肝在于调畅气机,以开郁行气为主,肝气得疏,气血得调。气血为经水生化之源,气血充足,经水化生有源,则经病自愈。

郑老临证常用的调经药物有香附、益母草、生山楂、泽兰等。其中,香附行气活血,理气止痛,古人称其为"气病之总司,女科之主帅"。益母草味辛、苦,性凉,具有活血、祛瘀、调经、消水之功效,治疗妇女月经不调、胎漏难产、瘀血腹痛等病证,是历代医家用来治疗妇科病的要药。郑老临床所见妇人月经量少或量多者,均可选用益母草,月经量少者可增加经量,月经量多者则可减少经量。山楂,《日用本草》记载:"化食积,行结气,健胃宽膈,消血痞气块。"《景岳全书》中云:"妇人产后儿枕痛,恶露不尽者,煎汁入沙糖服之,立效。"郑老取生山楂活血化瘀之功来调理妇人经水不利,或有瘀血者。泽兰味苦,微温,《神农本草经》云:"主乳妇内衄、中风余疾、大腹水肿、身面四肢浮肿、骨节中水、金疮、痈肿疮脓。"主治妇人内有瘀血,且其性温,郑老常用来治疗妇人瘀血阻滞引起的经水不畅、痛经等病证。

郑老治疗妇人月经病的常用方剂有八珍汤、桃红四物汤、补中益气汤、二仙汤、归芍地黄汤、五子衍宗丸和桂枝茯苓丸等。其中,八珍汤益气养血,郑老常用八珍汤配合香附、益母草,治疗因气血不足引起的月经量少、月经延后等。桃红四物汤养血活血,治疗血虚兼有血瘀,症见月经量少、色暗、经期延后等。补中益气汤,郑老常用来治疗因气虚不能摄血所致的崩漏。二仙汤出自《妇产科学》,由上海中医药大学张伯讷教授所创,常用于治疗妇人更年期综合征,具有温肾阳、补肾精、泻肾火、调理冲任之功效。更年期综合征是妇人卵巢功能衰退,导致激素分泌失常,进而出现阴阳失调的征象,因肾阴阳两虚导致月经紊乱、闭经。对于绝经前后诸证、崩漏(功能失调性子宫出血)等,郑老取二仙汤之意主要在于调和阴阳,阴阳得调,诸证自愈。归芍地黄汤即六味地黄汤加当归、白芍,补肾养血,用于肝肾不足、精血两虚,症见月经量少者。五子衍宗丸为著名的补肾良方，被誉为"古今种子第一方"，最常用于治疗妇人或男子肾虚诸证，如腰膝酸软、闭经、无子、阳痿、遗精早泄、尿后余沥等。郑老常用补中益气汤合五子衍宗丸，治疗脾肾两虚之崩漏，效果甚佳。桂枝茯苓丸出自《金匮要略》，具有温经散寒、消癥散结、化瘀生新、调和气血之功效，主治妇人宿有癥瘕，漏下不止，或妇人小产，下血至多等病证，郑老常用此方治疗闭经、痛经、子宫肌瘤等病症。

此外，郑老在治疗妇人月经病时，还常用柴胡疏肝散、归脾汤、四物汤、二至丸、当归补血汤和失笑散等方剂。辨证着重月经的期、量、色、质及伴随症状，运用四诊八纲综合分析，并结合现代中药药理组方用药，收到了良好的效果。

三、病案举隅

【病案1】

汪某，女，42岁。2017年8月18日至郑老处就诊。患者月经淋漓不尽20天，色黯黑，量少，无痛经，伴疲倦乏力，短气，入睡困难，多梦，有时腹痛即泻。近3个月来，月经周期约40天，经期10天左右。脉细，舌质淡红，苔薄白。

诊断：中医诊断：崩漏，气不摄血、兼有血瘀证；西医诊断：功能失调性子宫出血。

治法：益气摄血，化瘀止血。

处方：黄芪30g，北沙参30g，升麻10g，柴胡10g，女贞子15g，墨旱莲15g，蒲黄炭10g（包煎），当归10g（炒黑），白术10g，茯苓10g，甘草5g，远志5g，酸枣仁30g，木香5g，龙眼肉10g，黄精30g，阿胶15g（烊化），柏子仁15g，大枣10g，仙鹤草50g，防风5g，白芍15g，陈皮10g，六神曲15g。5剂，每剂水煎3遍，混合后分6次服，每日3次，饭后1小时服。

8月28日二诊：患者诉服1剂后崩漏即停止，目前疲乏短气症状好转，服药后大便稍稀溏。崩漏已止，但月经周期尚未恢复正常。郑老认为，患者为六七之年，经期延长，除了气虚不能摄血外，还与肾虚不固有关，于前方加重补肾药物。处方：黄芪30g，西洋参15g，升麻10g，柴胡10g，女贞子15g，墨旱莲15g，当归10g，白术10g，茯苓10g，甘草5g，远志5g，酸枣仁30g，木香5g，龙眼肉10g，枸杞子15g，菟丝子15g，覆盆子15g，五味子10g，炒山楂15g，小麦30g，大枣10g，阿胶15g（烊化），芡实15g，莲子15g。5剂，煎服同前法。

9月10日三诊：患者月经未至，自觉疲乏怠倦明显好转，大便转成形。于前方去芡实、莲子；加益母草15g。7剂，煎服同前法。

10月8日四诊：患者诉2017年9月25月经至，经期6天，量适中，色红，无血凝块。再续以补中益气汤、二至丸、归脾汤、五子衍宗丸调理3个月而愈。

【按语】 崩漏是临床常见的月经病，量大者为崩，量少者为漏，崩漏的病机常有脾虚、肾虚、血热、血瘀等。肾气虚则封藏失司，冲任不固，不能制约经血，则在补脾时需同时补肾，郑老遵循急则治其标、缓则治其本原则，先以止血为主，随后调补脾肾，灵活运用"塞流、澄源、复旧"三法，疗效显著。

【病案2】

谭某，女，28岁。2018年9月26日至郑老处就诊。患者1年前开始出现月经量减少，平素月经周期正常，经水色淡红，无痛经，末次月经2018年9月5日，经期7天。刻下症见：疲倦，气短，畏寒，表情焦虑。脉细，舌质红，苔薄白。

诊断：中医诊断：月经过少，气血亏虚证；西医诊断：月经量少原因待查。

治法：益气养血调经。

处方：北沙参30g，白术10g，茯苓10g，甘草5g，当归10g，川芎10g，地黄15g，白芍15g，香附10g，益母草15g，百合30g，知母10g，浮小麦30g，大枣10g，肉苁蓉15g，灵芝30g，刺五加15g，黄芪30g，升麻10g，柴胡10g。5剂，1剂分2日服，每次200ml，每日3次，饭后1小时温服。月经期也可服药。

10月8日二诊：患者诉2018年10月6日月经至，量仍较少，伴有血凝块，仍感疲倦、畏寒怕冷，余未诉特殊不适。患者正值月经期，郑老考虑除气血亏虚外，还存在血瘀证候，故于前方加泽兰15g，以活血化瘀，并嘱患者经期也可服用。5剂，煎服同前法。

10月17日三诊，患者诉月经已毕，经期服药时量稍有增多，仍有血凝块，较前减少不明显。将前方北沙参改为党参，生地黄改为熟地黄。5剂，煎服同前法。

11月2日四诊：患者目前月经未至，并诉乳房胀痛，且有结节硬块。脉细，舌红苔薄。结合患者具体情况，于前方加入疏肝理气散结之品。处方：北沙参30g，白术10g，茯苓10g，甘草5g，当归10g，川芎10g，熟地黄15g，白芍15g，香附10g，益母草15g，百合30g，知母10g，浮小麦30g，大枣10g，泽兰15g，柴胡10g，枳壳10g，穿山甲5g（先煎），鹿角5g（先煎），延胡索15g，郁金10g，徐长卿30g，生山楂15g。5剂，煎服同前法。

患者随后多次就诊，郑老均以八珍益母汤加减，约调理半年后，经量恢复如常。

【按语】　郑老治疗月经病，属气血不足者，常以八珍益母汤为主。若气虚明显，加补中益气方，即北沙参、黄芪、升麻、柴胡，取其补气作用；若血虚明显，可加用当归补血汤，或鸡血藤、阿胶等补血之品；若伴有血凝块，则加用生山楂、泽兰活血化瘀；若痛经明显，加延胡索、乌药或失笑散；若伴有乳房胀痛，加用四逆散疏肝理气；若伴有乳腺增生或包块，可加用穿山甲、鹿角、夏枯草、玄参、浙贝母、牡蛎等软坚散结；若伴有情志失常，可加选百合知母汤、柴胡疏肝散、逍遥散等；若伴有失眠，可加用归脾汤，或首乌藤、合欢皮、黄精等安神定志。

四、总结

郑老诊疗妇人月经病，辨证详明，理法严谨，注重对经典学说的传承和发扬，以气血、脏腑、经络理论指导辨证治疗；处方时经方、时方并重，注重专方、专药的研究，且擅长方剂的组合应用；临证注重局部与整体之间的关系，常从整体角度出发，对局部病证进行宏观调理。

（龚雪 整理）

小儿疾病诊治要点

小儿体质稚阴稚阳，体内阳气旺盛，脏腑娇嫩，形气未充，生机蓬勃，发育迅速，病情演变与成人着实不同，临证处方不能与成人相提并论。笔者跟随郑老学习期间，发现郑老诊治小儿疾病临证有方、张弛有度、见微知著、疗效甚佳，对此颇有感触，现总结如下。

一、小儿疾病特点

小儿疾病，多外感于六淫及疫疠之邪，内伤于乳食，先天因素致病亦是特有的病因，情志失调致病相对较少，意外伤害和医源性伤害亦不能忽视。而小儿年龄越小，越易患外感、伤食病。其中，小儿外感病最为多见，因小儿脏腑娇嫩，形气未充，正如《万氏家藏育婴秘诀·五脏证治总论》云："五脏之中肝有余，脾常不足肾常虚……心常有余而肺常不足。"此为"三不足、二有余"的生理特点，极易感受六淫、疫疠、虫毒等外邪，进而患病。小儿脾胃脆弱，若乳食不洁、喂养方式不当、饮食用量用法不适，均可致脾气受损，胃气不和，而出现呕吐、积滞、伤食、疳证、泄泻等病证。部分小儿因先天胎产致病，多与孕母或父系遗传病等息息相关。意外伤害或环境因素等也是引起小儿患病的病因。总之，小儿疾患常常由多种病因诱发，常包含几种病证，治疗需谨慎，应多方思量，随证而制方。

二、病案举隅

【病案1】

李某，女，5岁6个月。2018年4月11日至郑老处就诊。患儿于4天前因气温下降受凉后出现咳嗽，1天前出现发热。刻下症见：咳嗽，有黄痰，发热，就诊时测体温38.5℃，无汗，伴有鼻塞，流黄涕，打喷嚏，咽痛，纳差，大便稍结。查体：咽部充血，扁桃体不大，脉右浮数，舌质红，苔薄黄。

诊断：中医诊断：感冒，风邪袭表、入里化热证；西医诊断：上呼吸道感染。

治法：疏风解表，清热化痰，和解退热。

处方：柴胡 10g，黄芩 10g，青蒿 10g，金银花 10g，连翘 10g，板蓝根 10g，蒲公英 10g，瓜蒌皮 3g，浙贝母 3g，鱼腥草 10g，重楼 5g，薄荷 3g，牛蒡子 5g，桔梗 5g，玄参 5g，麦冬 10g，甘草 3g，苍耳子 1g，辛夷 3g，川芎 3g，白芷 3g，北沙参 10g，白术 6g，茯苓 6g，莱菔子 10g，六神曲 5g。3 剂，每剂水煎 2 遍，混合后于 1 日半服完，不拘时频服。

4 月 16 日二诊：患儿服药 2 天后体温即降至正常，目前仍有咳嗽、咳痰，但较前缓解，流黄涕，咽痛，其余症状消失。脉浮数转为浮大，热虽已退，但痰热未清，拟以清肺化痰为主。于前方去柴胡、黄芩、青蒿、莱菔子；银花、连翘均减至 8g。3 剂，煎服同前法。

此后电话随访，患儿已痊愈。

【按语】 感冒是小儿常见病。郑老认为，小儿形气未充，肺卫不足，易感外邪；又因小儿生命活动旺盛，机体代谢活跃，感邪之后极易热化，故病机易出现外虚而内实，外寒而内热。本案患儿发病已 4 天，就诊时外感风邪之象已不明显，未见恶风、恶寒等显著表证，仅见流鼻涕、打喷嚏之类外感轻症；而入里化热征象却重，如黄痰、黄鼻涕、咽痛等。风邪犯肺，肺失宣肃，则咳嗽频作；因肺开窍于皮毛，肺气闭塞，毛孔开阖不利，热郁于内而不得散，则继见发热。故治当以清热化痰为主，疏风宣肺为辅，配合和解退热法。柴胡、黄芩、青蒿为郑老退热的常用药组，可和解少阳，透热外出；配伍金银花、连翘、薄荷、牛蒡子疏风清热，板蓝根、蒲公英、鱼腥草、重楼清热解毒，瓜蒌壳、浙贝母化痰止咳，桔梗、甘草、玄参、麦冬生津利咽，苍耳子、辛夷、川芎、白芷宣通鼻窍，四君子汤及神曲、莱菔子健脾助运，且莱菔子又能润肠通便，消痰止咳。诸法合用，故见效迅速。

郑老认为，小儿疾病诊治的难点除证候复杂外，还在于对药物剂量的把控。对于学龄前儿童，药物剂量当为成人的 1/3～1/2；对于清热解表类药物，若药性本无毒者，且患儿发热症状显著，可稍增加剂量，如本案青蒿、黄芩、柴胡、金银花、连翘等均已用至成人剂量，但不可久用，中病即止，恐伤正气；对于有小毒的药物如苍耳子，剂量应慎之又慎，郑老常用 1～2g，随患儿年龄、病情酌情调整，小儿脾肾常不足，切不可反复、大量使用有毒之药物。

【病案 2】

谭某，男，7 岁 3 个月。2018 年 11 月 14 日至郑老处就诊。食少、消瘦 1 年余，刻下症见：形体羸瘦，面色萎黄，食少纳差，少食即感腹胀明显，大便稀溏，偶有食物残渣，平素易感冒。脉细弱，舌质淡红，苔薄白。

诊断：中医诊断：厌食，脾胃虚弱、饮食积滞证；西医诊断：功能性消化不良。

治法：健脾助运，消食化积。

处方：北沙参10g，白术8g，茯苓8g，甘草3g，陈皮3g，法半夏3g，木香3g，砂仁2g，炒麦芽10g，炒山楂10g，六神曲10g，鸡内金10g，山药8g，炒薏苡仁10g，莲子6g，芡实6g，黄芪10g，防风3g，莱菔子10g。5剂，每剂水煎2遍，混合后于2日服完，不拘时服。

11月21日二诊：患儿服药后纳差、腹胀症状较前有所好转，余症暂未见明显改善，家长诉患儿进食凉饮食后出现腹痛，且痛则腹泻。于前方加白芍10g，合成痛泻要方；山药增至10g，莱菔子减至8g，余药同前。10剂，煎服同前法。

随后患儿连续于郑老处就诊，前后服药3个月余，胃口明显改善，食量较前增多约1倍，大便转成形，体重增加，面色逐渐转红润。

【按语】 小儿厌食，多由先天禀赋不足，素体脾胃虚弱，或饮食不节，食聚中焦，积而不化，而出现纳差、食少、腹胀、大便不调等症状，久之营养供给不足，影响身体正常发育，出现生长迟缓、体型瘦弱，抵抗力低下等。本病病机为虚实夹杂，治当以健脾助运，化食消积。处方中香砂六君子汤健脾开胃，既可增强脾胃本身运化功能，又能行气和胃，增进食欲，重在补虚；保和丸加减则以消食化滞为主，重在泻实。本案患儿大便稀溏，仿参苓白术散之意，选用山药、炒薏仁、芡实、莲子，健脾除湿；营养不足，抵抗力差，容易感冒，合玉屏风散；因易出现腹痛腹泻之症，故加入痛泻要方。全方标本兼顾，而诸症得缓。

郑老认为，厌食的辨证要点为"寒、热、虚、实"四大要素，即"脾虚、中焦虚寒、食积化热、饮食积滞"等，治疗仍以健脾为主导，辅以消食导滞、温阳助运，补中兼消，相互为用。郑老以香砂六君子汤作为主方，辨证加减，以达养正而积自除之功。对于健脾胃中药的用药剂量，郑老认为，可用正常成人的1/2左右，部分健脾消食之药如麦芽、山楂等可适当加大用量，或用至成人剂量。郑老强调，补中健脾药物大多为补益药，用后易阻遏气机，反伤脾胃，用之需谨慎，辨证需精准，勿犯虚虚实实之戒。

【病案3】

林某，女，6岁。2017年10月13日至郑老处就诊。患儿于1年半前无明显诱因出现活动过度，表现为翘嘴巴，频繁眨眼，头轻微上扬，清醒状态时明显，伴注意力不集中，或注意时间短暂，不伴有学习困难、品行障碍，就诊于我院儿童分院，诊断考虑"多动症"，给予药物（具体不详）治疗后症状未见明显缓解，时有发作。2个月前患儿母亲感觉上述症状再次加重，随后于郑老处就诊。刻下症见：活动过度，注意力不集中，痰多，记忆力差，饮食不佳，时有脐周疼痛，睡眠欠佳。脉细数，舌尖红边有齿痕，苔薄腻。

诊断：中医诊断：小儿阳盛，脾虚痰浊、肝风内动证；西医诊断：注意缺陷多动障碍。

治法：健脾化痰，息风止痉。

处方：北沙参10g，白术10g，茯苓10g，甘草3g，陈皮6g，砂仁3g，法半夏8g，枳壳6g，竹茹6g，防风3g，白芍20g，全蝎2g，天麻6g，僵蚕6g，百合10g，知母5g，小麦10g，大枣5g，蝉蜕5g，地龙5g，神曲10g。5剂，每剂水煎2遍，混合后于2日服完。

10月24日二诊：患儿家长诉其静坐不安症状缓解尚不明显，但纳差、睡眠差有明显改善，未再出现脐周疼痛。于前方加重剂量，继续治疗。处方：北沙参15g，白术10g，茯苓10g，甘草3g，法半夏8g，陈皮6g，枳壳6g，竹茹6g，砂仁3g，防风5g，白芍25g，全蝎3g，天麻6g，僵蚕6g，蝉蜕5g，地龙5g，百合10g，知母5g，小麦10g，大枣5g，神曲10g，石菖蒲5g，胆南星2g，远志3g。5剂，煎服同前法。

11月6日三诊：患儿家长诉其静坐不安症状较初诊时减轻约1/3，服药后大便略稀，每日1次。郑老考虑患儿大便稀溏可能由白芍所致，但大便色正常、次数不多，暂不调整白芍剂量。再于前方基础上加郁金8g。5剂，煎服同前法。

之后患儿连续于郑老处就诊，先后诊治约半年，共服中药近100剂，症状逐渐缓解，电话随访，病症未再发作，已可正常上学。

【按语】 注意缺陷多动障碍又称儿童多动症，是儿童期常见的一类心理障碍，表现为与年龄和发育水平不相称的注意力不集中和注意时间短暂、活动过度和冲动，常伴有学习困难、品行障碍和适应不良。部分患儿成年后仍有症状，明显影响其学业、身心健康，以及成年后的家庭生活和社交能力。本病的病因和发病机制不清，目前认为是多种因素相互作用所致。西医主要给予心理治疗和药物干预，但治疗效果不佳。郑老认为，注意缺陷多动障碍与风邪有关。小儿肾常不足，肝气有余，心火偏旺，脾肺常虚。肝气有余，则风气内动，风者善行而数变，故可见频繁眨眼、翘嘴、摇头或呛咳等症。治宜平息肝风，或兼滋养肾水以涵木。郑老重用芍药甘草汤，以柔肝缓急，肝柔则内风不生；配伍平肝息风之虫类药，如全蝎、僵蚕、蝉蜕、地龙等，则肝风自息。同时，郑老亦重视"怪病多由痰作祟"之说。结合患儿纳差、痰多、舌苔腻等表现，考虑同时伴有脾虚痰浊之证，且风气挟痰浊而上至头窍，二邪常相与为患，故又以六君子汤配合温胆汤，健脾化痰。郑老认为，温胆汤有调节神经系统的作用，此观点在本书第四章"医案实录"痴呆病案中有初步论述，可相互参考。此外，郑老还加入百合知母汤及甘麦大枣汤舒缓患儿情绪。儿童常心理素质较差，遇事易紧张，对自己的病情可能过分在意或刻意关注，反不利于病情的缓解。

【病案 4】

张某，男，5岁4个月。2018年9月10日至郑老处就诊。患儿双侧眼睑下垂2年余，左侧明显，晨轻暮重，重复用力则加重，休息后好转，伴视物模糊，眼球转动不灵活，于儿童医院诊断为"重症肌无力"，口服溴比斯的明治疗，服药后症状减轻，停药后症状又加重。平素饮食欠佳，矢气多，易感冒，易出汗。脉虚软乏力，舌淡苔腻。

诊断：中医诊断：痿病，脾肺气虚、肝阴不足证；西医诊断：重症肌无力（眼肌型）。

治法：补肺健脾，养肝明目，益气起痿。

处方：黄芪10g，北沙参10g，升麻5g，柴胡5g，麦冬10g，五味子5g，仙鹤草12g，百合8g，地骨皮3g，浮小麦12g，白术10g，茯苓10g，甘草3g，陈皮3g，砂仁2g，神曲5g，鸡内金5g，防风2g，灵芝8g，刺五加5g，女贞子10g，枸杞子8g。5剂，每剂水煎2遍，混合后于2日服完。

9月21日二诊：患儿服药后双侧眼睑下垂暂未见明显好转，食欲较前增加，汗出减少。家长诉其性急躁易怒。于前方去地骨皮；加白芍10g，枳壳5g，配伍柴胡、甘草组成四逆散，疏肝行气。5剂，煎服同前法。

11月2日三诊：患儿双侧眼睑下垂初见起色，眼球转动较前灵活，饮食好转，但多食后会恶心。于前方加竹茹3g。10剂，煎服同前法。

11月23日四诊：患儿双侧眼睑下垂已有较明显好转，视物模糊、易感冒、饮食差、矢气多、急躁易怒均有好转。家长诉近期夜间有盗汗。于前方去百合、白芍、竹茹；加地骨皮6g，山茱萸10g，石斛15g。10剂，煎服同前法。

12月12日五诊：患儿夜间盗汗好转，目前饮食尚可，但消化欠佳。于前方去地骨皮、浮小麦、山茱萸；加莱菔子6g，山楂5g。10剂，煎服同前法。

2019年1月2日六诊：患儿双侧眼睑下垂症状已好转，睁眼、闭眼表现正常，眼球转动自然，视力正常。于前方去仙鹤草。10剂，煎服同前法。

1月21日七诊：患儿病情已愈，续巩固治疗。于前方加仙鹤草10g，大枣3g。15剂，煎服同前法。

【按语】　重症肌无力是一种由神经-肌肉接头传递功能障碍所引起的自身免疫性疾病，临床主要表现为部分或全身骨骼肌无力和易疲劳，活动后症状加重，经休息后症状减轻。患者发病初期往往感到眼或肢体酸胀不适，或视物模糊，容易疲劳。随着病情发展，骨骼肌明显疲乏无力，严重者甚至出现呼吸、吞咽困难，可危及生命。此病归属于中医"痿病"的范畴。外感湿邪、脾胃虚弱、肝肾不足、脉络瘀阻等，皆可致痿病。本案患儿以双侧眼睑下垂及眼球转动不灵活为主要表现。《灵枢·大惑论》曰："五脏六腑之精气，皆上注于目而为之精……肌肉之精为约束……"故眼睑及眼肌之运动功能，关系于脾。结合患者纳差、消化不良、矢气多等症，其脾虚证候较为明显，治当健脾益气起痿，用补中益气汤及四君子汤为主，加陈皮、砂仁开胃进食，神曲、鸡内金等消食助运。又患者易感冒、汗多，是知肺气亦不足，故用玉屏风散益气疏风、固表止汗，加仙鹤草、百合、地骨皮、浮小麦，增强止汗力量。枸杞子、女贞子、五味子养肝明目、柔肝缓急，可治疗眼球转动不灵活和缓解视物模糊。灵芝、刺五加扶正而补虚赢，以促进肌肉力量恢复。其中，刺五加《本草纲目》谓其疗"小儿三岁不能行"，"补五劳七伤"，"宁得一把五加，不用金玉满车"，是知其能治痿病也。仙鹤草又名脱力草，民间常用仙鹤草一把，加大枣、红糖，治虚劳脱力者，有良效。

【病案 5】

蒋某，男，13 岁 4 个月。2018 年 12 月 20 日至郑老处就诊。患儿多饮、多尿 3 年余，每日尿量在 6 000ml 以上，夜尿约每小时 1 次，严重影响日常生活，目前已休学在家，既往诊断考虑"尿崩症"，现口服精氨酸加压素治疗，服药后尿量有所减少，每日约 4 000ml，但仍尿频。刻下症见：发育不良，体型约同 9 岁小儿，满月脸，回答问题反应迟钝，平素易感冒，怕冷，饮食可，大便调，因夜尿多致睡眠差。脉细无力，舌质红，苔薄白。

诊断：中医诊断：消渴，肾阴不足证；西医诊断：尿崩症。

治法：补肾养阴，益精缩尿。

处方：地黄 10g，山药 10g，山茱萸 10g，牡丹皮 10g，茯苓 5g，泽泻 5g，枸杞子 15g，菟丝子 15g，覆盆子 15g，五味子 10g，金樱子 15g，桑螵蛸 10g，乌药 10g，益智 10g，六神曲 10g，黄芪 15g，白术 10g，防风 5g，芡实 15g，莲子 15g。10 剂，每剂水煎 2 遍，混合后分 6 次服，每日 3 次，饭后 1 小时服。

2019 年 1 月 11 日二诊：患儿服药后排尿次数减少约半，大便稀溏，每日 2～3 次。于前方基础上，将地黄、山药、山茱萸三药均增量至 15g，加强补肾缩尿之功。10 剂，煎服同前法。

2 月 1 日三诊：患儿目前夜尿减为 3 次，白天尿频症状亦有改善，西药口服同前。脉细，舌淡红，苔白。再以前方加减。10 剂，煎服同前法。

2 月 27 日四诊：患儿目前每日尿量与常人无异，约 2000ml，烦渴多饮明显缓解，大便如常。于前方去芡实、莲子。10 剂，煎服同前法。

【按语】 尿崩症是由于下丘脑垂体病变引起血管升压素缺乏，或肾脏对血管升压素敏感性缺陷而引起的一组临床综合征，其特点是多尿、烦渴、低比重尿和低渗尿。该病多归属于中医学"消渴""淋证"等范畴。郑老认为，究其病机，主要归于先天禀赋不足，肾气亏虚，不能固缩尿液所致，长此以往，阴津亏损，燥热偏盛，故见烦渴，或阴虚日久，累及肾阳，导致肾阴阳两虚。治当以补肾为主。选用六味地黄汤，且少用其中茯苓、泽泻淡渗利湿之品，配合补肾益精之五子衍宗丸。五子衍宗丸的起源可追溯到唐代，后世或略有加减。本案郑老去其利尿通淋之车前子，并加固肾缩尿之金樱子。桑螵蛸、乌药、益智仁出自桑螵蛸散及缩泉丸，常用来治疗尿频及遗尿之症。诸方合用，疗效显著，郑老亦常用此方治疗老人夜尿频数之症。尿崩症在小儿疾病中较为罕见，多因垂体病变所致，部分患者可经手术治疗而根除，但大多以替代疗法为主，常口服精氨酸加压素。本案患儿服用此药后症状控制不佳，临床属疑难杂症。笔者跟随郑老门诊 1 年余来，此为首例尿崩症患者，治疗约 2 个月症状缓解明显，故录此以供同道参考。

三、总结

小儿疾病诊治的难点在于小儿表达的欠缺，不能较好地表达其症状，给诊断增加了很大的难度，所以更加考验医生的能力与水平。郑老对于小儿疾病的诊治有以下几个要点。

1. 审查病因，重视望诊。对于小儿疾病，由于沟通不足，常不能获取重要信息，故四诊中尤其重视望诊，如小儿神色、形态、苗窍、斑疹、指纹等，通过望诊即可观察出患儿病症。

2. 重视脾胃。脾胃为后天之本，气血生化之源。小儿的生长发育、脏腑的充实，全依赖于脾胃所化生的水谷精微之气以充养，正气的恢复更需要脾胃的供给，而小儿脾常不足，若稍有不慎，则伤及脾胃，影响饮食。尤其是小儿热病，常致不思饮食，更应固护脾胃之气。

3. 不可滥用补益之剂。补益之剂易致中焦壅塞，气机运行失常，有碍脾胃运化；或小儿复感外邪，若用补益之剂，恐闭门留寇，恋邪助邪。部分补益之剂还具有促进性成熟功能，不利于小儿正常生长发育。

4. 处方灵活，慎用有毒药物，注重剂量调整。小儿脏腑娇嫩，生长发育迅速，疾病传变较快，治疗时应随病证而灵活运用，遵古而不泥古，不可妄加攻伐。因小儿脏腑功能不足，药物用量极为考究，应从小剂量开始，逐渐加量。对于峻下攻急、毒性猛烈之品，因小儿脏腑解毒之功甚弱，故运用时更应慎重，恐伤脏腑正常生理功能，如必须使用，也应中病即止。

5. 少量频服。中药汤剂味苦，口感不佳，对于婴儿、幼儿等年龄偏小患儿，服药时应少量频服，或加少量冰糖调味，切忌服药量多至吐，既无效又伤脾胃之气。

总之，对于小儿疾病的诊治，不可着眼于单一因素，受限于当症，应纵观全局，随证组方，适当加减，重视脏腑，方可取得疗效。

（龚雪 整理）

慢性荨麻疹的辨治要点

慢性荨麻疹是临床常见的一种皮肤黏膜过敏性疾病,主要表现为皮肤出现苍白或鲜红风团,发无定处,时隐时现,伴有剧烈瘙痒,消退迅速,消退后不留痕迹,属中医学"瘾疹"范畴。西医多予抗过敏治疗,但并不能完全控制症状。中医药治疗荨麻疹具有明显的优势,疗效突出,且愈后不易复发,值得进一步研究。现将郑老辨治慢性荨麻疹经验介绍如下。

一、病因病机认识

关于荨麻疹的病因病机,历代文献多有论述,如《诸病源候论·风瘙隐疹生疮候》言:"人皮肤虚,为风邪所折,则起隐疹",认为风邪与荨麻疹的发病最为密切。风邪有外感之风,亦有内生之风,如《杂病广要》言:"人之为病,有外感之风,亦有内生之风,而天人之气,恒相感召。"外感之风常挟寒、热、湿之邪侵袭肌表,如明代李梴《医学入门》云:"赤疹因天热燥气乘之……似赤似白微黄,隐于肌肉之间,四肢重着,此风热挟湿也。"慢性荨麻疹发病特点为发无定处,迅则走窜全身,时隐时现,消退迅速,与中医风邪特点相似。风邪客于肌表,导致毛孔闭塞,不得宣发于外,则生瘾疹;或因饮食不节,嗜食辛辣,胃肠蕴湿生热,热入血分,血热外壅郁于皮肤而发;或阴血暗耗,血虚生风;或阴虚阳亢,阳亢化风,遇外风触发,内外合邪郁于肌肤而致。郑老认为,荨麻疹病位虽在皮肤,但与脏腑密切相连,正如《丹溪心法》云:"盖有诸内者形诸外"。故治疗本病应从整体入手。郑老根据慢性荨麻疹发病的症状和特点,认为本病的发生主要是脏腑功能失调,气血失和,卫外不固,遇风邪引触诱发,临床上善用经验方多皮饮加减治疗此病。

二、方药组成

方药组成:桑白皮 15g,地骨皮 15g,白鲜皮 15g,牡丹皮 10g,钩藤 15g,忍冬藤 30g,首乌藤 30g,荆芥 10g,生地 30g,徐长卿 30g,苦参 10g,甘草 10g。

本方由赵炳南先生经验方多皮饮加减化裁而成,因方中含有多种皮类药,故称其为加味多皮饮。方中桑白皮味甘,性寒,入肺经,《药品化义》云:"主治喘满咳嗽,热痰唾血,皆系实邪郁遏,肺窍不得通畅,借此渗之散之,以利肺气,诸证自愈"。地骨皮味甘,性寒,归肺、肝、肾经,有凉血除蒸、清肺降火之功效。《素问·六节藏象论》言:"肺者……其华在毛,其充在皮……"肺主皮毛,皮毛为外邪入侵人体的途径,邪气郁于肌表,不得发散透达,而发瘾疹,故用桑白皮、地骨皮清泻肺热而清皮毛,以利肺窍。白鲜皮清热燥湿、祛风解毒，为治疗皮肤瘙痒之要药。牡丹皮凉血活血，清热止痒，治疗邪热之在于血分。钩藤平息内风，《杂病广要》言："无论贼风邪气从外来者，必先有肝风为之内应。"忍冬藤清热通络，可疏泄郁滞之邪热。又"治风先治血，血行风自灭"，血虚则风无所制，风动则痒，故以首乌藤养血祛风，通络止痒。荆芥祛风、解表、透疹，配合生地之凉血清热，可疏散血中之风热。徐长卿祛风通络、止痛止痒，为郑老常用治疗皮肤病要药之一。苦参味苦，性寒，清热燥湿、杀虫止痒，为治疗皮肤过敏所致红斑、皮疹和瘙痒的要药，药理研究表明苦参水煎液对大肠杆菌、金黄色葡萄球菌、甲型链球菌、乙型链球菌、痢疾杆菌等均有明显抑制作用，然苦参味极苦，伤胃易致食欲减退、恶心等不良反应，故郑老使用该药时，加等量甘草以调和之。

三、病案举隅

【病案1】

江某，女，42岁。2017年11月24日至笔者处就诊。患者反复皮肤瘙痒2个月余，发作时全身皮肤瘙痒，伴起淡红色或苍白色丘疹，遇冷加重。查体：皮肤划痕征阳性。平素月经量少，痛经。脉沉紧，舌淡，苔薄白。

诊断：中医诊断：瘾疹，血虚寒凝证；西医诊断：慢性荨麻疹。

治法：散寒通络，养血祛风止痒。

处方：桑白皮15g，白鲜皮15g，牡丹皮10g，钩藤10g，徐长卿30g，紫草10g，苦参10g，荆芥10g，甘草10g，当归10g，黄芪30g，桂枝15g，白芍15g，生姜15g，大枣10g。5剂，水煎服，每日1剂，饭后1小时温服。并嘱患者饮食清淡，少吃辛辣刺激性食物。

12月2日二诊：患者服药后皮肤瘙痒症状减轻，风团减少。于前方去徐长卿；加益母草10g。10剂，煎服同前法。

12月26日三诊：患者皮肤瘙痒症状基本消失，诉12月18日月经至，痛经症状也明显减轻。嘱前方继服5剂。

药后痊愈，随访3个月，皮肤瘙痒未见复发。

【病案2】

陈某，男，51岁。2017年10月27日至笔者处就诊。主诉皮肤瘙痒5个月余。刻下症见：全身皮肤瘙痒，伴有红色风团，夜间加重，搔抓后皮肤溃破，口干口苦，小便黄，大便干结，2日一行。患者平素性情急躁，易焦虑，睡眠欠佳。脉弦大有力，舌质黯。

诊断：中医诊断：瘾疹，肝郁化火证；西医诊断：慢性荨麻疹。

治法：凉血疏肝，祛风止痒。

处方：桑白皮15g，地骨皮15g，白鲜皮15g，牡丹皮10g，首乌藤30g，苦参 10g，紫草 10g，荆芥 10g，柴胡 10g，枳壳 10g，赤芍 15g，川楝子 6g，郁金 10g，刺蒺藜 15g。5 剂，水煎服，每日 1 剂，饭后 1 小时温服。

11 月 11 日二诊：患者服药后瘙痒症状明显好转，口不干，可睡 5 小时，大便每日 2 次，偏稀。于前方去地骨皮、苦参；加神曲 15g。5 剂，煎服同前法。

11 月 18 日三诊：患者服药后诸症进一步好转，继服前方 7 剂。

此后患者未来复诊，电话随访告知已痊愈。

四、总结

郑老认为慢性荨麻疹虽发于皮肤，却与脏腑密切相连，并与情志失调、气血失和息息相关，患者体质不同，临床证候有异，治疗必须区别对待，辨证施治。郑老根据患者体质和症状，将本病证候分为五型。

1. 肝郁化火型　皮疹发生常与精神紧张相关，皮疹色红，伴有心烦易怒，口干口苦，头目胀痛，胸胁胀闷不舒，脉弦有力，舌质红。用加味多皮饮加柴胡 10g，枳壳 10g，白芍 15g，川楝子 6g，郁金 10g，刺蒺藜 15g。

2. 肺气不足型　皮疹色淡红，神疲乏力，自汗，不耐风寒，易感冒，脉弱。本证患者每遇感冒即诱发，郑老认为其病机为肺脾气虚，卫外不固，故受风邪侵犯而发作。用加味多皮饮加黄芪 30g，北沙参 20g，白术 15g，防风 6g。

3. 血虚寒凝型　皮疹多呈淡红色或苍白色丘疹，遇冷加重，冬季多发，脉紧或缓，舌淡，苔薄白。用加味多皮饮合黄芪桂枝五物汤加减。

4. 湿热下注型　风团或丘疹多见于下肢，常伴有身热口苦、口中黏腻、小便黄、大便黏腻不爽，脉濡数，舌红，苔黄腻。用加味多皮饮加苍术 10g，黄柏 10g，薏苡仁 15g，白术 15g，佩兰 10g，茵陈 15g。

5. 瘀血型　丘疹或风团呈暗红色，伴瘙痒，夜间尤甚，面色晦暗，脉沉涩，舌有瘀斑、瘀点。用加味多皮饮合桃红四物汤。

若瘙痒剧烈，走窜不定，时发时止，伴头目胀痛，病程日久者，郑老认为此为外风引动内风，内外风邪相合为病，风邪久羁，郁于经络，必在主方中重用钩藤 30g，蝉蜕 15g。其中，钩藤具有清肝热、息风止痉的功效，蝉蜕轻清升散，善走皮肤，祛风止痒，二者伍用，息风止痒之力倍增。

（杨昆　整理）

水牛角致敏案 1 例

水牛角味苦，性寒，归心、肝经，具有清热凉血、解毒、定惊等功效，常用于温病高热、神昏谵语、发斑、发疹、吐血、衄血、惊风、癫狂等。郑老擅用水牛角治疗血热型皮肤病，如荨麻疹、过敏性皮炎、银屑病等。

关于中药不良反应问题的讨论，是一个较有争议性的话题。一种观点认为，药物之所以能治病，便是由于它的毒性（偏性），"是药三分毒，无毒不成药"，医生运用毒药治病，全凭其对疾病和药性的准确把握，药病相投，剧毒之品即是良药，药病不合，灵丹妙药亦可杀人，所谓对人产生的副作用，不在药之毒而在医之过，何以让药代其顶罪乎？另一种观点认为，中药的性味十分复杂，很多药物对人体的作用尚不能完全阐述清楚，盲目使用中药存在一些安全隐患，况复因服中药而出现不良反应者屡有发生，是以中药的安全性还有待论证。

有文献提出应高度重视中药的不良反应，常见的中药不良反应以过敏反应居多，多数过敏反应与患者过敏体质有关。广义的过敏性疾病包括传统的超敏反应与现代的类过敏反应。类过敏反应与超敏反应的区别在于首次接触某种抗原物质刺激机体产生的类似超敏反应的病理过程，不通过免疫球蛋白E介导，但临床表现与超敏反应相似。目前学术界对类过敏反应尚存在争议，有学者认为类过敏反应是Ⅰ型超敏反应的亚类，但尚无统一标准。

中药导致过敏反应的案例有很多。如曾有文献记载何首乌导致过敏反应的临床案例，以及黄芪、蝉蜕、柴胡、土茯苓等中药导致过敏反应的案例。

本文将论述笔者在跟从郑老临证过程中发现的水牛角致敏案1例，与同道交流。

【病案】

唐某，男，43岁。2018年9月24日至郑老处就诊。诉全身皮肤起红色团块反复发作4个月余，下半身尤甚，常于夜间遇热发作，饮酒后加重，瘙痒明显，游走性发作，能自行消退。脉沉滑，舌质红，苔薄黄腻。

诊断：中医诊断：瘾疹，血热炽盛、热郁肌肤证；西医诊断：慢性荨麻疹。

治法：凉血清热，疏风止痒。

处方：水牛角30g，生地30g，丹皮10g，白芍15g，银柴胡10g，防风5g，五味子10g，乌梅10g，桑白皮15g，地骨皮15g，白鲜皮15g，钩藤15g，忍冬藤30g，夜交藤30g，苦参10g，徐长卿30g，土茯苓30g，紫草10g，荆芥10g，甘草10g，神曲15g，北沙参15g，麦冬10g。3剂，每剂水煎3遍，混合后分6次服，每日3次，饭后1小时服。

方中水牛角配伍生地、丹皮、白芍即犀角地黄汤之意，凉血清热；银柴胡、防风、五味子、乌梅即过敏煎，脱敏解毒；多皮饮清热疏风、通络止痒；再配伍苦参、土茯苓清热除湿，紫草凉血活血；荆芥祛风止痒。此为郑老治疗血热偏盛型皮肤病之常用处方。

9月26日患者前来告知：现已服完中药1剂，皮肤瘙痒伴起红色团块暂未见缓解，且躯干部皮肤红色团块较前增多，瘙痒明显。郑老诊查患者舌脉，较前未见明显变化，考虑因水牛角致敏所致。嘱患者将原剩余 2 剂药去水牛角后继续服用，观察皮疹变化情况。

10 月 1 日，患者继续服用中药后，皮疹及瘙痒症状好转，便自行按初诊处方再次配方取药，但忘记去原方中的水牛角。服用后，皮疹及瘙痒症状又明显加重，便自行停药，且因出差未能及时复诊。

10 月 15 日二诊：患者全身皮肤起红色团块仍反复发作，下半身尤甚，仍于夜间遇热加重，瘙痒明显。脉滑，舌质红，但较前转淡，苔薄黄腻。郑老考虑患者第一次服药后皮疹加重，因水牛角致敏可能性大，又患者脉沉象较前转浅，舌色较前转淡，提示血分热较前减轻，故于前方去水牛角、白芍；加生石膏 30g，知母 10g，赤芍 15g，以重点清气分之热。3 剂，煎服同前法。

10 月 22 日，因郑老号源已满，患者未挂号就诊。服药后有效，又自行续服前方 5 剂。

11 月 2 日三诊：患者诉全身皮肤起红色团块发作频率较前明显减少，每次发作时皮肤起风团的范围也较前明显缩小，瘙痒明显减轻。郑老结合患者几次服药情况，更加确定该患者此前两次皮疹加重为水牛角致敏。目前患者皮疹及瘙痒明显缓解，于前方减少生地用量，并去麦冬、赤芍，以减弱滋阴凉血之药力，又减少生石膏用量，避免过用寒凉之品有损中阳，另加重神曲剂量以固护脾胃，加白术、茯苓，健脾运湿，随症加减，调整用药。处方：生地15g，丹皮 10g，银柴胡 10g，防风 5g，五味子 10g，乌梅 10g，桑白皮 15g，地骨皮 15g，白鲜皮 15g，钩藤 15g，忍冬藤 30g，夜交藤 30g，苦参 10g，徐长卿 30g，土茯苓 30g，紫草 10g，荆芥 10g，甘草 10g，神曲 25g，北沙参 15g，生石膏 15g，知母 10g，炒白术 15g，茯苓 15g。5 剂，煎服同前法。

由此患者就诊经历，郑老告诫学生，"行医如履薄冰"，平素多用来治疗过敏性疾病的中药仍能导致过敏反应，故中药并非完全安全无毒副作用，且因患者先天禀赋千差万别，少数中药致敏不可避免，一旦遇到过敏反应当立即停药，临证要多思辨、多总结才能有效减少过敏等意外情况的发生。

（秦超 整理）

本章参考文献

[1] 杨殿兴，田兴军. 川派中医药源流与发展 [M]. 北京：中国中医药出版社，2017：198-201.

[2] 马有度. 重庆名医证治心悟 [M]. 北京：人民卫生出版社，2009：131-132.

[3] 张文涛. 郑邦本治疗真菌败血症 1 例 [J]. 中国中医基础医学杂志，2013，19（12）：1484-1485.

[4] 郑邦本. 急症治验 2 例 [J]. 实用中医药杂志，2000，16（6）：44.

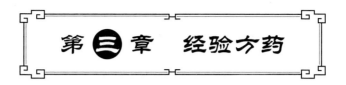

郑老临证经验丰富,善治疑难杂症,在临床实践中积累了不少自己习用的方药经验,这些用方用药经验都是郑老在跟师、读书和临床中慢慢摸索出来的,并经过反复临床实践验证,其疗效是可靠的,其经验是可以重复的。

经方因其药少效专而备受医家的推崇。郑老认为尊崇经方并不是一味执守原方不变,而是在辨证论治的基础上灵活化裁以适应临床需要。时方多在经方的基础上演变而来,其特点是药物繁多,方剂配伍关系没有经方精当,但却有其独特的疗效。郑老在选方用药方面喜用经验方,尤其针对病机复杂的疾病,擅于抓主证,根据主证选方用药,擅长成方合用,常将经方与时方并用,组方君臣有序,执简驭繁,用药精练,复方多法,大方复治。临证常以一方治疗多种病症,如运用补阳还五汤加减治疗中风后遗症、耳鸣、眩晕、颈腰椎疾病和强直性脊柱炎等,芍药甘草汤治疗头痛、脘腹胁痛、咳嗽等,连苏温胆汤加减治疗各种呕吐,补中益气方治疗慢性胃炎、慢性结肠炎、功能失调性子宫出血等。郑老认为一方用治多种病症关键在于辨证,病机相同,所以异病可以同法,常从一方加减,圆机活法,故能取得显著疗效。

精于方者,必精于药之配伍,郑老临证常将功效相似之药配对使用,不仅能充分发挥药物的治疗作用,而且可以使单味药本身的应用范围扩大,疗效显著。郑老在50余年的临床中积累了习用的近百个常用药物组合。如黄芪配益母草,益气活血,治疗肾炎浮肿;灵芝配刺五加,补气安神,治疗神疲乏力;木香配槟榔,行气宽肠,治疗大便滞而不畅;乌梅配僵蚕,祛腐化痰,治疗各种息肉等。同时,郑老对单味药的不同功效和药物的用量亦见解深刻,认为同一种药物,因用量有别,配伍不同,亦可发挥不同的治疗作用。如应用苦参治疗皮肤病、心系疾病、肝系疾病等,徐长卿治疗胃炎、皮肤病、肾炎皆可配伍应用等,黄精治疗高血压、糖尿病、慢性肾炎、睡眠障碍等。现将郑老常用经验方剂和经验药物初步总结如下。

应用芍药甘草汤的经验

芍药甘草汤为中医经典名方，汉代张仲景在《伤寒杂病论》中多有记载，后世医家亦多有发挥。郑老擅长运用芍药甘草汤化裁配伍，用于多种病证的临床治疗。兹列举数例于下。

一、脘腹胁痛

芍药配甘草，能缓急止痛。其中，芍药为止痛之要药，仲景治疗腹痛一症，常在处方中加入芍药或增加芍药剂量；配合甘草，甘能缓急，酸甘合化，更增加其止痛功效。郑老常配合行气止痛之金铃子散，活血止痛之失笑散，共同达到止痛目的。临床广泛应用于胃脘痛、腹痛、胁痛等症。

【病案1】

杜某，女，60岁。2017年12月15日至郑老处就诊。患者素有胃病，近1个月来胃脘痛加重，饥饿时疼痛明显，伴有短气乏力，纳差，食后腹胀，烧心，泛酸，恶心，有时腹痛欲泻，大便干结不畅。平时易生气，生气后胃胀胃痛加重。脉弦细，舌质红，苔薄白。

诊断：中医诊断：胃脘痛，气虚脾弱、肝气犯胃证；西医诊断：慢性胃炎。

治法：益气健脾，疏肝和胃，理气止痛。

处方：北沙参30g，白术10g，茯苓10g，甘草5g，陈皮10g，砂仁5g，柴胡10g，白芍30g，枳壳10g，川芎10g，香附10g，元胡15g，郁金10g，徐长卿30g，黄芪30g，升麻10g，神曲15g，鸡内金15g，莱菔子15g，黄连5g，吴茱萸2g，苏叶10g，防风5g，当归15g，柏子仁15g，黄精30g。5剂，每剂水煎3遍，混合后分6次服，每日3次，饭后1小时服。

12月27日二诊：患者服药1剂胃脘痛即明显缓解，但近日生气后胃痛有所反复，且出现胸痛。于前方去当归；郁金改为姜黄，元胡增至25g；加瓜蒌子15g，薤白10g。5剂，煎服同前法。

2018年1月12日三诊：患者服药后症状明显好转，仅有时胃脘隐约疼痛，续用前方加减调理而愈。

二、头痛

芍药甘草汤配合全蝎、僵蚕等虫类药治疗多种原因之头痛。其中，芍药、甘草合用能缓急止痛，全蝎、僵蚕为虫类通透之品，有很强的通络止痛作用，与前者配合，一动一静，刚柔相济，更能发挥出止痛的功效。对于肝阳上亢之证，白芍能柔肝，僵蚕能清肝，尤为适宜。若伴有头晕头胀，加天麻、钩藤以平肝；若肝阴不足，加女贞子、制何首乌以柔肝；若兼外邪，加川芎、白芷、刺蒺藜，以散风寒、清头目。

【病案2】

夏某，女，73岁。2017年5月8日至郑老处就诊。患者头痛多年，近期加剧，疼痛较明显，且伴有头昏头胀，耳鸣，腰痛，心悸，心烦。既往有高血压病史，今日测血压150/90mmHg。脉弦，寸脉浮大，尺脉沉细，舌质红，苔薄白。

诊断：中医诊断：头痛，肾虚肝阳上亢证；西医诊断：神经性头痛。

治法：补肾平肝，通络止痛。

处方：生地15g，山药15g，山茱萸15g，丹皮10g，茯苓10g，泽泻10g，丹参30g，葛根30g，石菖蒲10g，骨碎补15g，牛膝15g，桑寄生15g，续断15g，川芎10g，白芷10g，刺蒺藜15g，钩藤15g，天麻10g，白芍30g，甘草5g，全蝎5g，僵蚕10g，北沙参30g，麦冬15g，五味子10g，百合30g，知母10g。5剂，每剂水煎3遍，混合后分6次服，每日3次，饭后1小时服。

5月19日二诊：患者服药后头痛明显缓解，腰痛亦明显减轻，诉近期汗多。于前方去桑寄生、续断；加仙鹤草50g，地骨皮15g，继续调理。

三、咳嗽

咳嗽之症见干咳无痰，时发时止，发作时咳声连连，不能停歇，或闻异味则加重，或久病迁延难愈，此为痉咳，类似于现代医学之咳嗽变异性哮喘，可用芍药甘草汤配合全蝎镇咳。其中，芍药、甘草缓急柔肝以解痉，全蝎祛风熄风以解痉，三药配伍，共奏解痉镇咳之效。临床常配合百咳方同用，可明显增强百咳方止咳功效。易感冒者，常合玉屏风散；闻刺激性气味加重者，则合过敏煎；若久咳难愈，可加罂粟壳。

【病案3】

陶某，男，67岁。2016年12月5日至郑老处就诊。患者反复咳嗽20年，多处求医，一直未治愈。刻下症见：干咳为主，咽喉痒，痒时咳嗽明显，咳甚时不能止歇，遇刺激性气味则咳嗽加重。平素易感冒，怕冷，受凉后咳嗽亦加剧，睡眠欠佳。脉右寸浮滑，舌略胖，苔偏厚。

诊断：中医诊断：咳嗽，肺阴不足、肺气上逆证；西医诊断：咳嗽变异性哮喘。

治法：益气固表，养阴润肺，祛风解痉，收敛止咳。

处方：黄芪30g，白术10g，防风5g，银柴胡10g，五味子10g，乌梅10g，麦冬15g，天冬15g，百合30g，百部10g，紫菀10g，枳壳10g，诃子10g，黄精30g，白芍30g，甘草5g，全蝎5g，僵蚕10g，蝉蜕10g，淫羊藿10g，罂粟壳5g，枣仁30g，知母10g，神曲15g。5剂，每剂水煎3遍，混合后分6次服，每日3

次，饭后 1 小时服。

12 月 16 日二诊：患者服药后咳嗽明显缓解，目前咳嗽有少量白痰，睡眠改善。于前方加浙贝母 10g；罂粟壳减至 4g。10 剂，煎服同前法。

1 个月后电话回访，患者咳嗽已愈，未再发作。

四、癌性疼痛

疼痛为肿瘤晚期常见症状之一，多为剧烈疼痛，难以忍受，用药乏效。在处方中加入芍药甘草汤，配合全蝎、蜈蚣等虫类药，常可有效缓解疼痛，减轻患者痛苦。

【病案 4】

余某，男，50 岁。2017 年 12 月 11 日至郑老处就诊。患者于半年前诊断为多发性骨髓瘤，目前全身多部位疼痛，口服西药止痛药物，但仍痛楚难忍。现伴有纳差，疲乏，汗多，发热，体温 38℃。脉细，舌淡红，苔薄白。

诊断：中医诊断：骨癌，正虚邪实证；西医诊断：多发性骨髓瘤。

治法：益气健脾扶正，缓急通络止痛。

处方：黄芪 30g，白术 10g，防风 5g，北沙参 30g，茯苓 10g，甘草 5g，陈皮 10g，砂仁 5g，白芍 50g，元胡 30g，郁金 10g，徐长卿 30g，生蒲黄 15g（包煎），五灵脂 15g，全蝎 6g，灵芝 30g，刺五加 15g，柴胡 15g，黄芩 15g，青蒿 25g，牛膝 15g，桑寄生 15g，续断 15g，骨碎补 15g，红豆杉 5g。5 剂，每剂水煎 3 遍，混合后分 6 次服，每日 3 次，饭后 1 小时服。

12 月 22 日二诊：患者服药后疼痛明显缓解，目前伴有咳嗽，喘息，咯痰。效不更方，续用前方为主，且白芍增至 60g，全蝎增至 8g；加地龙 10g，苏子 15g，紫河车 15g。5 剂，煎服同前法。

2018 年 1 月 26 日三诊：患者服药期间疼痛明显减轻，又自行续方 10 剂。目前疼痛已不剧烈，精神好转，胃口增加，体温恢复正常，但近期出现皮肤瘙痒。改用多皮饮合芍药甘草汤。

五、转筋

仲景在《伤寒论》中用芍药甘草汤治疗下肢肌肉痉挛，郑老运用时，在其基础上加入木瓜、伸筋草，更增强其疗效，用于治疗腿脚转筋及不安腿综合征，疗效确切。

【病案 5】

刘某，男，53 岁。2017 年 2 月 20 日至郑老处就诊。患者睡觉时自觉腿胫不宁 1 年余，似痛非痛，似酸非酸，莫能名状，起床活动则缓解，卧下后又出现，于多处求治未愈。既往有糖尿病病史，目前口服降糖药，曾行胃大部切除手术,有时饥饿后胃脘隐痛,疲倦乏力,头痛。脉沉,舌苔偏厚。

诊断:中医诊断:肢体经络病,筋脉不和、气阴两虚证;西医诊断:不安腿综合征。

治法:舒筋活络,缓急解痉,兼以益气养阴。

处方:黄芪30g,黄精30g,黄连5g,乌梅10g,花粉15g,北沙参30g,白术10g,茯苓10g,甘草5g,元胡15g,郁金10g,徐长卿30g,白芍40g,木瓜15g,伸筋草30g,川芎10g,白芷10g,刺蒺藜15g,升麻10g,柴胡10g,神曲15g,蒲公英15g。5剂,每剂水煎3遍,混合后分6次服,1剂分2日服。

3月24日复诊:患者腿不宁症状得到明显缓解,续用前方加减调理而愈。

六、总结

芍药甘草汤为中医经典名方,历代医家多以仲景《伤寒论》中芍药甘草汤为祖方,原方为:白芍药、炙甘草各四两(约60g),二味以水三升(600ml),煮取一升五合(300ml),分两次服。后世运用时,在其剂量上多有加减。郑老使用芍药甘草汤时,白芍一般剂量为30g(常为1日半至2日剂量),若病情重,白芍可重用至60g乃至90g,甘草剂量多为5~10g。运用芍药甘草汤止痛时,一般要配合金铃子散、失笑散或虫类药物同用,单用则止痛效果不突出;运用芍药甘草汤止咳时,要配合全蝎或僵蚕,以干咳、痉咳见症为宜,多与百咳方同用,以增强百咳方止咳效果;亦可用于咳嗽之有痰者,可有效缓解咳嗽症状。

(余宗洋 整理)

应用补阳还五汤的经验

补阳还五汤为清代王清任之名方,其组成为:黄芪四两,归尾二钱,赤芍一钱半,地龙一钱,川芎一钱,桃仁一钱,红花一钱,主治半身不遂,口眼歪斜,语言謇涩,口角流涎,大便干燥,小便频数,遗尿不禁。郑老擅长运用补阳还五汤化裁治疗多种内科疾病。略举数例于下。

一、中风后遗症

风中于经络,则见肢体麻木、半身不遂;中于脏腑,则见神识昏迷,舌不能言。中风相当于现代医学的急性脑血管疾病,包括脑梗死和脑出血。对于急性脑血管疾病后期肢体活动功能的恢复,以补阳还五汤为代表的益气活血通络法,发挥着巨大作用。郑老治疗中风后遗症时,常在补阳还五汤中加入水蛭,以增强其活血化瘀通络之功,但因水蛭化瘀通络力大,恐伤正气,故在使用时，应参考患者血常规、凝血情况，若血红蛋白、血小板低，或凝血功能异常者，应当慎用；若其无异常，在辨准为血瘀证后，则放胆用之无疑。

【病案1】

张某，女，67岁。2017年2月24日至郑老处就诊。患者为脑出血后25天，既往有高血压病史，目前服用降压药，血压控制正常。刻下症见：左侧肢体活动不利，伴肢体木麻，头昏，腰痛。脉小弦，舌质红，苔薄黄。

诊断：中医诊断：中风-中经络，气虚血瘀络阻证；西医诊断：脑出血后遗症。

治法：益气活血通络。

处方：黄芪30g，当归10g，川芎10g，白芍15g，地龙10g，桃仁10g，红花10g，桑枝30g，姜黄10g，土鳖虫10g，牛膝15g，桑寄生15g，续断15g，骨碎补15g，红曲6g，天麻10g，钩藤15g，僵蚕10g，刺蒺藜15g，穿山甲5g（先煎），北沙参20g。5剂，每剂水煎3遍，混合后分6次服，每日3次，饭后1小时服。

3月6日二诊：患者服药后肢体活动好转，麻木减轻。于前方加水蛭4g，白术10g，茯苓10g，甘草5g，以增强活血通络、健脾之功。7剂，煎服同前法。并嘱患者复诊时复查血常规，观察血小板情况。

3月20日三诊：复查血常规血小板正常。目前患者肢体活动进一步好转，续服用原方，另加散剂巩固疗效，以图缓效。处方：地龙、水蛭、天麻、灵芝、土鳖、僵蚕各60g，共为细末，每次4g，每日3次，温水调服。

二、眩晕

眩晕之为病，可由风、火、痰、虚、瘀而作。其瘀之发病，乃因血行不畅，血行不畅常因气之推动不足，故治当益气活血通络，可选用补阳还五汤。其病类似于现代医学的脑供血不足，但用益气活血法，比单纯活血化瘀疗效更佳。

【病案2】

向某，男，51岁。2017年5月26日至郑老处就诊。患者眩晕反复发作3个月余，发作前伴恶心，发作时不敢活动及睁眼。刻下症见：头昏痛，颈痛，上肢麻，腰痛且酸胀。平素易感冒，汗多，短气乏力，夜尿约3次。血压140/100mmHg（服用降压药物具体不详）。脉虚弦滑，舌胖大，苔白厚。

诊断：中医诊断：眩晕，气阴两虚、瘀血络阻证；西医诊断：眩晕原因待查。

治法：益气养阴，活血通络。

处方：黄芪30g，白术10g，防风2g，北沙参30g，麦冬15g，五味子10g，仙鹤草50g，百合30g，地骨皮15g，浮小麦30g，天麻10g，钩藤15g，僵蚕10g，全蝎5g，白芍30g，甘草5g，当归10g，川芎10g，地龙10g，桃仁10g，红花10g，土鳖虫10g，牛膝15g，骨碎补15g，神曲25g，升麻5g，柴胡5g。5剂，每剂水煎 3 遍，混合后分 6 次服，每日 3 次，饭后 1 小时服。

6 月 5 日二诊：患者服药后眩晕有明显好转，目前静止时未见头晕，但活动后眩晕加重，伴有耳鸣，腰痛。复查血压 130/85mmHg。当下以气虚血瘀、肾虚证并见，前方保留补阳还五汤，加入六味地黄汤，继续调理。

三、耳鸣

头为诸阳之会，脑部血流量极大，若血行瘀滞不畅，可致耳鸣作响；又肾开窍于耳，故耳鸣常亦多责之肾虚。治当益气活血通络而补肾，选用补阳还五汤合六味地黄汤，再加丹参、葛根、石菖蒲、骨碎补。至于气血不足或肝火上炎之耳鸣，则应与之区别。

【病案 3】

张某，女，45 岁。2017 年 9 月 4 日至笔者处就诊。患者半年前出现右侧耳鸣，伴听力下降，腿软，足跟痛，月经量少、色黑，睡眠欠佳。脉尺部沉细，舌黯红，苔薄白。

诊断：中医诊断：耳鸣，肾虚血瘀证；西医诊断：神经性耳鸣。

治法：补肾益气，活血通络。

处方：熟地 15g，山药 15g，山茱萸 15g，丹皮 10g，茯苓 10g，泽泻 10g，丹参 30g，葛根 30g，石菖蒲 10g，骨碎补 15g，黄芪 30g，当归 10g，川芎 10g，白芍 15g，地龙 10g，桃仁 10g，红花 10g，黄精 30g，枣仁 30g，合欢皮 15g，夜交藤 30g。5 剂，每剂水煎 3 遍，混合后分 4 次服，每日 3 次，饭后 1 小时服。

9 月 11 日二诊：患者服药后未见特殊不适。续以前方加减调理。

至 2017 年 12 月，患者间断服药 40 余剂，耳鸣症状基本缓解。

四、颈椎病、腰椎病

肾者主骨生髓，脊髓连肾而通于脑，故脊柱之病变，应求之于肾；又腰椎、颈椎之病变，多由久坐不动所生，必有瘀滞。此类患者，多在久坐或劳累后加重，此肾虚不任骨也；又疼痛而喜揉按，此瘀滞欲得通也。故其基本病机应为肾虚骨弱、血瘀络阻，治宜补肾壮骨、益气活血通络，方用补阳还五汤合六味地黄汤。

【病案 4】

刘某，女，66 岁。2017 年 6 月 26 日至郑老处就诊。患者腰痛，伴有双下肢麻木，尿黄，自觉口中有咸味。核磁共振检查：腰椎间盘突出症；肾功能检查：肌酐偏高。脉尺部弱，舌淡红，苔薄白。

诊断：中医诊断：腰痛，气虚血瘀、肾虚骨弱证；西医诊断：腰椎间盘突出症。

治法：益气活血，补肾壮骨。

处方：黄芪 30g，当归 10g，川芎 10g，白芍 15g，地龙 10g，桃仁 10g，红花 10g，土鳖虫 10g，牛膝 15g，桑寄生 15g，续断 15g，骨碎补 15g，生地 15g，山药 15g，山茱萸 15g，丹皮 10g，茯苓 10g，泽泻 10g，枸杞子 15g，菟丝子 15g，覆盆子 15g，五味子 10g，白花蛇舌草 30g，白茅根 30g。5 剂，每剂水煎 3 遍，混合后分 6 次服，每日 3 次，饭后 1 小时服。

7 月 9 日二诊：患者服药后腰痛、腿麻症状明显减轻，口中咸味亦缓解，以补肾活血法继续调理。

8 月 14 日三诊：患者腰痛、腿麻已愈，停药后亦未再发作。

五、痹证

痹证多由风、寒、湿邪侵袭所致，在于人身亦可热化，变为热痹，若迁延不愈，阻滞经络，则可变为瘀滞，可配合运用益气活血通络法，在基础方中加入补阳还五汤，常可增强疗效。

【病案 5】

蔡某，男，87 岁。2017 年 9 月 4 日至郑老处就诊。主诉左下肢、足背部红肿热痛反复发作半年余。刻下症见：足胫、足背发热肿痛，夜间明显，局部皮肤颜色深红且黯，伴有睡眠差，大便干燥。脉沉滑有力，舌质暗红，苔白厚。血生化检查示尿酸正常。

诊断：中医诊断：热痹，湿热下注、郁而化火、气虚血瘀络阻证；西医诊断：足背肿痛原因待查。

治法：清热除湿解毒，益气活血通络。

处方：苍术 15g，黄柏 10g，牛膝 15g，薏仁 15g，黄芪 30g，当归 15g，川芎 10g，白芍 15g，地龙 10g，桃仁 10g，红花 10g，桑寄生 15g，续断 15g，骨碎补 15g，刘寄奴 15g，土鳖虫 10g，红藤 30g，土茯苓 30g，黄精 30g，枣仁 30g，柏子仁 15g，金银花 30g，玄参 30g，甘草 10g。5 剂，水煎服，1 剂分 2 日服。

9 月 13 日二诊：患者诉服药后下肢肿痛约十去其四。于前方白芍改为赤芍，再略作加味，调理而愈。

六、总结

郑老使用补阳还五汤，黄芪的剂量根据患者病情及体质而定，一般初起用 30g 即可，不盲目大剂量使用。在治疗过程中，根据病情及患者耐受程度逐渐增加剂量，后期常可用至 100g 左右。活血的药物则随症加减，并不恪守原方，但唯独地龙一味不可少，因其通络之功无可代替。因原方中活血药物较多，故郑老常将活血散瘀之赤芍换成养血柔肝之白芍，这也恰反映了郑老的用药风格——任何时候都保留一分余地，而无使过极。郑老在运用补阳还五汤治疗不同疾病时，有着不同的加减配伍：治疗中风后遗症，往往加入水蛭，配合地龙，增强活血通络之功；治疗颈椎病、腰椎病时，则要加入土鳖虫，取其续筋接骨之功；治疗耳鸣，加入活血之丹参、葛根，再加石菖蒲、骨碎补通耳窍；治眩晕时，则配合天麻、钩藤等，标本同治。

郑老运用补阳还五汤，体现了中医异病同治的特色，其关键在于抓住不同疾病的同一个病机——气虚血瘀络阻。若脱离了中医辨证论治原则，盲目用此方去治某疾病，则得不偿失矣。

（余宗洋　整理）

连苏温胆汤治疗呕吐验案举隅

郑老治疗呕吐，喜用连苏饮和温胆汤，且常常合而用之。笔者替其取名为连苏温胆汤，运用于临床效果良好。兹略举数例治愈验案，汇报于下，以供同道参考。

一、眩晕伴呕吐

【病案1】

万某，女，71岁。2017年9月9日邀笔者会诊。患者因"头晕伴视物旋转10余天"，于2017年8月30日于重庆三峡中心医院神经内科住院治疗。治疗后头晕有所改善，但恶心、纳差仍明显。9月8日，患者出现频繁呕吐，伴纳差、腹胀，西药治疗不效，遂邀笔者会诊。刻下症见：恶心，纳差，厌油，口干。脉弦滑，舌红少苔。

诊断：中医诊断：呕吐，脾胃虚弱、痰火上逆证；西医诊断：梅尼埃病。

治法：健脾化痰，清热降逆止呕。

处方：北沙参30g，白术10g，茯苓10g，甘草6g，陈皮10g，砂仁6g，姜半夏10g，枳壳10g，竹茹10g，黄连6g，苏叶10g，红曲6g，山楂15g，鸡内金15g，麦冬15g。3剂，煎药机煎成9包，每包150ml，每次1包，每日3次，或少量多次频服，每日1剂。

9月13日二诊：患者恶心症状已完全消失，仍有纳差、厌油症状，口干灼热。脉数，舌红少苔。调整处方如下：北沙参30g，白术10g，茯苓10g，甘草6g，陈皮10g，砂仁6g，红曲6g，山楂15g，桔梗6g，玄参15g，麦冬15g，蒲公英15g，知母10g，花粉15g。3剂，煎服同前法。

9月18日三诊：患者胃口已恢复正常，未再出现恶心，转头时有轻微眩晕。脉滑数，舌象同前。此为风痰上扰头窍。患者拟办理出院，要求带药回家调理，予温胆汤加白术、天麻（仿半夏白术天麻汤），略作加味。

二、直肠癌术后呕吐

【病案2】

姜某，男，64岁。2017年7月2日邀笔者会诊。患者因"大便带血伴性状改变6个月"，于2017年6月8日在全麻下行腹腔镜直肠癌扩大根治术。术后诉胃部不适，食欲不振，精神不佳，伴有恶心、干呕，已排气排便，查体腹部平软，西医予口服莫沙必利分散片护胃治疗，但效果不佳。刻下症见：恶心，纳差，厌食，口中吐涎唾，腹中有灼热感。脉虚滑，舌红，苔白偏厚。

诊断：中医诊断：呕吐，痰火上逆证；西医诊断：直肠癌术后。

治法：化痰清热，降逆止呕。

处方：姜半夏12g，陈皮10g，茯苓10g，甘草6g，枳壳10g，竹茹10g，黄连6g，吴茱萸2g，苏叶10g，生姜10g，丹皮10g，栀子10g，山楂10g，山药15g。3剂，免煎颗粒，每日1剂，少量多次频服。

7月14日二诊：患者诉服药1次后，恶心即明显缓解，并于7月5日出院。目前未出现恶心，胃口好转，但排便不通畅。改用他方继续治疗。

三、化疗后呕吐

【病案3】

李某，女，68岁。2017年3月31日至笔者处就诊。患者于5余年前诊断为卵巢恶性肿瘤，于2012年3月行腹腔镜全子宫、双附件切除术，术前、术后各行2周期化疗。1年前出现重度贫血，遂行相关检查，提示卵巢癌伴结肠、肝、多处淋巴结转移，于2015年11月—2016年2月接受紫杉醇270mg d1＋顺铂40mg d1-3化疗6周期。2016年10月复查考虑肿瘤进展，2016年10月、11月接受多西他赛110mg d1＋卡铂500mg d2化疗2周期。2016年11月复查评估考虑原有方案疗效不佳，更改为吉西他滨联合卡培他滨片口服化疗。2017年3月20日复查CT提示病情进展，于3月21日入院治疗。住院诊断：右卵巢中分化腺癌术后（Ⅳ期），结肠继发恶性肿瘤，肝继发恶性肿瘤，肺继发恶性肿瘤，多处淋巴结继发恶性肿瘤。治疗方案：拟予以TP方案化疗，考虑既往顺铂耐药，更换为奥沙利铂。患者化疗中出现严重呕吐，化疗后白细胞减少。刻下症见：纳差，恶心，饮食呕吐，腹胀痛，大便不畅，疲倦乏力。脉虚滑，舌淡红，苔白厚。

诊断：中医诊断：呕吐，脾虚痰浊上逆证；西医诊断：恶性肿瘤化疗后。

治法：益气扶正，健脾开胃，化痰清热，降逆止呕。

处方：北沙参30g，白术10g，茯苓10g，甘草5g，姜半夏10g，陈皮10g，枳壳10g，竹茹10g，砂仁5g，黄连5g，紫苏叶10g，延胡索15g，郁金10g，徐长卿 30g，六神曲 15g，鸡内金 15g，莱菔子 15g，黄芪 15g，当归 10g，黄精 15g，女贞子 15g，大枣 10g，鸡血藤 30g。3 剂，每剂加生姜 3 片同煎，少量多次频服，1 剂分 2 日服或酌情服用。

4 月 6 日二诊：患者服药后恶心、呕吐明显缓解，已可正常饮食，大便亦转通畅。续以前方加减。

此后，患者于 2017 年 4 月、5 月又行化疗 2 次，化疗中呕吐、纳差、腹痛症状明显，续以此方加减调理或照原方服用，皆可明显改善胃肠道不适症状。

四、妊娠恶阻

【病案 4】

彭某，女，27 岁。2016 年 9 月 22 日至笔者处就诊。患者妊娠 10 周，1 周前出现恶心、呕吐，不欲饮食，食则呕甚，严重时呕吐物中带血，伴有胃脘胀、嗳气。脉右侧细滑，舌淡红，苔薄白。

诊断：中医诊断：妊娠恶阻，脾虚痰气上逆证；西医诊断：早孕反应。

治法：健脾化痰，降逆止呕。

处方：北沙参 30g，白术 10g，茯苓 10g，甘草 5g，姜半夏 10g，陈皮 10g，枳壳 10g，竹茹 10g，砂仁 5g，生姜 10g，黄连 5g，苏叶 10g，神曲 15g，桑寄生 15g。3 剂，免煎颗粒，少量多次频服，每日 1 剂或酌情服用。

1 周后患者回复，服药后恶心即逐渐缓解，服完药后未再出现明显恶心。后产一男婴，身体健康。

五、总结

温胆汤为古代名方，主治胆郁痰扰之证，症见胆怯易惊，头眩心悸，心烦不眠，夜多异梦；或呕恶呃逆，眩晕，癫痫。郑老常用来治疗恶心、失眠、眩晕及神志异常等。其中半夏化痰降逆，枳壳下气和胃，竹茹除烦止呕，配合陈皮、茯苓，对于痰浊上逆之恶心、呕吐，疗效良好。临床使用本方时，以呕吐见痰涎者为宜，其脉多弦滑，舌苔多厚腻。但对于舌苔薄或少苔，非弦滑之脉象者，亦可斟酌使用本方，此为舍脉舍舌从症也。

连苏饮出自薛雪《湿热论》，对于胃热上逆之呕吐效果良好。其中黄连苦寒降逆，苏叶宽中下气。临床使用时，若见胃寒之证，亦可酌情考虑本方，即少用黄连，再加入生姜。

对于呕吐患者，服用中药时，可根据患者情况，采取少量多次频服的方法，既使药物得以进入胃中，又不至于将药物吐出，以致功亏一篑。

（余宗洋　整理）

多皮饮在皮肤病中的应用

多皮饮，一般指的是著名中医皮肤病专家赵炳南之方，原方为：地骨皮、五加皮、桑白皮、干姜皮、大腹皮、白鲜皮、粉丹皮、赤苓皮、冬瓜皮、扁豆皮、川槿皮。此方由华佗五皮饮化裁而来，功效健脾除湿、疏风和血，主治亚急性、慢性荨麻疹。郑老在此方基础上，结合自身经验，亦逐渐提炼出一套多皮饮组方，广泛用于多种皮肤病的治疗，兹将经验介绍于下。

一、组方及功效

郑老提炼之多皮饮，由四皮三藤组成，全方组成及常用剂量为：桑白皮15g，地骨皮15g，白鲜皮15g，牡丹皮10g，钩藤15g，忍冬藤30g，夜交藤30g。全方清泻皮肤邪热，可治疗多种皮肤病如湿疹、荨麻疹、银屑病、神经性皮炎等之皮肤瘙痒症。方中桑白皮、地骨皮清泻皮肤之热邪，牡丹皮凉血除热，白鲜皮、钩藤祛风止痒，忍冬藤清热通络，夜交藤养血通络，可治疗多种无名瘙痒。诸皮合用，以皮治皮，清热凉血疏风，用以治疗皮肤瘙痒症，辅以诸藤，疏而通之，其效更佳。

以此方为基础，若兼血分热盛者，加犀角地黄汤（现以水牛角代犀角）；气分热盛者，加白虎汤；湿盛者，加苦参、土茯苓；风盛者，加荆芥、生地；瘙痒明显者，加地肤子、徐长卿；皮肤过敏者，合过敏煎。若其人胃气素弱，消化不良者，合四君子汤及神曲为宜；若瘙痒而见烦躁焦虑、坐卧不安者，可合百合知母汤及甘麦大枣汤。

二、病案举隅

【病案1】

陈某，男，34岁。2014年5月9日至郑老处就诊。患者苦于慢性荨麻疹1年余，每日发作，夜间明显，受热后尤甚。发作时遍身起红色风团疙瘩，瘙痒异常，难以入睡。间断服用过抗过敏西药治疗，但仅能短时间内减轻症状，未有治愈之象。刻下症见：皮肤瘙痒如前所述，伴有口苦、尿黄。脉沉滑有力，舌红，苔腻。

诊断：中医诊断：瘾疹，血热炽盛兼有湿热证；西医诊断：慢性荨麻疹。

治法：凉血清热，除湿泻火。

处方：银柴胡10g，防风5g，五味子10g，乌梅10g，水牛角30g，生地30g，丹皮10g，赤芍10g，桑白皮15g，地骨皮15g，白鲜皮15g，钩藤15g，忍冬藤30g，夜交藤30g，苦参10g，徐长卿15g，土茯苓30g，白茅根30g，白花蛇舌草

30g，六月雪 30g，荆芥 10g，神曲 15g，茵陈 10g，栀子 10g。5 剂，每剂水煎 3 遍，混合后分 6 次服，每日 3 次，饭后 1 小时服。

6 月 4 日二诊：患者服药后荨麻疹发作已明显减轻，其间亦未服用过西药，因号源已满，自行续方至二诊之日。于前方略作加减，苦参增至 15g，徐长卿增至 30g，土茯苓增至 50g；神曲改为红曲 6g。5 剂，煎服同前法。

此后患者复诊时，诉荨麻疹未再发作。于前方略作加减继续巩固。后其母亲来诊时，诉其荨麻疹已痊愈。

【按语】 荨麻疹古谓之瘾疹，以全身突发风团疙瘩、伴有瘙痒为主症，时隐时现，故谓之"瘾"。急性者，多发病急、来势猛；慢性者，反复发作，经久不愈。现代医学多认为其发作与过敏反应有关。笔者曾对荨麻疹之脉象做过较多临床观察，其证型虽有异，但多数脉来以沉滑数且有力为主，沉为在里，数为有热，有力为实，滑为邪气鼓动之象。故其病虽发于皮肤，而实因血分有邪热所致，又或见舌体胖大、苔浊厚腻，乃湿郁热邪于内，不得发散，治当以凉血泄热为主，或兼以化湿疏风之品。犀角地黄汤为凉血之主方，配合过敏煎、多皮饮，再略加化湿疏风之品，即成此方。笔者以此法治疗顽固性荨麻疹，多能在 3 个月内痊愈。

【病案 2】

张某，男，79 岁。2019 年 1 月 28 日至笔者处就诊。患者皮肤瘙痒发作数月，以头面部为主，多在温度升高或空气不流通环境下发作，兼见面红灼热、心中烦躁。就诊时因室内温度较高，患者瘙痒难耐，坐立不安。脉洪大兼数，舌质深红。

诊断：中医诊断：风瘙痒，气分热盛、热灼肌肤证；西医诊断：皮肤瘙痒症。

治法：清热解毒，泻火止痒。

处方：石膏 30g，知母 10g，桑白皮 15g，地骨皮 15g，白鲜皮 15g，牡丹皮 10g，钩藤 15g，忍冬藤 30g，夜交藤 30g，地肤子 15g，徐长卿 15g，神曲 10g，甘草 5g。3 剂，每剂水煎 3 遍，混合后分 3 次服，每日 3 次，饭后 1 小时服。

1 月 31 日复诊：患者服药后皮肤瘙痒灼热明显缓解，心中欢喜，不再烦躁。以前方为主，续予 3 剂调理而愈。

【按语】 本案患者因其脉来非沉，而见洪大，故断定其热乃在气分，而非血分，故在多皮饮基础上，加入石膏、知母，药证相合，故效果显著。方中徐长卿，郑老谓之有止痛、止痒、抑制免疫之功，常在皮肤病治疗中配合应用，效果良好。

【病案 3】

熊某，男，61 岁。2014 年 6 月 20 日至郑老处就诊。患者从事电焊工职业，自诉长期高温工作，工作后常大汗淋漓，又喜立即吹风扇，2007 年春出现全身皮肤瘙痒,至夏季尤为明显,曾在多处治疗未愈,后又经一医生治疗,用药后瘙痒大部分转至头部,至今如此。刻下症见:头面部大片红斑及疙瘩,伴有暗色疮痕,颈胸部皮肤鲜红,四肢尚轻,瘙痒明显。既往有胃病病史,不能食冷,大便稀溏。脉沉滑,舌质红,苔薄黄。

诊断:中医诊断:风瘙痒,血热炽盛、热郁肌肤证;西医诊断:皮肤瘙痒症。

治法:凉血解毒,清热止痒。

处方:水牛角 30g,生地 30g,丹皮 10g,白芍 15g,银柴胡 10g,防风 5g,五味子 10g,乌梅 10g,苦参 15g,徐长卿 30g,土茯苓 30g,桑白皮 15g,地骨皮 15g,白鲜皮 15g,钩藤 15g,忍冬藤 30g,夜交藤 30g,黄连 5g,苍术 15g,车前草 15g,神曲 15g,甘草 10g,百合 30g,知母 10g。5 剂,每剂水煎 3 遍,混合后分 6 次服,每日 3 次,饭后 1 小时服。

6 月 30 日二诊:患者服药后皮肤瘙痒有所缓解,但头面部红斑仍明显。于前方去百合、知母;加当归 10g,川芎 10g,桃仁 10g,红花 10g,夏枯草 15g。5 剂,煎服同前法。

7 月 9 日三诊:患者头面部红斑有所消退,瘙痒好转大半,近期出现耳鸣,改用补肾活血法,以补阳还五汤合六味地黄汤为主。处方:生地 15g,山药 15g,山茱萸 15g,丹皮 10g,茯苓 10g,泽泻 10g,丹参 30g,葛根 30g,石菖蒲 10g,骨碎补 15g,银柴胡 10g,防风 5g,五味子 10g,乌梅 10g,苦参 10g,徐长卿 15g,土茯苓 30g,当归 10g,川芎 10g,白芍 15g,桃仁 10g,红花 10g,益智仁 10g,神曲 15g,地肤子 15g,白鲜皮 15g,刺蒺藜 15g。10 剂,煎服同前法。

7 月 29 日患者因胃脘痛前来就诊,诉三诊后服药 6 剂已痊愈,余药未再服。目前头上红斑疙瘩消失,唯颈及胸前皮肤仍残留红色,但不再瘙痒。后常因胃病复诊,皮肤病未见复发。

【按语】 本案患者瘙痒日久,头面部红斑及疙瘩反复出现,且可见明显疮痕,此为久病入络,血行瘀滞,故二诊时在多皮饮基础上加入活血药物后,疗效明显提高。

【病案 4】

明某,男,42 岁。2015 年 2 月 13 日至郑老处就诊。患者从事船员职业,长期在船上工作,喜食肥甘厚味,素体多湿热。患皮肤病 10 余年,遍身起红疙瘩,瘙痒。曾间断服药,但病稍愈则弃药而纵其欲。刻下症见:全身皮肤多发结节肿块,色红,瘙痒异常,小便黏如油珠,且灼热黄赤,若食肥肉则肝区不适,体检有脂肪肝、胆结石。脉沉滑有力,舌红,苔黄厚。

诊断:中医诊断:马疥,热毒炽盛、湿浊壅滞证;西医诊断:结节性痒疹。

治法:清热泄火,除湿化浊。

处方:柴胡 10g,赤芍 30g,枳壳 10g,甘草 10g,茵陈 10g,山楂 25g,红曲

12g，虎杖 30g，苦参 20g，金钱草 50g，鸡内金 15g，郁金 10g，白花蛇舌草 50g，白茅根 50g，石韦 30g，水牛角 50g，生地 30g，丹皮 10g，桑白皮 15g，地骨皮 15g，白鲜皮 15g，钩藤 15g，忍冬藤 30g，六月雪 30g，土茯苓 50g，徐长卿 30g，败酱草 30g。5 剂，每剂水煎 3 遍，混合后分 6 次服，每日 3 次，饭后 1 小时服。

患者服药后诸症明显缓解，但因工作关系未能连续服药。其后病情或有反复，随即照此方服用数剂即减轻。后数年中随访患者数次，皮肤未出现明显瘙痒。

【按语】 本案患者病久日深，且与湿热夹杂，胶着难解，故重用苦参、金钱草、白花蛇舌草、白茅根、土茯苓等清热除湿药，配合多皮饮，共奏除湿化浊、清热止痒之功。患者合并脂肪肝、胆结石，故同时合入四逆散、茵陈、山楂、鸡内金、郁金等疏肝利胆排石之品。

【病案5】

余某，男，50 岁。2018 年 1 月 26 日至郑老处就诊。患者为多发性骨髓瘤患者，近期突发全身皮肤多处红疹，瘙痒明显，伴见皮肤发红、灼热，考虑为用某西药后的过敏反应。刻下症见：皮疹瘙痒如前所述，兼身痛，喘息明显。脉沉细，舌淡红，苔薄白。

诊断：中医诊断：药疹，邪热入于血分证；西医诊断：药物性皮炎。

治法：凉血泻热为主，兼以扶正通络止痛。

处方：银柴胡 10g，防风 5g，五味子 10g，乌梅 10g，桑白皮 15g，地骨皮 15g，白鲜皮 15g，丹皮 10g，钩藤 15g，忍冬藤 30g，夜交藤 30g，苦参 10g，徐长卿 30g，土茯苓 30g，紫草 10g，水牛角 30g，生地 30g，白芍 60g，甘草 10g，元胡 30g，郁金 10g，全蝎 8g，生蒲黄 15g（包煎），五灵脂 15g，神曲 15g，紫河车 15g，红景天 10g。5 剂，每剂水煎 3 遍，混合后分 6 次服，每日 3 次，饭后 1 小时服。

患者服药 3 剂后，皮疹即明显消退，瘙痒感消失。

【按语】 治疗药物过敏导致的皮肤瘙痒，一是要尽快找出并停用致敏药物，二是可用多皮饮合过敏煎治疗，多能在短时间内消除不适症状。

三、总结

瘙痒一症，《素问·风论》谓"风气藏于皮肤之间，内不得通，外不得泄"，仲景谓"以其不能得小汗出，身必痒"，用桂枝麻黄各半汤；治疗"瘀热在里，身必黄"之麻黄连轺赤小豆汤亦多用于皮肤病。其治皆以疏泄内郁之邪气为主。多皮饮清泻皮肤之热，疏通瘀滞邪气，对于皮肤瘙痒以热盛为主者，治疗效果良好。其组方虽与古方有异，但其宗旨却与古法相通，且取类比象，以皮治皮，实为良方。

笔者在跟诊于郑老时，见郑老以此方为主，治愈多种类型的皮肤病多例，其他如湿疹、神经性皮炎等，或因病案记录未备，或因皮肤病种类繁多，不能一一详知其名，故仅列数例载于此。对于银屑病，此方亦有一定疗效，但要彻底治愈，还需进一步的探索。

（余宗洋　整理）

补中益气方的临床应用

补中益气之概念，最早是金代李东垣提出来的，其创立的补中益气汤等方，被后世医家尊崇且广泛应用。如明代张介宾的举元煎，民国张锡纯的升陷汤，皆是在此基础上化裁而来。郑老对于东垣学术思想亦有较深入的研究，根据其补中益气汤等诸方，提炼出补中益气治疗法则的基本方，即：黄芪、人参、升麻、柴胡，因其与补中益气汤原方有所不同，郑老称之为补中益气方，广泛应用于临床，疗效极佳。兹将郑老补中益气方之应用经验，略介绍于下。

一、处方及剂量

郑老提炼之补中益气方由四味药组成，即：黄芪、人参、升麻、柴胡。其中黄芪、人参补益全身之气，升麻、柴胡升举阳气，主治同东垣补中益气汤，凡有气虚下陷之证，皆可考虑使用本方。因方中参、芪、升、柴皆为纯阳之药，对于热性体质者，恐助其火气，故郑老常用西洋参、太子参、北沙参等补气养阴之药代替人参，气虚轻者，最喜用北沙参，气虚重者，逐次用太子参、西洋参，或诸参合用；对于体质偏于阳虚者，则多选用红参。

一般剂量为黄芪30g，北沙参30g（或人参10g），参、芪的剂量，亦要根据患者气虚程度而灵活调整。气虚轻者，参、芪可减少至15g；气虚重者，参、芪可用至60g以上，但不宜盲目重用，因补中益气方为轻清之剂，过重恐不能达到升举之功，反而会降低疗效，故一定要根据其气虚之程度，选择恰当的剂量。对于脘腹胀满者，要适当减少参、芪的剂量，或应同时加入行气助运之品，因参、芪补气，用量过大可致壅塞，加重胀满的症状。升麻、柴胡剂量通常在5～10g，气陷严重者，剂量一般选用10g，但不宜超过10g，过量亦反失升举之功，而至于疏泄、退热矣。对于血压偏高者，应慎用升、柴，剂量一般在5g左右；对于有咯血、吐血的患者，升、柴使用更要谨慎，可用升、柴各3g，蜜炙后入药。

二、临床应用

气虚下陷，并非一种特有的疾病，而是一种可广泛见于诸多疾病的证候。

凡症见疲乏怠倦、气短懒言者,皆可考虑使用补中益气方。本证多见于慢性胃肠疾病、冠心病、慢性阻塞性肺疾病、脑供血不足、多种慢性消耗性疾病、脏器下垂(胃下垂、肛门脱垂、子宫脱垂、疝气等)、功能失调性子宫出血及低血压等病症。现将郑老补中益气方在一些常见病中的应用略列举如下。

(一)慢性胃炎

慢性胃炎,是脾胃多种慢性病症的统称,因脾胃主司人体的饮食消化,消化不良则人体营养供给不足,故见怠倦乏力;又脾气主升,若脾气不升,则可出现短气懒言、头昏等症。故补中益气方在慢性胃病的治疗中应用甚多。但值得注意的是,慢性胃病症状表现各异,证候往往虚实夹杂、寒热互见,常同时兼有数种证型,需要分清何证为主、何证为次,选方以何为主、以何为辅,方能契合病机,用之有效。具体辨治方法,在本书第二章"大方复治法治疗慢性胃病经验"中,有较详细论述。

(二)慢性结肠炎

慢性结肠炎,长久腹泻者,正气消耗,可多兼有或导致气虚下陷。治疗上,除了常规的健脾止泻、除湿止泻、温中止泻等法外,若兼见气短乏力,伴气虚下陷证者,在处方中配合补中益气法,往往可增强疗效。东垣《脾胃论》中有升阳汤及升阳除湿汤,即应用升提阳气法治疗腹泻。郑老治疗慢性腹泻,若患者兼见短气乏力、肛门下坠,甚至大便失禁之症,常会在处方中合入补中益气方及乌梅、诃子,以益气升阳、收敛止泻。

(三)头窍诸疾

《灵枢·口问》曰:"上气不足,脑为之不满,耳为之苦鸣,头为之苦倾,目为之眩。"若人气血不足,清阳不升,甚则反降,则可出现头昏、眼花、耳鸣诸症,或见其一,或见二三,且其人多兼短气疲乏,食少纳差。治宜补中益气法,或配合归脾汤、八珍汤等补益气血,或配合香砂六君子、保和丸等健脾开胃助运,使脾胃健旺、气血充足、清阳上升,则诸症自除。若头昏兼有瘀血阻滞,郑老常用补中益气方配合补阳还五汤,益气活血通络。

(四)功能失调性子宫出血

妇女月经量过多,或经期延长,月经淋漓不尽,兼见气短乏力,甚或贫血者,多因气虚不能摄血,血不归经而致漏下,或虽有其他原因引起崩漏,但血出既多,亦必引起气血亏虚,治宜益气摄血,升举清阳以止漏下,选用补中益气方,常配合二至丸养阴以止血。少女青春期崩漏,多伴有肾精不足,常以此方配合五子衍宗丸治疗;妇女更年期崩漏,多见于肾阴阳两虚,可以此方配合二仙汤治疗。若兼有瘀血者,常配合当归炭、蒲黄炭、三七等,化瘀止血。

(五)脏器下垂

人体脏器居于胸腹中,因系膜之维系,赖中气以举升,方各安其位。若中气不足，气虚下陷，则系膜无力维系脏腑，可致脏器下垂。治宜补中益气、升举清阳。胃下垂及子宫下垂者，加枳壳；肛门脱垂者，加乌梅、诃子；癫疝一侧睾丸肿大者，加乌药、橘核、荔枝核，暖肝行气消肿。

三、总结

郑老使用补中益气方，并不局限于治疗某病，凡有气虚下陷之证，不论其为主证还是为兼证，皆可选用。短气乏力，是使用本方的第一指征，所谓短气，是患者自觉胸中气少，气不足以息，或心中空虚，有如下坠感，多伴有语声低微，乏力怠倦，饥饿或劳累后症状加重，诊脉多见虚软乏力。其余如脏器下垂、崩漏等，虽未见明显短气症状，亦可考虑属气虚下陷证。

值得注意的是，不少患者常会把胸闷一症，也描述为短气，需详加鉴别。胸闷之呼吸不畅，与短气之不足以息，有相似之处，容易混淆。但胸闷多由气滞引起，治宜宽胸顺气，与治疗短气之补中益气法截然不同。若患者表述不清楚，可通过观察其兼症来判断：气滞之胸闷，多由情志不遂引发，往往生气后可加重，得嗳气则减轻，脉多见沉弦，与前所述气虚下陷之证有别。但若患者同时兼有气虚及气滞证，则又应辨别其孰多孰少，孰为主孰为次，方可将补中益气法运用得心应手。

（余宗洋　整理）

应用苦参的经验

郑老行医 50 余载，对许多中药的药性及主治功效有着很深刻的体会，现将郑老临床中应用苦参的经验和方法介绍如下，以供同道参考。

一、苦参历史源流

苦参始载于《神农本草经》，列为中品，曰："味苦寒，主心腹结气，癥瘕积聚，黄疸，尿有余沥，逐水，除痈肿，补中，明目，止泪。一名水槐，一名苦识。生山谷及田野。"其味极苦，性寒，现代中药学教材一般将其归类于清热燥湿药，具有清热燥湿、止痒、杀虫、利尿等作用，常用于治疗热痢、便血、黄疸、尿闭、赤白带下、阴肿阴痒、湿疹、湿疮、皮肤瘙痒、疥癣麻风等病症。

二、临床应用

（一）抗乙肝病毒

郑老应用苦参治疗慢性乙型病毒性肝炎，常与山豆根同用。药理实验表明，苦参碱具有一定程度的减轻肝实质细胞和非实质细胞损伤的作用，而且对肝细胞、肝窦内皮细胞也有较好的保护作用。还有研究表明，苦参碱对肝星状细胞及成纤维细胞增殖均有抑制作用。

【病案1】

彭某，男，38岁。2016年11月27日至笔者处就诊。患者有慢性乙肝病史，曾口服恩替卡韦治疗，但家贫，长期服药不堪重负，已自行停药，要求中药治疗。笔者初告知其西药治疗较规范，应为首选，若用中药治疗，亦需长时间服药，且需定期复查肝功能等，花费亦不小。患者仍坚持要求中药治疗，笔者试为之诊治。刻下症见：肝区隐痛不适，疲乏怠倦，睡眠欠佳。当日查肝功能：谷丙转氨酶612U/L，谷草转氨酶271U/L；乙肝五项检查提示大三阳；乙肝病毒DNA：3.5E7IU/ml。脉左关滑数，舌苔厚腻。

诊断：中医诊断：胁痛，湿热内蕴证；西医诊断：慢性乙型病毒性肝炎。

治法：疏肝行气，清热除湿，解毒化浊。

处方：柴胡10g，白芍15g，枳壳10g，甘草6g，苦参10g，山豆根6g，半枝莲30g，白花蛇舌草30g，垂盆草30g，枸杞子15g，女贞子15g，五味子10g，灵芝30g，红曲12g，百合30g，知母10g，小麦30g，大枣10g，黄精30g，枣仁30g。6剂，共为细末，口服，每次12g，每日3次。

2017年1月15日二诊：患者已服中药散剂近50天。复查肝功能：谷丙转氨酶224U/L，谷草转氨酶105U/L。药后有效，笔者亦信心大增，续以前方为主加减，作散剂予之。

之后患者约每2个月于笔者处复诊一次，复查肝功能等，逐渐好转。2017年11月19日，复查肝功能：谷丙转氨酶76U/L，谷草转氨酶58U/L；乙肝病毒DNA：4.3E3IU/ml。患者服药约1年，病情基本控制。

（二）抗心律失常

苦参配合益气养阴药物西洋参、麦冬、五味子、玉竹，可有效改善心动过速或心律不齐。现代药理研究表明，苦参碱和氧化苦参碱，以及苦参总碱，对乌头碱和结扎左冠状动脉前降支诱发的心律失常大鼠模型有对抗作用，对诱发小鼠心房纤颤或扑动具有拮抗作用。苦参碱也有治疗心肌梗死后心律失常的作用。

【病案2】

李某，男，34岁。2018年5月23日至郑老处就诊。患者反复心悸1年，加重2天。刻下症见：心悸，伴心前区隐痛，胸闷，疲乏短气，失眠，大便稀溏。心率105次/min。脉数，脉来不齐，舌质暗红，少苔。

诊断：中医诊断：心悸，气阴两虚、心脉瘀阻证；西医诊断：心律不齐。

治法：益气养阴，活血通脉，安神定悸。

处方：黄芪30g，北沙参30g，西洋参10g，升麻10g，柴胡10g，麦冬15g，五味子10g，玉竹15g，苦参10g，炙甘草10g，川芎10g，赤芍10g，丹参30g，葛根 15g, 黄精 30g, 酸枣仁 30g, 芡实 15g, 莲子 15g, 灵芝 30g, 刺五加 15g, 百合 30g。5 剂, 每剂水煎 3 遍, 混合后分 4 次服, 每日 3 次, 饭后 1 小时服。

5 月 30 日二诊: 患者服药后心悸症状明显改善, 测心率 85 次 /min, 脉律转整齐, 疲乏短气症状亦好转。于前方去升麻、柴胡, 继服 14 剂, 诸症消失。

(三) 治皮肤瘙痒

苦参清热燥湿、杀虫解毒, 具有良好的止痒作用, 可治疗多种皮肤病。现代药理研究亦表明苦参水煎液对金黄色葡萄球菌、甲型链球菌、乙型链球菌等均有明显抑制作用。

【病案 3】

李某, 女, 56 岁。2017 年 10 月 20 日至郑老处就诊。患者反复皮肤瘙痒 3 个月余。刻下症见: 全身皮肤瘙痒, 搔抓后有红色抓痕, 遇热后瘙痒加重。平素易感冒, 饮食消化欠佳, 自诉对海鲜过敏。脉弦数, 舌红, 苔薄黄。

诊断: 中医诊断: 风瘙痒病, 血热炽盛证; 西医诊断: 过敏性皮炎。

治法: 清热凉血, 祛风止痒。

处方: 桑白皮 15g, 地骨皮 15g, 白鲜皮 15g, 牡丹皮 10g, 钩藤 15g, 忍冬藤 30g, 黄芪 30g, 白术 10g, 防风 5g, 地黄 30g, 荆芥 10g, 苦参 10g, 甘草 10g, 北沙参 15g, 茯苓 10g, 神曲 15g。5 剂, 每剂水煎 3 遍, 混合后分 4 次服, 每日 3 次, 饭后 1 小时服。并嘱患者节饮食, 不宜过食肥甘厚腻、辛辣香燥之品。

10 月 27 日二诊: 患者服药后瘙痒症状明显缓解, 续予前方 10 剂加减治疗。后患者未再来诊, 电话随访已痊愈。

三、总结

郑老对单味药的不同功效有较深刻的见解, 认为同一种药物, 因用量有别、配伍不同, 亦可发挥不同的治疗作用。临床应用苦参治疗肝病、心系病、皮肤病, 均取得了较好的疗效。需要注意的是, 苦参性寒味苦, 易损伤脾胃, 故脾胃虚弱者慎用, 临床使用剂量不宜太大, 一般每日剂量不超过 10g, 且需佐以甘草 10g, 调和药性, 改善口感。郑老通过将辨病与辨证相结合, 将传统功效、临床经验、现代药理研究结论相融合, 极大地提高了临床应用苦参的疗效, 拓宽了其应用范围。

(魏大荣　整理)

应用鹿角制剂的经验

鹿角又名斑龙角, 为鹿科动物梅花鹿或马鹿已骨化的老角, 药用多镑成圆形、椭圆形或不规则薄片, 称为鹿角片。其性温, 味咸, 入肝、肾经, 有温肾阳、强筋骨、行血消肿之功效，常用于治疗肾阳不足，阳痿遗精，腰脊冷痛，阴疽疮疡，乳痈初起，瘀血肿痛等病症。鹿角胶是鹿角熬成的胶，有温补肝肾、益精养血之功效，常用于治疗血虚头晕，腰膝酸冷，虚劳消瘦等病症。熬制鹿角胶后剩余的药渣为鹿角霜，有温肾助阳、收敛止血之功效，常用于治疗脾肾阳虚，白带过多，遗尿尿频，崩漏下血，疮疡不敛等病症。郑老熟悉各种鹿角制剂的功效和用法，临床用以治疗多种病症。兹将其应用鹿角制剂的经验略介绍如下。

一、类风湿关节炎

《素问·痹论》言："风寒湿三气杂至，合而为痹也。"若肾阳不足，阴寒内盛，寒湿之邪气则易客于关节，痹阻不通，而发为痹；或痹病日久，寒湿之邪盛，而阳气日衰，则发为痼疾，缠绵难愈。寒湿得温则化，治当散寒除湿，温补肾阳。郑老常用鹿角片治疗类风湿关节炎，取其益肾壮骨、温阳散寒、消肿散结之功。

【病案1】

牟某，女，46岁。2017年6月9日至郑老处就诊。既往有类风湿关节炎病史10年。刻下症见：四肢关节疼痛，遇冷后加重，手指关节变形。平素心慌气短，纳差，烦躁易怒。脉沉细，舌质淡，苔白厚。

诊断：中医诊断：尪痹，肾阳不足、寒湿阻络证；西医诊断：类风湿关节炎。

治法：补肾温阳，散寒除湿，通络止痛。

处方：黄芪40g，党参40g，升麻10g，柴胡10g，白术10g，茯苓10g，甘草5g，陈皮10g，砂仁6g，神曲20g，白芍15g，枳壳10g，当归10g，桑枝30g，姜黄10g，牛膝15g，桑寄生15g，骨碎补15g，刘寄奴15g，僵蚕10g，全蝎5g，防风5g，鹿角6g（先煎），仙茅10g，淫羊藿15g，巴戟天10g，穿山甲5g（先煎）。5剂，每剂水煎3遍，混合后分6次服，每日3次，饭后1小时服。

患者服药后关节疼痛有所减轻。续以此方加减治疗3个月，诸症缓解。

二、乳腺增生

鹿角由鹿之督脉及气血所化生，禀纯阳之性，故可温肾助阳，除寒散结，如其在阳和汤中之运用。郑老常用鹿角片配合穿山甲治疗乳腺增生。现代药理研究发现，鹿角能够使乳腺腺泡萎缩，腺泡数目减少，使导管扩张不明显，部分乳腺恢复正常。

【病案2】

杨某，女，25岁。2017年5月3日至郑老处就诊。患者乳房胀痛4个月余，自诉可扪及乳房有结节及包块，表面光滑，伴有怕冷，夜尿多，痛经。脉弦细,舌淡苔薄。钼靶检查提示:乳腺增生。

诊断:中医诊断:乳癖,肾阳不足、气滞寒凝证;西医诊断:乳腺增生。

治法:补肾温阳,行气散结。

处方:地黄 15g,山药 15g,山茱萸 15g,牡丹皮 10g,茯苓 10g,泽泻 10g,仙茅 10g,淫羊藿 15g,巴戟天 10g,鹿角片 10g(先煎),穿山甲 5g(先煎),柴胡 10g,白芍 15g,枳壳 10g,甘草 5g,当归 10g,益母草 10g。5 剂,每剂水煎 3 遍,混合后分 6 次服,每日 3 次,饭后 1 小时服。

患者服药 5 剂后,乳房胀痛即明显减轻。后共服药 40 余剂,乳房结块消失。

三、男科疾病

鹿角胶能补肾阳、益精血,《玉楸药解》载其可"温肝补肾、滋益精血,治阳痿精滑"。如男子阳痿不举,可配伍肉苁蓉、淫羊藿等补肾壮阳药,起助肾阳、举痿软之效。

【病案 3】

莫某,男,46 岁。2016 年 7 月 3 日至郑老处就诊。主诉阳痿、早泄 3 个月余。刻下症见:腰膝酸软,神疲乏力,怕冷,易感冒。脉细弱,舌淡苔薄。

诊断:中医诊断:阳痿,阴阳两虚证;西医诊断:勃起功能障碍。

治法:补肾益精,平补阴阳。

处方:地黄 15g,山药 15g,山茱萸 15g,牡丹皮 10g,茯苓 10g,泽泻 10g,知母 10g,黄柏 5g,补骨脂 10g,仙茅 10g,淫羊藿 15g,巴戟天 10g,鹿角胶 15g(烊化),枸杞子 15g,菟丝子 15g,黄芪 15g,白术 10g,防风 5g,灵芝 30g,刺五加 15g。5 剂,每剂水煎 3 遍,混合后分 6 次服,每日 3 次,饭后 1 小时服。

服药 5 剂后,患者自诉勃起功能有所恢复,信心大增,守方继服 1 个月,勃起功能恢复正常。

四、月经病

鹿角胶温肾助阳、填补精血,对于月经病属肾阳不足、冲任虚寒者,郑老常将鹿角胶与仙茅、淫羊藿等同用,以助阳散寒,调摄冲任。

【病案 4】

付某,女,28 岁。2018 年 3 月 2 日至郑老处就诊。患者于 5 个月前无明显诱因出现月经周期不规则,或前或后无定期,月经前有少量褐色血,月经量少,颜色尚可,末次月经 2018 年 2 月 22 日至,既往有 1 次流产史。刻下症见:怕冷,疲乏,短气。脉细,舌淡红,苔薄白。

诊断:中医诊断:月经先后不定期,肾阳不足证;西医诊断:功能失调性子宫出血。

治法：温补肾阳，调摄冲任。

处方：地黄 15g，山药 15g，山茱萸 15g，牡丹皮 10g，茯苓 10g，泽泻 10g，当归 10g，白芍 15g，北沙参 15g，白术 15g，甘草 5g，仙茅 10g，淫羊藿 15g，香附 10g，益母草 10g，黄芪 15g，升麻 5g，柴胡 10g。6 剂，每剂水煎 3 遍，混合后分 4 次服，每日 3 次，饭后 1 小时服。

服药 6 剂后，患者自觉症状无明显缓解，于前方加鹿角胶 10g（烊化），继服 10 剂。

3 月 20 日患者月经来潮，颜色正常，经前无褐色血，经期量可。之后患者共服药 40 余剂，月经恢复正常。

五、总结

郑老对鹿角制剂的使用非常广泛，除上述疾病外，还用鹿角胶配骨碎补以治疗骨质疏松，用鹿角胶、龟甲胶、阿胶相配伍治疗再生障碍性贫血等，兹不一一论述。其他疾病见肾阳虚衰者皆可考虑使用鹿角制剂，常与补肾壮阳、补气养血等药物配伍。阴虚火旺者应禁用鹿角胶，脾虚胃弱及湿热壅盛者应慎用鹿角胶。临床使用时需辨证准确，勿犯虚虚实实之戒。

（魏大荣　整理）

应用全蝎的经验

一、药性浅析

全蝎出自《蜀本草》，味辛、性平，有毒，归肝经，有息风止痉、攻毒散结、通络止痛之效，常用于痉挛抽搐、疮疡肿毒、瘰疬痰核、风湿顽痹和顽固性偏正头痛等病。《开宝本草》曰："疗诸风瘾疹及中风半身不遂，口眼㖞斜，语涩，手足抽掣。"《本草从新》曰："治诸风掉眩，惊痫抽掣，口眼㖞斜……厥阴风木之病。"

二、病案举隅

【病案 1】

牟某，女，46 岁。2017 年 6 月 9 日至郑老处就诊。10 余年前，患者无明显诱因出现全身多处关节肿痛，伴手指晨僵、关节活动受限，上述症状呈反复发作。病程中主要累及颈部、双侧肩关节、肘关节、腕关节、掌指关节、近端指间关节、膝关节及踝关节，并逐渐出现双腕关节及左膝关节变形。4 个月前，患者无明显诱因出现上述各关节疼痛加重，疼痛时关节皮温升高，痛处固定，受凉后加重，伴乏力，气短，纳差，易怒，焦虑。类风湿因子：46.4IU/ml。脉沉细滑，舌淡，苔薄白。

诊断：中医诊断：痹病，寒湿阻络、气血不足、肝肾亏虚证；西医诊断：类风湿关节炎。

治法：益气扶正，补益肝肾，祛风除湿，通络止痛。

处方：黄芪 30g，北沙参 30g，升麻 10g，柴胡 10g，白术 10g，茯苓 10g，甘草 5g，陈皮 10g，砂仁 5g，神曲 15g，百合 30g，知母 10g，小麦 30g，大枣 10g，白芍 15g，枳壳 10g，当归 10g，桑枝 30g，姜黄 10g，牛膝 15g，桑寄生 15g，续断 15g，骨碎补 15g，刘寄奴 15g，僵蚕 10g，全蝎 5g，防风 5g。5 剂，每剂水煎 3 遍，混合后分 6 次服，每日 3 次，饭后 1 小时服。

患者服药 5 剂后，即感疼痛有所缓解，续守方用药 2 个月，关节疼痛明显减轻，复查类风湿因子指数下降。

【按语】 蝎喜居于阴暗潮湿之处，冒露寒湿之气而不受其害，又其性忽静忽动，擅于走窜，与风气相合，是知其能除风寒湿痹，且尤长于通络。郑老常以之配合蜈蚣、僵蚕等虫类药，用以治疗风湿痹之重症。

【病案 2】

郭某，女，40 岁。2007 年 5 月至郑老处就诊。患者既往有癫痫病史 10 年，经常发作，发作时晕倒、抽搐，不省人事，服用苯妥英钠治疗，抽搐未能控制，且近半年来记忆力明显减退。脉弦细，舌红，苔黄腻。

诊断：中医诊断：痫病，肝风上扰、痰浊闭窍证；西医诊断：症状性癫痫。

治法：豁痰开窍，平肝息风。

处方：全蝎 50g，蜈蚣 20 条，僵蚕 100g，天竺黄 100g，天麻 100g，钩藤 100g，菊花 100g，郁金 100g，神曲 100g。1 剂，共为细末，每次 5g，每日 3 次，饭后温水送服。

治疗半年，期间未见癫痫发作。

【按语】 全蝎、蜈蚣等份为末，名为止痉散，可以息风定痉；合天竺黄、胆南星、僵蚕、白附子、半夏化痰涤浊；合天麻、钩藤、刺蒺藜、菊花、夏枯草凉肝息风；合龙胆草、丹皮、栀子清热泻火；等等。根据临证需要灵活组方，可减少或抑制癫痫发作。

【病案 3】

毛某，女，50 岁。2013 年 6 月 10 日至郑老处就诊。主诉蛇串疮愈后疼痛 1 个月，疱疹已愈，但右侧胸胁连背烧灼样疼痛，严重时影响睡眠，心烦口苦。脉弦细，舌红，苔薄黄。

诊断：中医诊断：蛇串疮，湿热未尽、肝气不疏、络脉瘀阻证；西医诊断：带状疱疹后遗神经痛。

治法：清热利湿，疏肝行气，化瘀通络。

处方：柴胡 10g，白芍 50g，枳壳 10g，甘草 5g，川芎 10g，香附 10g，延胡索 30g，郁金 10g，徐长卿 25g，全蝎 5g，蜈蚣 2 条，茵陈 10g，栀子 10g，龙胆草 10g，百合 30g，知母 10g。5 剂，每剂水煎 3 遍，混合后分 4 次服，每日 3 次，饭后 1 小时服。

患者服药 5 剂后，疼痛感即明显减轻，可正常入睡，续服 5 剂而愈。

【按语】 全蝎配合蜈蚣、天麻、钩藤、刺蒺藜、川芎、白芷、白芍、甘草等治疗顽固性头痛、偏头痛，配合柴胡、白芍、枳壳、甘草、延胡索、郁金、徐长卿等治疗顽固性胁痛、带状疱疹后遗神经痛，配合牛膝、桑寄生、续断、骨碎补、刘寄奴、白芍、甘草等治疗坐骨神经痛。

【病案 4】

邓某，女，36 岁。2018 年 3 月 23 日至郑老处就诊。主诉干咳 1 个月，喉痒则咳，闻油烟亦咳，晚上咳甚，伴气短，口咽干，声音嘶哑，大便干，睡眠欠佳。脉弱，舌淡，苔薄。

诊断：中医诊断：咳嗽，肺失宣肃、肺阴不足证；西医诊断：咳嗽变异性哮喘。

治法：脱敏解痉，润肺止咳。

处方：银柴胡 10g，五味子 10g，乌梅 10g，防风 5g，麦冬 15g，天冬 15g，百合 30g，百部 10g，紫菀 10g，枳壳 10g，诃子 10g，黄精 30g，白芍 30g，甘草 5g，全蝎 5g，淫羊藿 10g，北沙参 30g，木蝴蝶 10g，柏子仁 15g，神曲 15g，罂粟壳 5g。5 剂，每剂水煎 3 遍，混合后分 5 次服，每日 3 次，饭后 1 小时服。

患者服药 5 剂后，咳嗽完全消失。

【按语】 全蝎配银柴胡、防风、五味子、乌梅、麦冬、天冬、百合、百部、黄精、紫菀、枳壳、白芍、甘草，脱敏解痉，润肺止咳。

三、总结

虫类药物，多药性峻烈，学会使用虫类药，是提高临床疗效的重要一步。郑老擅长使用全蝎，广泛运用于多种病证中，疗效确切。但全蝎有毒，肝肾功能异常者慎用。临证使用，需注意以下几点：

1. 虫类药可谓兵法中之"奇兵"，对于久治不愈之顽疾或重症效果较好，新病或病情较轻者一般不使用，此乃兵家"以正合，以奇胜"之意。

2. 全蝎易耗伤气血，有中伤胃气之弊，故对年老体弱患者常配伍滋养气血、固护脾胃之品，用其治疗慢性病时不宜作为君药统领全方。

3. 全蝎有毒，善走窜，宜从小剂量（3g）起用，逐渐加大用量，且用量不宜过大，一般每日剂量不超过 6g，研末吞服时一日量为 0.6～0.9g。

4. 运用虫类药前先行肝肾功能检查，肝肾功能不全者慎用，孕妇禁用。

5. 全蝎含动物蛋白，为异体蛋白，少部分患者对全蝎可能会出现过敏反应，一旦发生过敏反应，可用过敏煎治疗。

6. 虫类药不宜高温炮制，以免所含动物蛋白变性，降低其功效。

（秦超　整理）

应用徐长卿的经验

郑老喜用徐长卿治疗胃脘痛、风湿病、皮肤病、肾炎等，辨病辨证用药，配伍精当，疗效确切。现举隅如下，以飨读者。

一、徐长卿研究概述

《神农本草经》最早记载徐长卿，将其归属于上品，谓其"味辛温，主鬼物，百精，蛊毒，疫疾，邪恶气，温疟。久服，强悍轻身。一名鬼督邮。生山谷。"后世医籍多沿用此描述，并随时代变迁不断丰富其主治和功效。《新修本草》谓其治"亡走，啼哭，悲伤，恍惚"，《证类本草》称其"强悍宜腰脚"。此后《本草纲目》附方二则，用于治疗小便关格及注车注船。总而言之，徐长卿性味辛温无毒，功用大体有四：其一驱邪辟秽气，其二安神定志，其三益气延年，其四通利小便。《中药大辞典》记载徐长卿别名众多，现用徐长卿来源于萝藦科植物徐长卿的根及根茎或带根全草。徐长卿具有镇痛、止咳、利水消肿、活血解毒的功效，主治胃痛、牙痛、风湿疼痛、经期腹痛、咳喘、腹水、水肿、痢疾、肠炎、跌打损伤、湿疹、荨麻疹、毒蛇咬伤。现代药理研究表明，徐长卿主要含有丹皮酚成分，具有抗炎镇痛、抗病毒、抗菌、抗蛇毒、免疫调节、抗肿瘤、保护心血管等作用。

二、临床应用

郑老在辨病辨证的基础上，擅用徐长卿治疗胃脘痛、风湿病、皮肤病、肾炎，常获良效，常用剂量为15～30g。

（一）胃脘痛

郑老认为胃脘痛首先分虚实。实者饭后胀痛，嗳气后好转，多与肝郁气滞有关，常选用香附乌药散、柴胡疏肝散加元胡、郁金、徐长卿行气止痛；虚者空腹疼痛，绵绵不休，多与脾胃虚弱有关，多选用六君子汤加白芍、甘草、徐长卿缓急止痛。

【病案1】

刘某，女，44岁。2017年5月29日至笔者处就诊。患者反复上腹部胀痛

1年余,1周前因吵架生气后,上腹部疼痛加重,以胀痛为主,夜间明显,嗳气后好转,伴有烧心,咽喉异物感,有时腹泻,饭后欲大便。脉弦,舌质红,苔薄腻。

诊断:中医诊断:胃脘痛,肝郁气滞、脾虚胃热证;西医诊断:慢性胃炎。

治法:疏肝理气,和胃健脾。

处方:柴胡15g,枳壳15g,白芍30g,甘草10g,香附10g,川芎10g,陈皮10g,元胡15g,郁金10g,徐长卿30g,黄连5g,吴茱萸2g,瓦楞子15g,法半夏10g,厚朴10g,苏叶10g,红藤15g,败酱草15g。5剂,每剂水煎3遍,混合后分3次服,每日3次,饭前服。

患者服药5剂后,症状明显减轻,再进5剂而痊愈。

(二)风湿病

风寒湿三气杂至合而为痹。风气胜者为行痹,多游走疼痛;寒气胜者为寒痹,疼痛剧烈;湿气胜者为着痹,重着肿痛。郑老认为,风湿病必有风邪和湿邪,或合并寒邪,或合并热邪,或合并痰瘀,通常选用九味羌活汤加徐长卿通络止痛,以祛风除湿止痛。气虚兼寒湿者常选用黄芪桂枝五物汤加徐长卿等,以益气养血、祛风除湿、通络止痛。

【病案2】

郎某,女,53岁。2017年8月7日至郑老处就诊。患者1年来手指关节疼痛,以胀痛为主,呈游走性,伴有晨僵,活动后减轻,膝关节疼痛,上坡明显,潮热出汗。绝经1年。脉弦细,舌胖大,边有齿痕,质红,苔薄白。

诊断:中医诊断:痹病,气血不足、肝肾亏虚、风湿阻络证;西医诊断:类风湿关节炎。

治法:益气养血,补益肝肾,祛风通络止痛。

处方:黄芪30g,桂枝10g,白芍15g,生姜10g,大枣10g,甘草5g,桑枝30g,姜黄10g,牛膝15g,桑寄生15g,续断15g,骨碎补15g,土鳖虫10g,全蝎5g,僵蚕10g,徐长卿30g,龙骨15g,牡蛎15g。5剂,每剂水煎3遍,混合后分4次服,每日3次,饭后1小时服。

1周后复诊,患者关节疼痛减轻。后继续守方调理而病情渐愈。

(三)皮肤病

郑老认为,风邪上受,首先犯肺,肺主皮毛,瘙痒是皮肤病的主要症状,与风邪最为相关,风邪与西医之过敏关系密切,常选用玉屏风、过敏煎、多皮饮加徐长卿祛风止痒。若遇热加重或夜间尤甚,多为血热炽盛,常合用犀角地黄汤(现以水牛角代犀角);皮肤脱屑,多属血虚风燥,合用四物汤;渗出黄水,多为湿热蕴肤,加用四妙散。

【病案3】

付某,男,38岁。2018年3月26日至笔者处就诊。患者近半年出现皮肤瘙痒，以四肢为主，遇热加重，遇冷减轻，皮肤干燥。脉滑数，舌质黯，苔腻。

诊断：中医诊断：风瘙痒病，血虚血热证；西医诊断：瘙痒症。

治法：养血凉血，祛风止痒。

处方：川芎 10g，当归 15g，白芍 15g，地黄 30g，防风 5g，荆芥 10g，五味子 10g，乌梅 10g，徐长卿 30g，苦参 10g，土茯苓 30g，甘草 10g，桑白皮 15g，地骨皮 15g，白鲜皮 15g，牡丹皮 15g，钩藤 15g，忍冬藤 30g，首乌藤 30g，水牛角 30g，紫草 10g。5 剂，每剂水煎 3 遍，混合后分 4 次服，每日 3 次，饭前服。

患者服药 15 剂后，皮肤瘙痒明显减轻，继续调理 1 个月而愈。

(四) 慢性肾炎

慢性肾炎是一种免疫系统疾病，常表现为血尿和 / 或蛋白尿。见血尿者多有湿热毒蕴，见蛋白尿者多为肾气不固，反复发作与久病入络、多虚多瘀有关，当活血通络、扶助正气。常用肾功方加徐长卿抑制炎症免疫，若以血尿为主，则加石韦、小蓟、益母草、女贞子、墨旱莲等解毒凉血止血；若以蛋白尿为主，则加水陆二仙丹、僵蚕、蝉蜕、水蛭等固精搜风通络。肾功能异常者，加丹参、红花、黄柏、土茯苓、大黄等活血降浊。

【病案 4】

李某，男，71 岁。2017 年 11 月 6 日至郑老处就诊。患者既往有慢性肾炎病史 3 年。刻下症见：夜尿频，耳鸣。血压 130/80mmHg。近期实验室检查：尿常规：蛋白 (3+)、隐血 (3+)；肾功能：肌酐 268μmol/L，尿素氮 10.45mmol/L。超声提示慢性肾脏病改变、右肾囊肿。脉滑，舌质淡红，苔薄腻。

诊断：中医诊断：肾系病，肾虚湿热证；西医诊断：慢性肾炎。

治法：补肾清热除湿。

处方：地黄 15g，山药 15g，山茱萸 15g，丹皮 10g，茯苓 10g，泽泻 10g，五味子 10g，覆盆子 15g，金樱子 15g，车前子 15g (包煎)，徐长卿 30g，苦参 10g，土茯苓 30g，熟大黄 8g (单包，泡水，兑服)，僵蚕 10g，蝉蜕 10g，女贞子 15g，墨旱莲 15g，白花蛇舌草 30g，白茅根 30g，小蓟 30g，甘草 10g。10 剂，每剂水煎 3 遍，混合后分 5 次服，每日 3 次，饭后 1 小时服。

患者每月复诊，2018 年 3 月 8 日复查，尿常规：蛋白 (2+)、隐血 (1+)；肾功能：肌酐 261.8μmol/L，尿素氮 11.86mmol/L。目前患者病情稳定，还在治疗中。

三、总结

徐长卿具有祛风止痛、温经通络、解毒消肿功效，现代药理研究认为其有抗炎镇痛、免疫抑制、镇静作用。徐长卿的主要成分是丹皮酚，目前已经开发出徐长卿注射液、止痛贴、丹皮酚软膏等制剂，产生较好的社会效益和经济效益，这为中药新药的研究与成果转化提供了借鉴意义。辨病辨证配伍徐长卿治疗胃脘痛、风湿病、皮肤病、肾炎有效。

郑老认为研究中药的临床应用，首先要挖掘文献基础。研究徐长卿的功效需要认真阅读《神农本草经》原文，也要了解后世医家对徐长卿的衍生应用。理解经典文献中的每一句原文，总结药物的功能主治，结合临床去深刻领会。善于从共性药效中找个性，用个性药效特点来指导临床，往往起到意想不到的临床效果；其次要重视中药现代研究。任何事物都需要用发展的眼光去看待，不同时代对中药徐长卿的应用有一定局限性，要充分利用中药药理学基础知识去丰富徐长卿的临床应用。寻求不同功效之间的联系点，找到中药徐长卿药效的物质基础，是开发相关新药的有效途径。

（牟方政　整理）

应用黄精的经验

黄精一药，最早载于陶弘景《名医别录》，其曰："黄精，味甘，平，无毒，主补中益气，除风湿，安五脏，久服轻身延年不饥。"黄精自古为养生家所重视，如葛洪《抱朴子》曰："服食黄精仅十年，乃可大得其益耳……黄精甘美易食，凶年可以与老小休粮"；孙思邈《备急千金要方》载黄精膏，服食可："旧皮脱，颜色变光，花（华）色有异，鬓发更改……不饥渴，长生不老"；李时珍《本草纲目》载《神仙芝草经》云："黄精宽中益气，使五脏调良，肌肉充盛，骨髓坚强，其力增倍，多年不老，颜色鲜明，发白更黑，齿落更生"。历代服食黄精者不乏其人，如《清史稿·卷五百一》："傅山，六岁啖黄精，不谷食，强食之，乃饭。"

郑老擅用黄精治疗多种疾病，经过其多年的临床探索和总结，在继承中创新，把黄精的应用范围进一步扩大，且取得了较好的疗效。今将其经验归纳如下。

一、治疗糖尿病

黄精配合黄芪、黄连、乌梅、天花粉，名三黄梅花汤，可用于西医诊断为糖尿病、中医辨证为气阴两虚者。此方黄芪配合黄精，益气养阴，黄连清热泻火，乌梅、天花粉生津止渴，诸药合用，用于治疗内火偏盛、耗气伤津而症见消渴者，亦有西医所谓降低血糖之功效。

二、治疗高血压

黄精配合益母草、夏枯草、豨莶草、车前草，名四草降压汤，用于西医诊断为高血压,中医辨证为血瘀水停、肝阳上亢证之患者。方中益母草活血利水,车前草利尿行水,再配合夏枯草清热凉肝,豨莶草活血通络,四草合用,可活血通络,利尿泻水,平肝潜阳,再加入黄精,益肾养阴,使利尿而不伤阴。此方有类似于西药之利尿降压剂的功效,药性平和,长期服用无不良之弊。

三、治疗慢性肾炎

黄精配合黄芪、白术、白茅根,名肾功方,可用于西医诊断为慢性肾炎、中医辨证为气虚水停、症见浮肿者。其中黄芪益气利尿行水,白术健脾除湿,白茅根清热利尿,三药合用,可益气健脾,利尿消肿,再加入黄精,益肾养阴,使利水而不伤正,用于治疗慢性肾炎辨证为脾肾两虚、气虚水停证者,可改善其浮肿症状。

四、升白细胞

黄精配合黄芪、党参、当归、女贞子、大枣、鸡血藤,名升白方,可用于多种原因引起的白细胞减少症、中医辨证为气阴两虚证者。方中黄芪、党参、当归、大枣益气养血,黄精、女贞子补肾养阴,鸡血藤养血活血,诸药合用,广泛用于原发性白细胞减少、恶性肿瘤化疗后白细胞减少、再生障碍性贫血伴白细胞减少等病症。

五、安神助寐

郑老喜用黄精配合酸枣仁,以安神助寐,治疗失眠。其中黄精入心经,养心除烦,可增强枣仁安神之效,二药合用,可治疗多种证型之失眠。如兼见心烦易怒,证属肝郁化火者,配合丹栀逍遥散;或见疲乏怠倦、失眠多梦,证属心脾两虚者,配合归脾汤;或见心悸不安、易惊易醒,证属痰热扰心者,配合黄连温胆汤;或见紧张焦虑、精神恍惚,证属心阴不足者,配合百合知母汤及甘麦大枣汤。

六、补精益肾

郑老亦有服食黄精的习惯。其方法为:每日取黄精 15g、枸杞子 6g,水煎后代茶饮。郑老年已八十,然精力充沛、精神健旺,动作不衰,诊病时思维活跃、声音响亮,除了其良好的先天禀赋、健康的生活习惯外,亦得益于长期服食黄精。郑老喜爱黄精,亦可见于此。

(余宗洋 整理)

药组临床应用举隅

药组是指两味或两味以上药物配伍使用，药物的伍用能够增强疗效、减弱毒副作用，是架起药物与方剂之间的桥梁，也是取得临床疗效的基础。只有两味药物的药组一般称药对，三味药物以上的多称药组。通过跟师临床发现郑老善于使用药组，现分述于下，以飨同道。

一、黄芪配益母草

黄芪补气固表，利尿托毒，排脓，敛疮生肌，用于气虚乏力，食少便溏，中气下陷，久泻脱肛，便血崩漏，表虚自汗，痈疽难溃，久溃不敛，血虚萎黄，内热消渴。《神农本草经》云："黄芪，味甘，微温。主痈疽久败创，排脓止痛，大风，痢疾，五痔，鼠瘘，补虚，小儿百病。"现代药理研究表明，黄芪具有强心利尿、扩血管以增加肾脏血流的作用。益母草味辛、苦，性凉，活血、祛瘀、调经、消水，治疗妇女月经不调，胎漏难产，胞衣不下，产后血晕，瘀血腹痛，崩中漏下，尿血、泻血，痈肿疮疡。《本草纲目》言："（益母草）活血，破血，调经，解毒。治胎漏产难，胎衣不下，血运，血风，血痛，崩中漏下，尿血，泻血，疳痢，痔疾，打扑内损瘀血，大便、小便不通。"现代药理研究表明，益母草有降低血液黏度、利尿消肿、收缩子宫的作用。黄芪配伍益母草，益气活血，利尿消肿，改善肾脏微循环，起到降低尿蛋白和隐血的作用。郑老常用黄芪30g配伍益母草15～30g，治疗肾病综合征、肾炎综合征、慢性肾炎，能够有效降低或消除尿蛋白和隐血。

二、灵芝配刺五加

灵芝具有补气安神、止咳平喘的功效，用于眩晕不眠、心悸气短、虚劳、咳喘。《神农本草经》云："赤芝，味苦平。主胸中结，益心气，补中，增慧智，不忘。久食，轻身不老，延年神仙。一名丹芝。"现代药理研究表明，灵芝具有治疗失眠、白细胞减少，保护肝脏功能，促进和调整免疫功能的作用。刺五加归肝、肾经，具有祛风湿、补肝肾、强筋骨、活血脉的作用，用于风寒湿痹，筋骨挛急，腰痛，阳痿，脚弱脚气，疮疽肿毒，跌打劳伤。对于脾肾阳虚，体虚乏力，食欲不振，腰膝酸痛，失眠多梦尤为有效。《神农本草经》云："主心腹疝气腹痛，益气，疗躄，小儿不能行，疽疮阴蚀。"现代医学研究证明，刺五加的作用特点与人参基本相同，具有调节机体免疫和抗疲劳作用，较人参有明显的提高机体耐缺氧能力，能刺激精神和身体活力。郑老常用灵芝30g配刺五加15g，治疗神疲乏力，精神萎靡，常用于疲劳综合征、神经衰弱。

三、苏子配地龙

苏子味辛，性温，归肺、大肠经，具有降气消痰、止咳平喘、润肠通便的功效，常用于痰壅气逆，咳嗽气喘，肠燥便秘。《药性论》曰："主上气咳逆，治冷气及腰脚中湿风结气。"现代药理研究表明，紫苏子能够减少支气管分泌，缓解支气管痉挛。地龙味咸，性寒，归肝、脾、膀胱经，具有清热、平肝、止喘、通络功效，主治高热狂躁、惊风抽搐、邪热壅肺、半身不遂等。现代药理研究表明，地龙能够扩张支气管，故能定咳平喘。郑老用苏子10g配地龙10g，共奏降气止咳平喘之功，常用于治疗支气管哮喘、喘息性支气管炎、慢性阻塞性肺疾病等。

四、木香配槟榔

《本草纲目》言："木香乃三焦气分之药，能升降诸气。诸气膹郁，皆属于肺，故上焦气滞用之者，乃金郁则泄之也。中气不运，皆属于脾，故中焦气滞宜之者，脾胃喜芳香也；大肠气滞则后重，膀胱气不化则癃淋，肝气郁则为痛，故下焦气滞者宜之，乃塞者通之也。"槟榔味苦、辛，性温，归胃、大肠经，功能杀虫、破积、下气、行气。治虫积，食滞，脘腹胀痛，泻痢后重，疟疾，水肿，脚气，痰癖。现代药理研究表明，木香有拟胆碱作用，槟榔碱为M-胆碱反应系统兴奋药，能增强胃肠蠕动。木香配槟榔，一升一降，是"行血则便脓自愈，调气则后重自除"的代表，郑老用木香10g配伍槟榔10g，行气宽肠，治疗肠道气滞、大便坠胀不畅，疗效显著。

五、生山楂配益母草

生山楂味酸、甘，性微温，归脾、胃、肝经，能开胃消食、化滞消积、活血散瘀、化痰行气，用于肉食滞积、癥瘕积聚、腹胀痞满、瘀阻腹痛、痰饮、泄泻、肠风下血等。《医学衷中参西录》云："（山楂）若以甘药佐之，化瘀血而不伤新血，开郁气而不伤正气，其性尤和平也。"现代药理研究表明，山楂有活血化瘀的功效，有助于解除局部瘀血状态，对跌打损伤有辅助治疗作用。同时，山楂对子宫有收缩作用，在孕妇临产时有催生之效，并能促进产后子宫复原。益母草味辛、苦，性凉，功能活血、祛瘀、调经、消水，为妇科之圣药，常用于治疗月经量少、月经愆期、经血中带有瘀块或痛经等症。郑老常以益母草15～30g配生山楂30g，活血通经，治疗月经量少、痛经、不孕等。

六、鸡骨草配垂盆草

鸡骨草味甘、微苦，性凉，归肝、胆、胃经，有利湿退黄、清热解毒、疏肝止痛的功效，常用于湿热黄疸，胁肋不舒，胃脘胀痛，乳痈肿痛。《岭南草药志》中以鸡骨草二两、红枣七八枚煎服，治疗黄疸。垂盆草性凉，味甘淡、微酸，有清热利湿、解毒消肿、止血养血的功效，主湿热黄疸，淋病，泻痢，肺痈，肠痈，疮疖肿毒，蛇虫咬伤，水火烫伤，咽喉肿痛，口腔溃疡，以及湿疹，带状疱疹。现代药理研究表明，垂盆草有降低谷丙转氨酶的作用，用于急性肝炎、迁延性肝炎、慢性肝炎的活动期。鸡骨草30g与垂盆草30g配伍，清热利湿退黄，退黄与降酶并举，常用于肝功能异常湿热证患者。

七、乌梅配僵蚕

乌梅味酸、涩，性平，归肝、脾、肺、大肠经，具有敛肺涩肠、生津、安蛔作用，用于肺虚久咳，虚热烦渴，久疟，久泻，痢疾，便血，尿血，血崩，蛔厥腹痛，呕吐，钩虫病。《神农本草经》云："主下气，除热烦满，安心，肢体痛，偏枯不仁，死肌，去青黑痣、恶疾。"现代药理研究表明，乌梅可软化血管，推迟血管硬化，具有防老抗衰作用。僵蚕味辛，入肝、肺二经，有祛风定惊、化痰散结功效，用于惊风抽搐，咽喉肿痛，颌下淋巴结炎，面神经麻痹，皮肤瘙痒。《神农本草经》言："主小儿惊痫、夜啼，去三虫，灭黑黚，令人面色好，男子阴疡病。"乌梅10g配白僵蚕10g具有去黑痣、死肌的作用，二者共为细末，辨证配伍他药冲服，能够消除炎性声带息肉、胃息肉、胆囊息肉。

八、鹿角胶配骨碎补

鹿角胶味甘、咸，性温，能温补肝肾，益精血，安胎止血。主治肾虚，精血不足，虚劳羸瘦，头晕耳鸣，腰膝酸软，阳痿滑精，宫寒不孕，胎动不安，崩漏带下，吐血，衄血，咯血，阴疽疮疡。骨碎补性温，味苦，能补肾强骨，续伤止痛。用于肾虚腰痛，肾虚久泻，耳鸣耳聋，牙齿松动，跌仆闪挫，筋骨折伤。《本草新编》云："骨碎补，味苦，气温，无毒。入骨，用之以补接伤碎最神。疗风血积疼，破血有功，止血亦效。同补血药用之尤良，其功用真有不可思议之妙；同补肾药用之，可以固齿；同失血药用之，可以填窍，不止祛风接骨独有奇功也。"郑老用血肉有情之品鹿角胶15g配伍骨碎补15g，起到补肾强筋骨作用，常用于骨质疏松和骨折术后愈合不佳。

九、穿山甲配鹿角片

穿山甲味咸，性微寒，入肝、胃经，能活血散结，通经下乳，消痈溃坚。主血瘀经闭，癥瘕，风湿痹痛，乳汁不下，痈肿，瘰疬。张锡纯《医学衷中参西录》云："穿山甲味淡性平，气腥而窜，其走窜之性，无微不至，故能宣通脏腑，贯彻经络，透达关窍，血凝血聚为病，皆能开之，以治疗痈，放胆用之，立见功效。"

鹿角片味咸,性温,入肾、肝经,善补肾阳,益精血,强筋骨,行血消肿。主治肾虚腰脊冷痛,阳痿遗精,崩漏,白带,尿频尿多,阴疽疮疡,乳痈肿痛,跌打瘀肿,筋骨疼痛。《神农本草经》云:"主恶疮痈肿,逐邪恶气,留血在阴中。"《本草经疏》言:"鹿角,生角则味咸气温,惟散热,行血消肿,辟恶气而已。咸能入血软坚,温能通行散邪,故主恶疮痈肿,逐邪恶气,及留血在阴中,少腹血结痛,折伤恶血等证也。"二者能软坚散结,走窜温通,对于血凝血聚之病,最为适宜。郑老用穿山甲10g配鹿角片5～10g,治疗乳腺增生,疗效显著。

十、怀牛膝配刘寄奴

怀牛膝味苦、酸,性平,入肝、肾经,能逐瘀通经,补肝肾,强筋骨,利尿通淋,引血下行。主治经闭,痛经,腰膝酸痛,筋骨无力,淋证,水肿,头痛,眩晕,牙痛,口疮,吐血,衄血。《神农本草经》云:"主治寒湿痿痹,四肢拘挛,膝痛不可屈伸,逐血气,伤热火烂,堕胎。"现代药理研究表明,怀牛膝具有消炎、消肿与镇痛作用。刘寄奴味苦,温,入心、脾经,具有破血通经、敛疮消肿功效。主治经闭癥瘕,胸腹胀痛,产后血瘀,跌打损伤,金疮出血,痈毒焮肿。《本草求真》云:"(刘寄奴)能破瘀通经,除癥下胀,及止金疮出血,大小便血,汤火伤毒……寄奴总为破血之品,故能使滞者破而即通,而通者破而即收也。"二者一偏于补,一善于通,郑老用怀牛膝15g配刘寄奴15g,治疗因肝肾不足、气血瘀滞引起的膝关节退行性病变,症见膝痛、膝软等。

上述药组经过郑老长期的临床验证,疗效肯定,具有可重复性。如能正确辨证运用,常可收到良好效果。

(牟方政 整理)

常用药组应用分析

两味中药的组合称为药对,三味中药的组合称为角药,四味以上的称为药串。郑老在50余年的临床中积累了许多常用的药物组合,这些都是郑老在跟师、读书和临床中慢慢总结出来,并经过无数实践检验的。

药物的组合原则,有以七情和合为主的,如相须、相使、相畏、相反等;有以性味为主的,如寒凉、温热、寒热、辛甘、辛苦、辛酸、酸甘、甘淡等;有以功效为主的,如宣散、升降、消散、补益、补泻、理气、理血、除湿、润燥等;有以其他形式的,如阴阳、刚柔、动静、引经等。药物组合常能起到协同增效、相辅助效、相互兼制、双向调节、变生新效等作用。郑老熟谙这些药物组合方法,临床中大多有所应用。

郑老临证时,提倡"辨证"与"辨病""辨症"相结合。"病""证""症"的概念如下：病是对整个疾病的发生发展过程的概括，现代中医的病已经包含了西医所言之疾病。证为疾病发生发展过程中某一阶段病理的概括。症为疾病的症状。梳理郑老的药组应用，针对病、证、症的皆有，故按此分类择要简述如下。

一、辨病用药

（一）食管炎：栀子、黄连、法半夏、桃仁

该药组适用于食管炎症见胸骨后灼痛者。栀子清热除烦，尤善除胸膈之邪热，如《伤寒论》栀子豉汤，主治"胸中窒""心中结痛"等，可改善食管灼热、疼痛之症状。黄连味苦，清心胃之热而降上逆之气。半夏降逆和胃，配合黄连可减少胃液反流至食管。桃仁活血润燥，亦可调畅幽门之气机，如东垣通幽汤。

（二）糜烂性胃炎：红藤、蒲公英

红藤清热解毒、活血散瘀；蒲公英清热解毒、消痈散结。二药相伍，可清胃热、消痈肿、散瘀结，凡胃镜检查提示有糜烂性胃炎者，郑老则常在处方中加入此二味药。本药组实出自《景岳全书》之连翘金贝煎。

（三）转氨酶高：半枝莲、白花蛇舌草、垂盆草；枸杞子、女贞子、五味子

半枝莲清热解毒、散瘀止血；白花蛇舌草清热解毒、利湿通淋；垂盆草利湿退黄、清热解毒。现代药理研究表明三药均有良好的护肝降酶作用，相配为佳。半枝莲与白花蛇舌草合用苦寒稍峻，然垂盆草甘淡能缓，三药配伍，用以治疗转氨酶高证属肝胆湿热者。

枸杞子补肾益精、养肝明目；女贞子滋肾柔肝、明目乌发。五味子味酸，可入于肝，现代药学研究从其中提取合成的联苯双酯，具有明显的保肝降酶作用。三药配伍，用以治疗转氨酶高证属肝阴不足者。

（四）肾病水肿：黄芪、黄精、白术、白茅根

黄芪补气升阳、利尿消肿；黄精补气养阴、健脾滋肾。两药相配，气阴双补。白术健脾益气、燥湿利水；白茅根凉血止血、清热利尿。白术苦甘温，白茅根甘寒，一温一寒，健脾益气，清热利尿。四药相配，郑老将其命名为肾功方，该方药性平和，常用于治疗肾病之水肿轻症。

（五）蛋白尿：僵蚕、蝉蜕、土茯苓

蚕食而不饮，死而不腐；蝉饮而不食，吸风饮露。二者俱得天地轻清之气，可疏风邪、辟秽浊，能发越清阳之气，如清·杨栗山之升降散。土茯苓解毒除湿，可使浊阴之气归降。三药配伍，升清降浊，可使人体精微之蛋白不至于下陷，而浊阴之毒邪不留滞于体内，郑老常用来治疗肾病见尿蛋白阳性者。

（六）痛风、高尿酸血症：土茯苓、萆薢

土茯苓配萆薢治疗高尿酸血症之痛风，为郑老学习国医大师朱良春痛风方之用。两药均有淡渗利湿、祛风湿、通关节之功。土茯苓偏于解毒，萆薢长于利尿，二者配伍有解毒除湿、通利关节之功效，用于治疗湿毒郁结之关节肿痛、小便混浊不利等症，是切中痛风、高尿酸血症之湿热基本病机的。

（七）高脂血症：红曲、山楂

红曲健脾消食、活血化瘀，且其由谷米化生而来，具有良好的消食及去油腻作用；山楂消食健胃、行气散瘀、化浊降脂，常用于胃脘胀满、肉食积滞等症。二者皆能消食、去油、活血，对于现代之营养过剩、脂肪代谢过慢而导致的高脂血症、肥胖等，有较好的辅助调节作用。

（八）血小板减少症：仙鹤草、大枣

仙鹤草味苦性涩，收敛止血、益气补虚、止汗止痢，常用于治疗多种出血症；大枣味甘性平，益气健脾、养血安神，常用于气血不足者。二药配伍，养血止血，郑老常用来治疗血小板减少症，若病证兼血热者，常配合犀角地黄汤；病证兼血虚者，常与阿胶配伍。

（九）糖尿病：黄芪、黄精、黄连、乌梅、天花粉

黄芪补气升阳，黄精补气养阴，黄连清热燥湿，乌梅敛涩生津，天花粉清热生津。黄芪与天花粉合用，治气虚津亏，内热消渴之证，出自玉液汤。乌梅与天花粉合用，养胃阴，出自玉泉散。诸药配合，一温四寒，并不温燥，能益气养阴、清热生津，切中消渴之阴虚燥热病机。在诊治糖尿病患者时，郑老常以此方为基础，再结合辨证论治处方用药。

（十）盆腔炎症：红藤、败酱草、土茯苓

红藤解毒消痈、活血止痛、祛风除湿；败酱草清热解毒、消痈排脓、祛瘀止痛；土茯苓解毒除湿、通利关节。相对而言，红藤在清热解毒方面，不如败酱草；败酱草的活血化瘀之力又不及红藤。两药优势互补，治疗诸多疮痈，尤长于妇科热毒之治。土茯苓善解下焦泌尿生殖系统热毒。三药相配，解下半身各类热毒，尤其是泌尿生殖系统之常用抗菌药组。

二、辨证用药

（一）气虚下陷：黄芪、北沙参、升麻、柴胡

黄芪、北沙参、升麻、柴胡源自补中益气汤，为郑老所用的"补中益气方"，以参（郑老以北沙参代替）、芪补气，升、柴升阳。《本草纲目》曰："升麻引阳明清气上行，柴胡引少阳清气上行。"郑老诊病时尤其重视患者是否有饥饿时短气、心慌、乏力等症状，有则考虑中气不足所致，用此药物组合。

（二）阳气不足：仙茅、仙灵脾、仙鹤草

仙茅、仙灵脾皆有补肾阳、强筋骨、祛风湿之功，二药配伍出自二仙汤。仙鹤草又名脱力草，益气补虚。三药相伍，可益肾温阳，益气扶正，用于治疗阳气不足之畏寒、疲倦及抵抗力低下等症。

（三）肝气郁滞：柴胡、白芍、枳壳、甘草

此即仲景四逆散，郑老常用来治疗肝气郁滞之证，如症见爱生气、胸胁乳房胀痛、嗳气等，或与肝气郁滞有关的疾病，如慢性肝病、乳腺增生及肿瘤、月经不调等。若肝气郁滞甚者，常加入川芎、香附，以助药力。

（四）肾精不足：枸杞子、菟丝子、覆盆子、五味子

药组出于五子衍宗丸。枸杞子、菟丝子补肾精，壮阳道，助精神；覆盆子养真阴，固精关，起阳痿；五味子补肾水，益肺气，止遗泄。诸药相配，共奏补肾益精之功。郑老常用来治疗肾精不足之阳痿早泄、不孕不育、尿频、气喘等病症。

（五）肺热：桑白皮、黄芩

桑白皮味甘性寒，泻肺平喘、利水消肿，常用于治疗肺热喘咳等病症，如钱乙泻白散；黄芩味苦性寒，清热泻火、燥湿解毒，归于肺、胃等经。二药合用，能清泻肺中之实热，较之泻白散，泻火解毒之力更胜，常用于治疗咳嗽、哮喘、肺痈等见于肺热证者。

（六）胃寒：高良姜、香附

此即良附丸，其中高良姜温胃止痛，香附温中行气，二药配伍，用以治疗气滞寒凝之胃脘疼痛。郑老常用香附 10g，高良姜 2g，用以治疗胃中有发凉感或不能耐受生冷食物者。

三、辨症用药

（一）喘：地龙、苏子、紫河车

地龙清热息风、平喘；紫苏子降气化痰、止咳平喘、润肠通便；紫河车温肾补精、纳气平喘。地龙寒凉入肺，清肺热而解痉平喘；苏子质润性温，善于降肺气、消痰涎而止咳喘。地龙、苏子二药相配，一寒一温，解痉降气，止咳平喘，而地龙为虫类药，更是增强了止咳平喘之力。紫河车性温，为血肉有情之品，温而不燥，治肺肾两虚之喘咳，与地龙、苏子相合，补肾解痉，纳气平喘。

（二）痰多：杏仁、生薏仁、冬瓜仁

此配伍出自《金匮要略》苇茎汤，郑老以杏仁易桃仁，是暂不用其活血消痈之功，而取止咳化痰之效，用于治疗咳嗽且痰多之症。

（三）咯痰黄稠：瓜蒌壳、浙贝、鱼腥草、草河车

瓜蒌壳清热化痰、宽胸利气；浙贝清热化痰止咳、解毒散结消痈。瓜蒌、浙贝伍用，见于瓜蒌贝母散，出自《医学心悟》，润肺清热化痰。鱼腥草清热解毒、消痈排脓，常用于肺热咳嗽，为治疗肺痈要药；草河车清热解毒、消肿止痛、凉肝定惊，主治肺痨咳嗽，抗感染力强。四药相配，化痰止咳与清热解毒相合，主治痰热咳嗽之症见黄痰、浓痰者。

（四）痉挛性呛咳：白芍、甘草、全蝎、僵蚕

白芍味酸，得木之气最纯；甘草味甘，得土之气最厚。二药配伍，有酸甘化阴之妙，共奏敛阴养血、缓急止痛之效。白芍与甘草相配即为《伤寒论》之芍药甘草汤，现代研究表明该方能有效缓解平滑肌痉挛。全蝎、僵蚕息风止痉，解痉通络，其治疗痉挛性呛咳之配出自《活幼心书》具有化痰息风之功的白附饮。两组药物合用，缓解平滑肌痉挛之力更强。

（五）转筋：白芍、甘草、木瓜、伸筋草

芍药甘草汤缓急解痉，仲景用以治疗腿拘挛不伸之症，郑老在此方基础上，加入木瓜、伸筋草舒筋活络、祛风除湿，共以治疗因腓肠肌痉挛而出现的小腿转筋之症。此药组对于不安腿综合征也有疗效。

（六）咽痛：薄荷、山豆根、金银花、蒲公英

薄荷疏散风热、开音利咽；山豆根清热解毒、消肿利咽；金银花疏散风热、清热解毒；蒲公英清热解毒、消肿止痛。诸药配伍，用以治疗咽喉红肿疼痛证属实热者效佳。若伴咽干等阴液不足证者，常与玄麦甘桔汤合用。

（七）胃痛：元胡、郁金、徐长卿

元胡活血、行气、止痛；郁金活血止痛、行气解郁；徐长卿祛风除湿、行气活血止痛。元胡为活血行气止痛之要药，专治一身诸痛；郁金味苦性寒，入血分能活血凉血；徐长卿辛散温通，能祛邪而行气血，有良好的止痛作用。故郁金与徐长卿一凉一温，相互佐制。三药同用则肝胃同治，疏肝和胃，理气活血止痛力更强。

（八）恶心：黄连、苏叶

黄连清热燥湿、泻火解毒；苏叶解表散寒、理气宽中。黄连最善泻心胃实火，善治胃热恶心，苏叶助黄连降胃气、和中宽中。黄连乃大苦大寒之品，苦寒易伤阳气也易败胃，而苏叶药性辛温，恰抑制黄连之寒以防过甚。苏叶、黄连伍用名曰苏叶黄连汤，出自《湿热病篇》。

（九）口干：芦根、天花粉、石斛

芦根、天花粉皆能清肺胃之热，养阴生津，二药常相须为用，以治疗热病伤津、烦渴及肺热咳嗽等。石斛能清肾中浮火而摄元气，除胃中虚热而止烦渴，清中有补，补中有清。三药相配，肺、胃、肾均滋，养阴生津止渴力强。

（十）口苦：茵陈、栀子、炒山楂

茵陈清利湿热、利胆退黄；栀子泻火除烦、清热利湿、凉血解毒。二药合用，使湿热瘀滞下泄，小便通利，此用出自《伤寒论》之茵陈蒿汤。山楂消食健胃、行气散瘀、化浊降脂。郑老将三药相合，可利肝胆，调气郁，行血滞，化脂浊，对于口苦一症有良效，也常配合四逆散治疗胆囊炎。

（十一）口腻：杏仁、薏苡仁、白蔻仁

该药组出自三仁汤，其中杏仁宣肺利湿，薏苡仁健脾渗湿，白蔻仁温中化湿，三药共伍，用于治疗湿浊上溢而出现口中黏滞不爽一症，有很好的疗效。

（十二）大便干结：莱菔子、火麻仁、柏子仁

莱菔子消食除胀、降气化痰、润肠通便；火麻仁、柏子仁润肠通便，为治肠燥便秘之常用药。通降与通润结合，对干燥少津之便秘效佳。若阴虚津亏便秘者，常与增液汤同用，以增水行舟。对于慢性便秘患者，郑老一般不用大黄、虎杖、番泻叶等含蒽醌类衍生物的泻下药，以防变生结肠黑变病，而选用上述润肠通便法，安全有效。

（十三）大便稀溏：山药、莲米、薏苡仁、芡实

山药益气养阴、补脾肺肾、止泻；薏苡仁利水渗湿、健脾止泻；芡实健脾止泻、益肾除湿；莲米补脾止泻、益肾。四药相辅相成，药效相关，相须为用。既能补气补阴，又能渗湿止泻，急缓并见。郑老常用来治疗因脾胃虚弱而致大便稀溏者。本药组源于参苓白术散之方义。

（十四）腹泻：黄连、苍术、车前草

黄连清热燥湿、泻火解毒；苍术燥湿健脾、祛风散寒；车前草利水通淋、渗湿止泻。三药相配，则清热燥湿、健脾燥湿、淡渗利湿相合，用以治疗腹泻之证属湿热者。若因服药不耐受而出现腹泻者，亦可于处方中加入此三味，以运脾渗湿止泻。

（十五）肛门灼热：白头翁、秦皮

白头翁味苦性寒，凉血止痢；秦皮苦涩性微寒，清热燥湿、收涩止痢。二药配伍，可清泻大肠之湿热。该配伍出自《伤寒论》白头翁汤，仲景用以治疗下痢便脓血，郑老常用来治疗肛门灼热之症。

（十六）尿黄：白茅根、白花蛇舌草

白茅根凉血止血、清热利尿；白花蛇舌草清热解毒、利尿通淋。二药配伍，用以治疗因下焦湿热引起的小便黄赤、灼热之症。治疗急性尿路感染，常配合八正散使用；治疗慢性尿路感染（可参看本书第四章"医案实录"相关病案），常与加减龙胆泻肝汤同用。

（十七）不寐：黄精、枣仁、合欢皮、夜交藤

黄精补气养阴、健脾、润肺、益肾；枣仁养心、安神、敛汗。二药配伍，相得益彰，可有效改善失眠症状。合欢皮安神解郁；夜交藤养心安神。二药合用，能解郁养心安眠。伴见睡眠不佳的患者，郑老常在处方中加入此四味。

该药组药性平和,可于多种病证之处方中配伍使用。

(十八)焦虑:百合、知母、小麦、大枣、甘草

此即仲景《金匮要略》之百合知母汤合甘麦大枣汤。百合病症见"意欲食复不能食,常默默,欲卧不能卧,欲行不能行,欲饮食或有美时,或有不用闻食臭时,如寒无寒,如热无热……如有神灵者,身形如和",很像是在描述一些出现自主神经功能紊乱而无器质性疾病的患者。甘麦大枣汤为仲景治疗妇人脏躁方,症见"喜悲伤欲哭,数欠伸,像如神灵所作",也是治疗精神异常的处方。两方皆药味简单,药性平和,郑老常喜合而用之,用于调节患者神经系统,改善焦虑、抑郁等状态,常在慢性胃病、睡眠障碍等疾病中作辅助用药。对于一些情志疾病,也可以作为主药,或与逍遥散、柴胡疏肝散、黄连温胆汤等合方使用。

(十九)多汗:仙鹤草、百合、浮小麦;仙鹤草、地骨皮、浮小麦

仙鹤草收敛,补虚;浮小麦固表敛汗、益气;百合养阴润燥、清心安神。三药配伍,收、补、润结合,心肺双补,养阴敛汗,对气阴不足而症见自汗者为宜。

地骨皮清热除蒸、凉血降火,配仙鹤草、浮小麦,为收、补、清结合之药组,对气阴不足而症见盗汗者为宜。

(二十)头痛:川芎、白芷、刺蒺藜

川芎活血行气、祛风止痛,为太阳、少阳二经引经药;白芷解表散寒、通窍止痛,为阳明经引经药。川芎主升散,上行头目,祛风止痛,为治头痛之要药,对于风寒、风热、风湿、血虚、血瘀等多种头痛都可随证配伍应用;白芷长于散阳明经风寒湿邪,为治阳明头痛之要药。二药合用即都梁丸。刺蒺藜疏散风邪,明目止痛,与川芎、白芷二药配伍,用以治疗外感风邪之头痛。

(二十一)上肢疼痛:桑枝、姜黄

桑枝祛风通络、行水消肿;姜黄破血行气、通经止痛。桑枝寒凉,宜用于风湿热痹,上肢痹痛;姜黄辛温,多用于风寒湿痹,肩臂疼痛。两药均善走窜上肢,合用寒温相制,且增强其通络止痛之功。

(二十二)身寒痹痛:羌活、独活、防风、姜黄

羌活发散风寒、胜湿止痛;独活祛风湿、止痹痛、解表;防风祛风解表、胜湿止痛、止痉;姜黄破血行气、通经止痛。羌活善治上半身湿痹,独活善祛下部风湿,防风为"风药之润剂",姜黄善治风湿肩臂痛,四药合用,可散周身风寒湿而止痹痛。

(二十三)腰痛:牛膝、桑寄生、续断、骨碎补

牛膝、桑寄生、续断均能补肝肾、强筋骨;骨碎补补肾强骨、疗伤止痛。牛膝苦泄甘补,骨碎补性温助肾阳,桑寄生、续断善补肝肾行血脉,总体上使补而不滞,行而不泄。郑老常用此药组来治疗肝肾亏虚引起的腰痛等症。

（二十四）手指晨僵：黄芪、防己、苍术、薏仁

该组药物分别选自《金匮要略·痉湿暍病脉证治第二》中防己黄芪汤、麻黄加术汤、麻杏苡甘汤，该三方为仲景治疗湿痹之方，郑老从中精选出四味，并以苍术易白术，更增祛风除湿之功，用来治疗因感受湿邪而致手指晨僵之症。

（李勇华　整理）

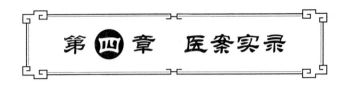

第四章　医案实录

医案，古称诊籍、脉案、方案等，为传承中医药国粹，研究医家学术思想和学术经验的重要文献。中医医案，既是医疗活动的真实记录，又是医家临床经验和辨治思维过程的具体体现。所以，医案是最能直接反映医家学术思想和临床功底的记录。比较著名的医案，如《叶天士医案精华》《临证指南医案》《吴鞠通医案》《古今医案按》《王旭高临证医案》《丁甘仁医案》，以及由董建华主编的《中国现代名中医医案精华》等。

本章共收录临床医案60例，既有郑老亲自诊治的病例，也有郑老弟子运用郑老经验诊治的病例，如此更能全面反映郑老学术经验的可重复性，体现薪火相传。在郑老处诊治的患者，常有因挂不上号而治疗中断者，是故有的医案收集的资料并不全面，或缺乏疗效跟踪。但郑老诊病，理法方药，丝丝入扣，虽只见得一招半式，亦有较大的参考价值。

郑老熟悉中医内、妇、儿各科的疾病诊治，擅长治疗发热性疾病、风湿病、肾病及中风后遗症等疑难病，辨证用药，喜用大方复治法，这与郑老诊治的疾病特点是分不开的。到郑老处就诊的患者，多为久病、重病、疑难病，常有身兼数病者，病机复杂，因此多需整体分析、综合考虑；又因郑老门诊常常一号难求，患者多希望在有限的诊治机会里，尽可能多地治愈一些疾病。是故郑老的处方，用药多在20味以上，但绝不会超过27味。药味虽多，但不杂乱，如韩信将兵，井然有序。因处方中药味较多，故1剂药常分作1日半或2日服完，并嘱患者饭后1小时服药，以减少药物对胃的刺激。当然，对于一些急症、重症患者，服药方法亦有所不同。

感冒

【案1】

谭某,男,54岁。2018年12月10日至郑老处就诊。患者近年来反复感冒,诸医治之皆不效,而独信服于郑老。近期感冒后,症见恶寒,身痛,头昏,鼻塞,咽痛,短气乏力,纳差,恶心,心中烦躁,时发潮热而汗出。脉来沉而乏力,舌红而苔白。

诊断:中医诊断:感冒,气虚风寒证;西医诊断:病毒性感冒。

治法:益气疏风解表。

处方:黄芪15g,白术10g,防风3g,北沙参15g,升麻10g,柴胡10g,羌活10g,独活10g,姜黄10g,苍耳子5g,辛夷10g,川芎10g,白芷10g,桔梗5g,玄参15g,麦冬15g,甘草5g,金银花15g,板蓝根15g,茯苓10g,陈皮10g,砂仁5g,黄连5g,苏叶10g,神曲15g,银柴胡10g,地骨皮15g。3剂,每剂水煎3遍,混合后分4次服,每日3次,饭后1小时服。

12月14日二诊:患者服药后恶寒、身痛明显缓解,鼻塞、咽痛减轻,仍觉短气乏力、纳差、烦躁、潮热,且伴有咽喉异物感。于前方去羌活、独活、姜黄;加法半夏10g,厚朴10g。3剂,煎服同前法。

患者服完药后,感冒症状缓解,之后继续于郑老处调理体质。

【跟师体会】

本案患者数年来反复感冒,平素兼见短气乏力,饮食消化欠佳,此乃正气不足,邪气因而凑之。李东垣《脾胃论》所谓"肺之脾胃虚",症见"怠惰嗜卧,四肢不收……大便不调,小便频数,不嗜食,食不消,兼见肺病,洒淅恶寒,惨惨不乐",用升阳益胃汤主之。盖其本在于脾胃虚弱,中焦之气生化不足,卫气不能上至于肺而达腠理,是以症见纳差食少,短气乏力,腠理不固,极易感冒,稍受风寒之邪,客于肌表则恶寒而身痛。故治当益气而健脾胃,升阳而达腠理,固表而散风寒,仿东垣升阳益胃汤法,选四君子汤、补中益气方、玉屏风散加羌活、独活、姜黄。又患者之阳气不达于上,而陷于中焦,不行于表而滞于里,气其虽弱,但亦易郁而化热,故又兼见咽痛、烦躁、潮热之症。所以在解表的同时,还需兼清里热,故又用玄麦甘桔汤、金银花、板蓝根清热利咽,黄连、苏叶清热和胃止呕,银柴胡、地骨皮清退浮游之虚热。另再加入砂仁开胃醒脾,神曲消食助运。诸法合用,故能中病。

(余宗洋 整理)

【案2】

殷某,女,65岁。2018年11月6日至笔者处就诊。患者多年来反复感冒,之前亦多次在笔者处就诊，近日感冒后来复诊。刻下症见：恶风，怕冷，头昏，头痛，流泪，肩臂疼，咽喉痛，咽喉异物感。患者极易生气，常觉胸胁腰腹部胀痛，痛无定处，嗳气频频，得嗳气疼痛可减轻。胃中有烧灼感，恶心欲呕，腹中少饥，饮食稍不慎则易腹痛、腹泻，平素大便亦偏稀溏，且坠胀不畅。失眠、焦虑明显。患者全身诸多不适，余症未及一一细述。脉沉弦，舌胖大有齿痕。

诊断：中医诊断：感冒，风寒束表、兼肝气郁滞证；西医诊断：病毒性感冒。

治法：疏风解表，兼以疏肝解郁。

处方：黄芪30g，白术10g，防风10g，柴胡10g，白芍15g，枳壳10g，甘草5g，川芎10g，香附10g，白芷10g，桑枝30g，姜黄10g，桔梗5g，板蓝根15g，法半夏10g，厚朴10g，茯苓10g，苏叶10g，黄连5g，吴茱萸2g，神曲15g，鸡内金15g，陈皮10g，木香6g，槟榔6g，桑叶10g，菊花10g。3剂，每剂水煎3遍，混合后分6次服，每日3次，饭后1小时服。

12月4日二诊：患者诉上次服药后病情有明显好转。近日因感冒，又因生气，旧疾复发。续用前方加减，调理而安。

【心得体会】

笔者在跟郑老学习及自身临证中，体会到"气郁兼外感"者着实不少。此类患者，除了有反复感冒的特点外，还兼有气郁，症见常易生闷气，胸胁胀痛，嗳气，或见口干、口苦，咽喉肿痛，大便秘结等内热之象，外则恶风、恶寒，甚则身痛。脉多以沉为主。此因气郁于内，不能达于腠理，气郁于内则生瘀热，表气不足则不耐风寒，极易感冒。但此表虚非等同于气虚，骤然补之则恐瘀滞愈盛，不如以疏通表里为主，使内郁之阳达于腠理，则卫气自然充实不易感冒矣。

本案患者即为气郁兼外感之典型，笔者每次处方时，皆以玉屏风散合柴胡疏肝散为主，既能益气固表，又能通达表里，其余用药则随症加减，患者每次服药后病情皆能明显缓解。

（余宗洋　记录）

咳嗽

【案1】

陶某，男，67岁。2016年12月5日至郑老处就诊。患者反复间断咳嗽20年，多处求医，症状时好时坏，一直未治愈。刻下症见：咳嗽，以干咳为主，咽喉痒，痒时咳嗽明显，咳甚时不能止歇，遇刺激性气味则咳嗽加重。平素易感冒，怕冷，受凉后咳嗽亦加剧，睡眠欠佳。脉右寸浮滑，舌略胖，苔偏厚。2016年9月胸部CT提示：双肺散在小结节影。

诊断：中医诊断：咳嗽，气阴两虚、风邪犯肺证；西医诊断：咳嗽变异性哮喘。

治法：益气固表，养阴润肺，祛风解痉，收敛止咳。

处方：黄芪30g，白术10g，防风5g，银柴胡10g，五味子10g，乌梅10g，麦冬15g，天冬15g，百合30g，百部10g，紫菀10g，枳壳10g，诃子10g，黄精30g，白芍30g，甘草5g，全蝎5g，僵蚕10g，蝉蜕10g，淫羊藿10g，罂粟壳5g，枣仁30g，知母10g，神曲15g。5剂，每剂水煎3遍，混合后分6次服，每日3次，饭后1小时服。

12月16日二诊：患者服药后咳嗽明显缓解，目前咳嗽有少量白痰，睡眠改善。于前方加浙贝母10g，罂粟壳减至4g，余药同前。10剂，煎服同前法。

1个月后电话回访，患者咳嗽已愈。患者约1年后因肾病来诊，诉咳嗽未再发作。

【跟师体会】

慢性咳嗽，无痰或少痰，以干咳为主，迁延日久未愈，咳嗽呈阵发性，咳时剧烈，不能停止者，郑老谓之"痉咳"。此乃因肺阴不足，阴虚风动所致，治宜养阴润肺，缓急解痉，以达到止咳之目的。本案处方主要由以下方药组成：百咳方（麦冬、天冬、百合、百部、紫菀、枳壳、诃子、黄精），为郑老家传方，功效养阴润肺止咳；芍药甘草汤（白芍、甘草），缓急解痉以止咳；配合虫类药全蝎、僵蚕、蝉蜕，更增祛风解痉之功而能止咳；患者反复感冒，故加玉屏风散（黄芪、白术、防风）益气固表，以改善其体质；患者对刺激性气味较敏感，故用过敏煎（防风、银柴胡、五味子、乌梅）；畏寒而咳嗽加剧，加淫羊藿以温阳气；久咳不止，加罂粟壳收敛止咳。全方益气固表、养阴润肺、祛风解痉、收敛止咳，用于治疗慢性顽固性干咳，效果甚佳。此外，郑老常选百合、知母、黄精、枣仁同用，以益气养阴，宁心安神，改善睡眠，效果较好。加神曲之目的在于护胃为要。在治疗主症的同时还顾及兼症和胃气，这是郑老大方复治法的优势。

凡长期顽固性干咳，常常在运动、吸入冷空气、上呼吸道感染后诱发，在夜间或凌晨加剧，西医诊断为咳嗽变异性哮喘者，多有较明确的家族过敏史或有其他部位的过敏性疾病史，如过敏性鼻炎、皮疹等，西药治疗效果不理想。此病中医辨证为肺阴虚证之痉咳者，应用郑老上述经验方加减，屡用屡效。

此外，关于此方证之脉象舌象，因患者体质多端，不能一概而论，一般多见舌偏红少津，脉细数。但笔者初步观察，有时也可见脉浮滑，舌胖大苔腻者。然患者干咳无痰或少痰，且常伴口咽干燥，的确为肺阴不足之象。何也？盖脾为湿困，津液不能上承于肺，故见脾湿而肺燥。欲治其咳嗽，仍当以养阴润肺为要，不可因脾之湿，而弃用润肺之药，若脾湿盛而见腹泻便溏者，可于方中加入苍术，运脾燥湿以防泻下。

（余宗洋 整理）

【案2】

蔡某，女，60岁。2017年2月20日至郑老处就诊。患者反复咳嗽、咳痰2个月余。刻下症见：咳嗽，咯白色浓稠痰，咽痒，闻油烟等刺激性异味后症状加重，夜间为甚，严重时影响睡眠。平素易感冒，饮食可，二便调。脉右寸滑数，舌红，苔薄黄。2017年1月20日胸部X线片示：双肺纹理增多。

诊断：中医诊断：咳嗽，痰热蕴肺证；西医诊断：急性支气管炎。

治法：益气固表，宣肺清热，化痰止咳，缓急解痉。

处方：黄芪30g，白术10g，防风5g，银柴胡10g，五味子10g，乌梅10g，炙麻黄5g，杏仁10g，甘草5g，桑白皮15g，黄芩15g，瓜蒌壳15g，浙贝母10g，鱼腥草30g，草河车15g，白芍30g，全蝎5g，僵蚕10g，蝉蜕10g，罂粟壳5g，神曲10g。5剂，每剂水煎3遍，混合后分6次服，每日3次，饭后1小时服。

2月27日二诊：患者服药后咳嗽咳痰症状好转，目前偶有咳嗽，夜间咳嗽基本消失，近期大便干燥。于前方基础上加莱菔子25g，火麻仁15g。5剂，煎服同前法。

之后患者未再来诊，2个月后电话随访，病已痊愈。

【跟师体会】

本案患者症见咳嗽，有白色浓稠痰，郑老辨证为痰热蕴肺证，故仿麻杏石甘汤法。其中，麻黄、杏仁、甘草，名三拗汤，宣通肺气；因考虑到石膏久用可能会影响脾胃之运化，常会出现纳差、腹泻等症，故郑老将石膏易为桑白皮、黄芩，亦有清肺泻热之效，且无损脾伤胃之弊；瓜蒌壳、浙贝母化痰止咳；鱼腥草、草河车清热解毒。此方由郑老家传方"肺炎合剂"化裁而来，全方宣肺清热，化痰止咳，对于咳嗽之症见痰多，痰浓稠，痰色白或黄者适宜。若痰量极多，加红景天、冬瓜仁、薏仁等化痰排浊；若热邪甚重，加金银花、蒲公英、野菊花等清热解毒；若呼吸重浊，喘息明显者，加地龙、苏子降气平喘；若大便秘结，腑气不通者，加虎杖、莱菔子通腑下气。

患者就诊时，因咳嗽时间较长、程度较剧烈，故在处方中加入芍药甘草汤及虫类药，缓急解痉以止咳，配合罂粟壳之收敛，能起到快速镇咳之效。对于慢性病久咳不愈者，郑老常喜加入罂粟壳一药，可明显提高止咳之疗效。笔者曾用郑老处方诊治数例久咳不愈患者，但疗效不明显，后至郑老处，仅加入罂粟壳一味药，则病情明显好转。但对于外感之初咳者，禁用罂粟壳，以防收敛邪气；痰多不易咯出者，慎用罂粟壳，以防聚痰不出；大便不畅者，慎用罂粟壳，以防引起便秘。

（杨昆　整理）

肺胀

程某,男,57 岁。2017 年 1 月 5 日至笔者处就诊。患者有慢性阻塞性肺疾病、肺心病病史,反复咳嗽、气喘多年,感冒后加重,自诉每年需住院治疗 5 次以上。近期感冒后,咳嗽,痰多,为白色泡沫痰,动则喘息,汗多。平素易感冒,睡眠差。脉右寸浮滑,尺部沉细,舌红,苔白厚。

诊断:中医诊断:肺胀,痰浊阻肺证;西医诊断:慢性阻塞性肺疾病急性加重期。

治法:疏风宣肺,化痰止咳,降气平喘,固表止汗。

处方:黄芪 30g,白术 10g,防风 2g,北沙参 30g,麦冬 15g,五味子 8g,仙鹤草 50g,百合 30g,浮小麦 30g,炙麻黄 5g,杏仁 10g,甘草 5g,法半夏 10g,陈皮 10g,茯苓 10g,苏子 10g,莱菔子 15g,白芥子 10g,地龙 10g,紫菀 10g,红景天 10g,黄精 30g,枣仁 30g,合欢皮 15g,夜交藤 30g。3 剂,每剂水煎 3 遍,混合后分 4 次服,每日 3 次,饭后 1 小时服。

1 月 9 日二诊:患者服药后咳喘症状缓解,咯痰量减少,汗出减轻。期间未住院治疗。续以前方加减调理。

至 1 月 23 日就诊时,患者咳嗽、咯痰已明显缓解,但长期活动后气促,易感冒,汗多,睡眠差。目前辨证为肺肾两虚、肾不纳气,嘱其用中药散剂调理。处方:黄芪 30g,白术 10g,防风 3g,西洋参 10g,麦冬 15g,五味子 10g,仙鹤草 30g,百合 30g,浮小麦 30g,生地 15g,山药 15g,山茱萸 30g,丹皮 10g,茯苓 10g,泽泻 10g,地龙 10g,苏子 10g,紫河车 10g,红景天 10g,黄精 30g,枣仁 30g,神曲 15g。3 剂,共为细末,口服,每次 10g,每日 3 次。

此后患者多次于笔者处就诊,感冒次数较以往明显减少,走路喘息症状亦得到改善。患者自诉 2017 年及 2018 年两年间,每年仅住院治疗 1~2 次,其余时间,若感冒后,服用中药即可快速康复。

【心得体会】

"喘"之一病,古人论述多矣,多因肺病日久,肺气上逆,肃降无权,以致气短喘促,呼吸困难,甚则张口抬肩,不能平卧。然此病虽发于肺,但又根于肾。此为内伤之证,然常有六淫等外因,内外合邪,因而发病,邪犯于肺则咳,邪至于肾则喘,在肺易治,在肾难治。治疗总原则为"急则治肺,缓则治肾"。

笔者仿郑老经验,对于喘病急性发作期,辨证为痰浊阻肺者,选用三拗汤、二陈汤、三子养亲汤宣肺化痰。因本案患者易感冒且汗多,故用玉屏风散、生脉散加仙鹤草、百合、浮小麦益气固表,养阴收敛止汗。患者长期失眠,夜卧不安,又加用黄精、枣仁、合欢皮、夜交藤安神助寐。方中地龙可解痉以平喘，紫菀降气而化痰，红景天补肺气、化痰浊，合入以增强疗效。治疗后期，患者咳嗽、咯痰症状缓解，以动则喘累为主症，又伴有易感冒、汗多，此时应补肾纳气平喘、益气固表止汗，以增强体质、预防感冒。对于动则气喘，或走平路不累，但行上坡气喘者，郑老谓之肾不纳气，常用六味地黄汤为主，或加入生脉散，或加地龙、苏子、紫河车，或加五子衍宗丸，总之以培补肾气为要。经临床多个病例之疗效观察，对于动则气喘一症，上述治法多能有较明显的改善作用。

（余宗洋 记录）

咯血

徐某，女，53 岁。2017 年 4 月 5 日至笔者处就诊。患者 1 个月来出现咯血数次，多在剧烈运动或食辛辣后出现，未见咳嗽、胸痛。平素喜生闷气，自觉全身气胀明显，肩背臂臑等处揉按之则嗳气频作。消化欠佳，大便偏溏。脉右寸浮虚，尺沉细，舌偏大有齿痕。2017 年 3 月 1 日胸部 CT 提示：右肺上叶及左肺上叶舌段支气管扩张，并周围斑点状感染灶及部分纤维硬结钙化灶。

诊断：中医诊断：咯血，热灼血络证；西医诊断：支气管扩张伴咯血。

治法：清热凉血止血，兼以疏肝理气。

处方：桑白皮 15g，黄芩 10g，栀子 10g，白茅根 30g，白及 10g，仙鹤草 30g，侧柏叶 10g，柴胡 10g，白芍 15g，枳壳 10g，甘草 5g，神曲 15g，鸡内金 15g，生地 20g，苍术 10g。5 剂，每剂水煎 3 遍，混合后分 3 次服，每日 3 次，饭后 1 小时服。

4 月 11 日二诊：患者服药期间未见咯血，服药后大便稀，近期口腔灼热，手足心热。于前方中加炒薏苡仁 15g，地骨皮 15g，以健脾除湿，养阴清热。5 剂，煎服同前法。

之后患者间断于笔者处就诊，咯血症状基本控制，但若剧烈运动或食辛辣后，仍会不时出现咯血，或每月 1 次，或数月 1 次。

12 月 15 日复诊：近期未见咯血，目前轻微咳嗽，有少量黄痰，但若受热则痰量增多。之前就诊期间有短气疲倦乏力症状，现已好转，仍觉全身气胀、胸闷，嗳气较前减轻，睡眠欠佳，夜间手心热。脉尺弱，舌偏大有齿印。患者目前病情稳定，改用中药膏方调理。处方：黄芪 300g，北沙参 300g，升麻 30g，柴胡 100g，白芍 150g，枳壳 100g，甘草 50g，桑白皮 150g，黄芩 100g，瓜蒌壳 150g，浙贝母 100g，红景天 100g，百合 300g，百部 100g，黄精 300g，枣仁 300g，阿胶 100g，龟甲胶 50g，知母 100g，黄柏 50g，陈皮 100g，砂仁 50g，大枣 100g，玫瑰花 100g。1 剂，加冰糖约 500g，加工成膏方，温水冲化后服，每日 2

次。1 剂膏方约 2 000ml，45 天左右服完。

此后患者每间隔约 2 个月至笔者处开膏方 1 剂，至 2019 年初，咯血未再出现。

【心得体会】

治疗咯血一症，郑老常用的治法有清热泻火、凉血止血、收敛止血等。若肺热炽盛，用桑白皮、黄芩、白茅根清热泻火以止血；血热妄行，用地榆、槐花、仙鹤草凉血止血，或用犀角地黄汤法；血络受伤，咯血不止者，用侧柏炭、白及、阿胶等收敛止血。凡咯血者，应忌食一切辛辣之品，曾见有肺癌咯血者，食羊肉而血出近于盈盆。处方禁用桂枝等辛温之药，以免耗血动血；同时慎用麻黄、升麻、柴胡等发散提升之品，亦可加重出血之风险。

本案患者除咯血之症状外，初诊时尚有明显的肝气郁结之证，遂加四逆散以调郁阻之气机。后诊治渐多，发现其尚有气虚下陷、阴虚内热、痰热阻肺等证，故仿郑老大方复治法，综合调理。但方中升麻、柴胡，笔者当时未考虑到其可能有加重出血之风险，因其有气郁、气陷，放胆用之，竟然奏效而未见不良反应，亦属幸事，但其中风险，不可不知。后笔者于处方中去柴胡之品，患者谓气胀之症反有加重。其功过得失，记录于此，以俟高明者正之。

（余宗洋　记录）

肺痈

杨某，男，73 岁。2017 年 8 月 14 日至郑老处就诊。患者于 2 个月前受凉后出现反复咳嗽、发热、活动后气促等不适，当时体温最高 39.2℃，胸部 CT 检查提示：左肺下叶巨大厚壁空洞影，考虑肺脓肿。住院先后予以头孢吡肟、奥硝唑、美洛西林舒巴坦及莫西沙星抗感染治疗，体温逐渐降至正常，但余症缓解不明显。患者家属拒绝再次升级抗生素及胸腔置管引流治疗，并于 7 月 29 日停用抗生素，仅使用氨基酸等营养支持治疗。刻下症见：咳嗽，咯黏稠黄色脓臭痰，伴活动后气促，口干，欲饮水，精神及食欲差，失眠。查体：双肺呼吸音粗，可闻及散在粗湿啰音，以左肺明显。脉来滑数而虚，舌红，苔黄且厚。7 月 13 日血常规：白细胞：11.4×10^9/L，中性粒细胞百分比：86.4%，中性粒细胞计数：9.86×10^9/L，血红蛋白：126g/L；红细胞沉降率：71mm/h。7 月 29 日胸部 CT：双肺各叶斑点状及斑片状密度增高影，左肺上叶尖后段内空洞形成，左侧胸腔下部气液腔，考虑感染性病变。

诊断：中医诊断：肺痈，痰热壅肺证；西医诊断：肺脓肿。

治法：清热解毒，排脓消痈。

处方：瓜蒌壳 15g，浙贝母 10g，鱼腥草 30g，草河车 15g，北沙参 30g，白术 10g，茯苓 10g，甘草 5g，芦根 15g，天花粉 15g，石斛 30g，乌梅 10g，杏仁 10g，生薏仁 30g，冬瓜仁 15g，半枝莲 30g，白花蛇舌草 30g，金银花 15g，蒲公英 15g，神曲 15g，黄精 30g，枣仁 30g。5 剂，每剂水煎 3 遍，混合后分 6 次服，每日 3 次，饭后 1 小时服。

8 月 21 日二诊：患者服药后咳嗽缓解，排脓臭痰亦减少，口干较前好转。于前方加红景天 10g，白茅根 30g。5 剂，煎服同前法。

9 月 1 日三诊：患者目前仅轻度咳嗽，有少量痰，口干、纳差皆已好转。患者久病，目前疲乏、消瘦。于前方再加灵芝 30g，刺五加 15g。5 剂，煎服同前法。

9 月 11 日四诊：患者仍有轻度咳嗽，在卧下后较明显，伴有咽痒。于前方去天花粉；加芍药甘草汤及全蝎，以解痉镇咳，余药随症加减。处方：瓜蒌壳 15g，浙贝母 10g，鱼腥草 30g，草河车 15g，北沙参 30g，白术 10g，茯苓 10g，甘草 5g，芦根 15g，石斛 30g，乌梅 10g，杏仁 10g，生薏仁 30g，冬瓜仁 15g，半枝莲 30g，白花蛇舌草 30g，金银花 15g，蒲公英 15g，神曲 15g，黄精 30g，枣仁 30g，红景天 10g，白茅根 30g，灵芝 30g，刺五加 15g，白芍 30g，全蝎 5g。5 剂，煎服同前法。

9 月 22 日五诊：患者饮食、睡眠、体力皆好转，仅有轻微咳嗽，未见咳吐脓痰，近期大便偏干。于前方去乌梅；加柏子仁 15g。5 剂，煎服同前法。

患者于 10 月 23 日复诊，自诉服完前药后，咳嗽亦痊愈。目前改治足趾干性坏疽，拟予补阳还五汤、四妙散、四妙勇安汤加味。

【跟师体会】

肺脓肿，中医称之为"肺痈"，症见发热、咳嗽、胸痛、咯吐脓痰等症，为邪热壅肺、瘀而化痈也，临床中多为重症，治当清宣肺热，排脓消痈。《金匮要略》中苇茎汤为治疗肺痈之经典方剂。然病有缓急轻重，症有兼杂不同，人有体质差异，故诊病处方时，仍需详查形候，仔细斟酌，精益求精。

本案患者病程较长，且经西医抗生素治疗，热势已退，可见其邪气已衰；疲倦乏力，短气纳差，口干欲饮，是知其正气不足，气阴两伤。故郑老用药时，一方面用苇茎汤（杏仁代桃仁）排脓消痈，用瓜蒌壳、浙贝、鱼腥草、草河车清肺化痰，用半枝莲、白花蛇舌草、金银花、蒲公英清热解毒，共除其邪实之壅盛；另一方面，用四君子汤健脾益气，用芦根、花粉、石斛、乌梅养阴生津，用黄精、枣仁安神助寐，同理其本体之亏虚。标本兼治，全面调理，故患者病情逐渐好转。

其中，四君子汤中选用北沙参，以其能气阴双补，补而不燥，于患者体质尤所适宜。苇茎汤中，用杏仁易桃仁，因其能理肺气，止咳嗽，切合病机。此为重病，非短期可得康复，郑老效不更方，患者经调理 1 个月余而痊愈。

（余宗洋 整理）

肺积

毛某,男,55 岁。2018 年 12 月 28 日至郑老处就诊。患者于 2018 年 12 月 4 日行胸部 CT 检查提示:双肺多发小结节状影,较大者直径约 0.5cm。刻下症见:咽喉干燥,有异物感,咯少量黄痰,身体较疲倦,余未见特殊不适。脉滑有力,舌红,苔略厚。

诊断:中医诊断:肺积,痰凝血瘀证;西医诊断:肺部结节待查。

治法:化痰散结。

处方:桔梗 5g,玄参 15g,麦冬 15g,法半夏 10g,厚朴 10g,茯苓 10g,苏叶 10g,昆布 15g,海藻 15g,莪术 10g,半枝莲 30g,白花蛇舌草 30g,红豆杉 5g,红景天 10g,北沙参 30g,白术 10g,瓜蒌壳 15g,浙贝母 10g,鱼腥草 30g,重楼 15g,灵芝 30g,神曲 15g。8 剂,每剂水煎 3 遍,混合后分 6 次服,每日 3 次,饭后 1 小时服。

2019 年 1 月 14 日二诊:患者服药后疲乏怠倦症状好转,近期夜间出现盗汗。于前方灵芝减至 15g;加仙鹤草 50g,地骨皮 15g,浮小麦 30g,百合 30g,知母 10g。8 剂,煎服同前法。

1 月 28 日三诊:患者咯痰症状好转。于前方去瓜蒌壳、浙贝、鱼腥草、重楼。因患者要外出,遂予此方 6 剂,煎服同前法,并予免煎颗粒 10 剂(方药同前),1 剂分 2 日服。

后患者连续服药,3 月 6 日复查胸部 CT 提示:右肺上叶前段可见一实性结节影,直径约 0.1cm;左肺斜裂可见一实性结节影,直径约 0.3cm。治疗后病灶缩小,患者顾虑大减,继续服药巩固疗效。

【跟师体会】

随着现代影像学的发展和应用,常可发现肺部较小的病变,这对一部分早期癌症的诊断和及时治疗有较大意义,但也有不少情况为良性肿瘤或炎性结节,由于病灶小,未能进一步确诊,西医一般建议定期复查,或手术切除,这明显增加了患者的焦虑感,或对患者造成有创损伤。针对肺部结节或占位性病变,郑老从化痰散结入手,常选用昆布、海藻、莪术、山慈菇、穿山甲等药,同时配合半枝莲、白花蛇舌草、红豆杉等解毒抗癌药,既能软坚散结、消有形之癥积,又能防止其进一步恶化。笔者跟随郑老学习期间,见多例肺部结节得此法以消除者。

(余宗洋 整理)

肺癌

【案1】

文某，男，57岁。2017年5月5日至郑老处就诊。患者3年余前行"右肺上叶切除术"，术后病理提示"中分化腺癌"，行4周期化疗（多西他赛＋洛铂）。2016年9月行胸部CT检查，提示疾病进展，行"紫杉醇＋顺铂""吉西他滨＋顺铂"两方案各全身化疗1周期，同年11月、12月再次分别行"培美曲赛＋洛铂"化疗，随后定期复查均提示病情未控制。2017年3月出现阵发性咯血，伴吞咽困难，考虑右肺及纵隔病灶病情进展所致，伴胸腔积液，于3月15日行胸腔灌注治疗，具体方案为：重组人血管内皮抑制素45mg，d1，4，7，顺铂60mg，d3，并积极予以对症止血、止痛等治疗，2017年3月28日开始行纵隔病灶放射治疗。刻下症见：疲乏短气，纳差干呕，喘息不能平卧，胸背痛，失眠烦躁。脉细，舌淡有齿痕，苔薄。

诊断：中医诊断：肺癌，正虚邪实证；西医诊断：右上肺中分化腺癌术后化疗后，纵隔、胸膜继发恶性肿瘤。

治法：益气健脾，和胃止呕，泻肺利水，安神助寐，扶正抗癌。

处方：北沙参30g，白术10g，茯苓皮15g，甘草5g，陈皮10g，砂仁5g，黄芪30g，升麻10g，柴胡10g，黄连5g，吴茱萸2g，紫苏叶10g，葶苈子15g，大枣10g，芥子10g，元胡15g，郁金10g，徐长卿30g，半枝莲30g，白花蛇舌草30g，红豆杉5g，百合30g，知母10g，小麦30g，大枣10g，黄精30g，枣仁30g。5剂，每剂水煎3遍，混合后分6次服，每日3次，饭后1小时服。

5月15日二诊：患者服药后疲乏倦怠症状好转，饮食增加，睡眠改善。继续用前方为主加减治疗。

患者于数月后病重而去世，但在郑老处治疗期间，生命得到了一定时间的延长，生存质量得到了一定程度的提升。

【跟师体会】

传统中医无"肺癌"之病名，但"肺积""积聚"等病与之有相似之处。《医宗必读》曰："积之成也，正气不足，而后邪气踞之。"《景岳全书》曰："脾肾不足及虚弱失调之人，多有积聚之病。"此病多系正气亏虚和邪毒外侵，正气内虚、脏腑阴阳失调是其发病之本。因此，治疗当以扶正培本、祛除邪毒、调理脏腑为大法。同时，坚持急则治标，缓则治本的原则。

本案患者病程日久，耗伤正气，且经外科手术、化疗等峻猛之治法后正气更伤。正气不足则气短、乏力；脾主运化，脾气虚则运化失常，而出现食少、纳呆；脾虚生痰，痰浊上扰，胃气上逆，出现干呕；脾不化湿致水饮内生，水停聚胸胁而胸闷喘息，不能平卧；脾为后天之本，脾虚则气血化生无源，导致心神失养出现失眠，心烦。

治疗以扶正驱邪为主要原则。方中北沙参、白术、甘草益气健脾；陈皮、砂仁芳香醒脾开胃；茯苓皮淡渗利水；黄芪、升麻、柴胡升举阳气；黄连、吴茱萸、紫苏和胃降逆止呕；葶苈子、大枣泻肺中之水气；白芥子豁痰蠲饮利气，配合葶苈、大枣，治疗喘息不能平卧；元胡、郁金、徐长卿行气活血止痛；半枝莲、白花蛇舌草、红豆杉解毒抗癌；知母、百合、小麦、大枣养心安神以除烦；黄精、酸枣仁养心安神助眠。全方益气健脾和胃、除湿利水、养血安神、解毒抗癌，共奏扶正驱邪抗癌之功效。

（魏大荣　整理）

【案2】

杨某，男，84岁。2017年7月10日邀郑老会诊。患者因右肺恶性肿瘤于重庆三峡中心医院呼吸科住院，因其高龄，不考虑手术、放化疗、靶向治疗，仅予以抗炎、止咳化痰、镇痛等对症支持治疗，但患者反复间断咯血，呼吸困难呈进行性加重。刻下症见：短气乏力，喘息气促，咳嗽少痰，时咯鲜血，饮食欠佳。脉虚数，舌质红。

诊断：中医诊断：肺癌，气阴两虚证；西医诊断：右肺恶性肿瘤。

治法：益气养阴，润肺止咳，凉血止血，健脾扶正。

处方：黄芪30g，西洋参15g，升麻3g，柴胡3g，麦冬15g，五味子10g，银柴胡10g，防风5g，乌梅10g，天冬15g，百合30g，百部10g，紫菀10g，枳壳10g，诃子10g，黄精30g，水牛角30g，生地15g，丹皮10g，白芍15g，地榆15g，槐花15g，仙鹤草50g，白术10g，茯苓10g，甘草5g，神曲15g。2剂，煎药机煎成12包，每包200ml，每次1包，每日3次，饭后1小时服。

7月14日二诊：患者咳嗽有所减轻，仍见短气乏力，喘息气促，咯血。于前方去紫菀、枳壳、诃子；西洋参增至20g；另加白茅根30g，鱼腥草30g，重楼15g。3剂，煎服同前法。

7月21日三诊：患者近日咯血量明显减少，但喘息明显，咳嗽有黄痰。于前方去犀角地黄汤、白茅根；加瓜蒌壳15g，浙贝母10g，紫河车10g，地龙10g，苏子10g。3剂，煎服同前法。

7月27日四诊：患者又见咯血。于前方去升麻、柴胡、紫河车；加水牛角25g，生地15g，丹皮10g。3剂，煎服同前法。

8月4日五诊：患者近日未见咯血，但乏力气促明显，纳差，大便略干。于前方去天冬；黄芪增至35g，西洋参增至25g；瓜蒌壳改为瓜蒌子10g；加砂仁5g。3剂，煎服同前法。

患者于8月12日因呼吸衰竭离世。

【跟师体会】

本案患者为肺癌晚期，症见短气乏力、咳嗽喘息、咳吐痰血为主，急则治其标，故治疗首当控制其咯血，缓解咳喘症状。选用犀角地黄汤，加地榆、槐花、仙鹤草等凉血止血药，使患者咯血症状得到了改善；用过敏煎、百咳方养阴润肺止咳，一方面缓解咳嗽症状，同时也降低出血风险。在此基础上，患者短气乏力症状亦突出，故用补中益气汤、四君子汤益气健脾，但咯血者，升、柴等提升之品应慎用，故郑老斟酌后，决定小剂量使用。患者终因病情进展而离世，但经过郑老的治疗，其症状得到了一定程度的改善。

（余宗洋 整理）

胃脘痛

石某，女，43岁。2017年4月7日至郑老处就诊。患者反复胃脘疼痛6个月余。刻下症见：胃脘以胀痛为主，多于生气后加重，伴有嗳气，烧心，纳差，消化不良，疲乏，大便干，肛门灼热，烦躁焦虑。脉弦，舌红，苔薄黄。

诊断：中医诊断：胃脘痛，肝胃不和证；西医诊断：慢性胃炎。

治法：疏肝和胃，理气止痛。

处方：柴胡10g，白芍30g，枳壳10g，甘草5g，川芎10g，香附10g，延胡索15g，郁金10g，徐长卿30g，北沙参30g，白术10g，茯苓10g，陈皮10g，砂仁5g，鸡内金15g，黄连5g，吴茱萸3g，白头翁15g，牡丹皮10g，栀子10g，百合30g，知母10g，柏子仁15g，莱菔子15g。5剂，每剂水煎3遍，混合后分6次服，每日3次，饭后1小时服。

5月26日二诊：患者诉服药后胃痛、嗳气、烧心、烦躁症状较前缓解，大便通畅，但自觉胃脘有发凉感，身体怕冷。于前方去柏子仁、莱菔子；加仙茅10g，淫羊藿15g，巴戟天10g，高良姜2g。5剂，煎服同前法。

6月12日三诊：患者食欲好转，怕冷减轻，肛门灼热消失，目前偶有胃痛，大便偏稀。于前方基础上去白头翁；加炒薏苡仁30g，健脾渗湿。5剂，煎服同前法。

此后随访患者，健康状态良好。

【跟师体会】

本案患者以胃脘胀痛为主，生气后疼痛加重，伴有嗳气，脉弦，皆为肝气犯胃之证，故以柴胡疏肝散为主方。柴胡疏肝散出自《医学统旨》，全方由柴胡、白芍、枳壳、甘草、陈皮、川芎、香附组成，功效疏肝理气，活血止痛，遵《内经》"木郁达之"之旨，疏肝之中兼以养肝，理气之中兼以调血和胃。郑老于柴胡疏肝散中重用白芍，既可防止其辛燥伤阴之弊，又可增强其缓急止痛之功。

患者兼见疲乏、纳差、消化不良，是为脾胃气虚，运化失权，故又加入四君子汤健脾益气，砂仁开胃进食，鸡内金消谷助运。元胡、郁金、徐长卿为郑老治疗脘腹疼痛之常用药组，其中元胡、郁金由金铃子散演变而来，以郁金代替川楝子，既保留了原方行气止痛之功效，又减少了川楝子毒性之弊；用徐长卿止痛为郑老多年临床之经验总结，郑老认为徐长卿对于脘腹痛、牙痛、关节痛等皆有很好的缓解作用。

此外，患者还伴有烧心、大便干结、肛门灼热，是为体内有热之象，故用丹皮、栀子、黄连、白头翁清泻里热，配合辛温之吴茱萸，苦降辛开，清温并用，共奏清热泻火、疏肝和胃之效。

二诊时，患者胃脘部出现发凉感，兼见全身怕冷，故又在方中加入高良姜暖脾温胃，仙茅、淫羊藿、巴戟天温煦肾阳，以振奋体表之阳气。全方攻补兼施、寒热并用，体现了郑老辨证用药之功力。

（杨昆 整理）

胃痞

李某，女，60岁。2018年4月13日至郑老处就诊。患者反复嗳气、反酸1年，进辛辣饮食或生气后加重，平素脾气暴躁，动辄易怒，10天前因与家人发生口角后感嗳气、反酸症状加重。刻下症见：嗳气，反酸，胸胁胀满，喜太息，自觉嗳气后胀满症状有所减轻，表情焦虑，失眠多梦，疲倦乏力，汗多。脉弦细，舌质红，苔薄白。既往有高尿酸血症、高脂血症病史，胃镜检查提示"慢性非萎缩性胃炎"。

诊断：中医诊断：胃痞，肝胃不和证，兼有心脾两虚证；西医诊断：慢性胃炎。

治法：疏肝理气和胃为主，健脾养心安神为辅。

处方：柴胡10g，白芍15g，枳壳10g，甘草5g，川芎10g，香附10g，黄芪30g，当归10g，北沙参30g，白术10g，茯苓10g，远志5g，酸枣仁30g，木香5g，龙眼肉10g，黄精30g，柏子仁15g，土茯苓30g，萆薢15g，黄连5g，吴茱萸2g，百合30g，知母10g，浮小麦30g，大枣10g，红曲6g，防风3g。5剂，每剂水煎3遍，混合后分6次服，每日3次，饭后1小时服。

4月25日二诊：患者服药后汗多、嗳气、反酸、胸胁胀满、失眠多梦等症状均有减轻，但未完全缓解。于前方去防风。5剂，煎服同前法。

5月4日三诊：患者嗳气、反酸、胸胁胀满、失眠多梦均好转，未诉服药后不适。续以前方5剂，巩固治疗。

【跟师体会】

慢性胃炎是由多种原因引起的胃黏膜慢性炎性反应，是消化系统常见疾病之一,具有反复发作的特点。多与幽门螺杆菌感染、长期服用非甾体抗炎药、免疫紊乱等有关。西医治疗主要以对症治疗为主,但往往难以完全消除症状,且易反复发作。中医在治疗慢性胃炎方面具有丰富的经验。本病在中医学中多归属于"脾胃病""胃脘痛""痞满""嘈杂""反胃"等,多因脾胃虚弱、情志失调、饮食不节、药物外邪入侵,导致脾胃功能失调,运化失常,升降失司,从而表现为气滞、血瘀、湿阻、阴虚等证候。

郑老治疗该类疾病,认为应首辨虚实。虚者以气虚、脾虚多见,实者以气滞、食积多见。但临床所见往往虚实夹杂。本案患者嗳气、反酸皆为胃气上逆所致,加之患者脾气急躁,情志失调,肝气郁结,横逆犯胃,此为实证。久病消耗正气,患者兼见疲乏倦怠,失眠多梦,为心脾不足,又属虚证。故该患者证属虚实夹杂,治疗当以疏肝理气和胃之代表方柴胡疏肝散为主,配合益气健脾、养心安神之归脾汤为辅,再加左金丸,调和寒热而治反酸。此外,方中加入百合知母汤、甘麦大枣汤,可缓解患者焦虑之情绪,减少肝郁之本源,合黄精、枣仁、柏子仁,又可安神助寐;患者多汗症状明显,故予以玉屏风散益气固表止汗;因既往有高脂血症、高尿酸血症,故予红曲降脂,土茯苓、草薢降尿酸。全方以疏肝和胃为主导,辅以益气健脾、养心安神之品,故疗效佳,药后即愈。

（龚雪 整理）

泄泻

张某,男,31岁。2017年4月7日至郑老处就诊。患者反复腹泻4个月余,目前每日排大便6～7次,质稀溏,有时呈水样便。患者曾因长期面部发热、小便黄赤灼热等症,于郑老处就诊,症状减轻后未再服药,目前仍见面部、手心轻度发热,午后较甚,口中异味重。脉滑数,舌红,苔黄厚腻。

诊断:中医诊断:泄泻,阴虚兼有湿热证;西医诊断:慢性肠炎。

治法:健脾除湿止泻,兼以养阴清热。

处方:黄连5g,苍术20g,车前草15g,炒薏苡仁30g,芡实15g,莲子15g,金樱子15g,苦参10g,栀子10g,黄柏10g,知母10g,地黄15g,山药15g,山萸肉15g,牡丹皮10g,茯苓10g,泽泻10g,银柴胡10g,地骨皮15g,神曲15g,牛膝15g。10剂,每剂水煎3遍,混合后分4次服,每日3次,饭后1小时服。

4月24日二诊:患者服药后每日约排大便4次,仍不成形,但未见水样便,面部、手心发热未见好转,口中异味,小便黄,阴囊潮湿。于前方再作调整,处方:黄连5g,苍术20g,车前子15g(包煎),炒薏苡仁30g,芡实30g,莲子15g,金樱子15g,苦参10g,黄柏10g,知母10g,地黄15g,山药30g,山萸肉 15g，牡丹皮 10g，茯苓 10g，泽泻 10g，银柴胡 10g，地骨皮 15g，神曲 15g，甘草 10g。10 剂，煎服同前法。

5 月 15 日三诊：患者目前每日约排大便 3 次，较前成形，手心发热，面部已无发热。处方：黄连 5g，苍术 20g，车前草 15g，炒薏苡仁 30g，芡实 15g，莲子 15g，金樱子 15g，黄柏 10g，知母 10g，地黄 15g，山药 30g，山萸肉 30g，牡丹皮 10g，茯苓 15g，泽泻 15g，银柴胡 10g，地骨皮 15g，青蒿 15g，鳖甲 15g（先煎），栀子 10g，甘草 5g。10 剂，煎服同前法。

患者于 6 月再来复诊时，大便已恢复正常。

【跟师体会】

本案患者素体阴虚火旺，虚火上炎，故自觉面部、手心发热，午后为甚，之前曾用知柏地黄汤加味治疗，症状减轻后停药，但未痊愈，近因腹泻数月，又来就诊。夫脾虚运化失司，酿生湿热，下注大肠，故大便次数多，不成形。养阴恐助湿，利湿恐伤阴，治当养阴与清热除湿并举。方中知柏地黄汤滋阴降火，合银柴、地骨皮可清退虚热；山药配合薏仁、芡实、莲子健脾除湿；黄连、苍术、车前草清热利湿，共同达到止泻目的。因患者湿热较重，又配合苦参、栀子清热除湿。三诊时，患者湿热之象好转，阴虚内热之证仍较突出，故去清热燥湿之苦参，而加入滋阴清热之鳖甲、青蒿。整个治疗过程，反映了疾病虚实盛衰的变化，体现了郑老对立统一的哲学思想在临床中的运用。

（杨昆 整理）

便秘

聂某，女，56 岁。2018 年 9 月 20 日至笔者处就诊。患者便秘多年，经常需服用泻下药通便，若不服泻下药，甚可 1 周不排便。便秘时兼见大便燥结，排便费劲，时坠胀但又不能解出，有时大便带黏液，兼见烧心，睡眠差，下肢冷，饮食消化尚可，但若数日不排便，则腹胀而饮食减退。脉沉，舌红而少苔。

诊断：中医诊断：便秘，阴虚肠燥证；西医诊断：肠功能紊乱。

治法：养阴润肠，行气通便。

处方：生地 30g，玄参 30g，麦冬 15g，天冬 15g，枳壳 10g，厚朴 10g，木香 6g，槟榔 6g，莱菔子 25g，火麻仁 25g，柏子仁 15g，桃仁 10g，黄精 30g，枣仁 30g，当归 15g，肉苁蓉 15g，黄连 5g，吴茱萸 2g，番泻叶 5g（另包）。7 剂，每剂水煎 3 遍，混合后分 4 次服，每日 3 次，饭后 1 小时服。嘱其服药后观察排便情况，若便秘症状改善，则维持初始剂量服药；若大便稀溏甚则腹泻，则减少服药剂量，1 剂药可服至 2 日或酌情使用；若便秘无改善，3 日以上不大便，则加用适量番泻叶泡水服。初煎药时不加番泻叶。

9月30日二诊：患者服药后大便能自行排出，2～3日排便一次，质不硬，但量不多，有时有便意但大便不能排出。大便黏液减少，烧心症状缓解，睡眠改善。服药期间未用番泻叶。于前方略作加减，处方：生地 30g，玄参 30g，麦冬 15g，天冬 15g，枳壳 10g，厚朴 10g，木香 8g，槟榔 8g，莱菔子 25g，火麻仁 25g，柏子仁 25g，桃仁 10g，黄精 30g，枣仁 30g，当归 15g，肉苁蓉 15g，黄连 5g，吴茱萸 2g。7剂，煎服同前法。

之后患者多次于笔者处就诊，服药期间排便状况良好，多数能每日排便，停药后亦能在一段时间内正常排便，之后若出现便秘，则照此方服用数剂，亦可保持一段时间之大便通畅。

【心得体会】

本案处方即郑老之增液润肠汤，全方由三部分组成：①生地、玄参、麦冬、天冬：取吴鞠通增液汤之意，养阴润燥，增液通便，适用于肠燥津枯、无水舟停，症见大便干结者。②枳壳、厚朴、木香、槟榔：行气通腑，泻下导滞，适用于肠道气滞不通，无便意或有便意但大便不能排出者。③莱菔子、火麻仁、柏子仁、桃仁、当归、肉苁蓉：润肠通便，该组药物富含油脂，缓下而不峻烈，尤适用于慢性便秘者。三组药物同用，共奏增液润肠、行气通便之功，用于慢性便秘以大便干结为主症者，疗效良好，尤适用于老年人之便秘。

郑老在治疗慢性便秘时，不提倡用大黄、番泻叶、芦荟、决明子等泻下之品。这些药物治疗便秘，虽可奏一时之功，但绝非长久之计。不少报导显示，长期服用大黄等含有蒽醌类物质的药物，可能会导致结肠黑变病。通过临床观察，长期服用大黄者，可能会对大黄产生耐药性，以至于对泻下类药物越来越不敏感，反而加重便秘。所以郑老治疗慢性便秘时，首选增液润肠汤，对于一般轻度便秘者，多可治愈，对于便秘症状较重者，亦能起到较好的改善作用，且长期服用较安全。

（余宗洋　记录）

肠瘜肉

周某，男，70岁。2015年3月16日至笔者处就诊。患者于2014年4月行乙状结肠癌根治术及多发性结肠息肉电切术。2015年2月复查肠镜提示乙状结肠多发性息肉复发，并再次行电切术。术后患者大便不成形，时有肛门坠胀。既往有慢性阻塞性肺疾病病史，平素时有咳嗽，活动后心累气促。就诊时血压130/80mmHg，脉滑数，舌质红，舌根苔腻。

诊断：中医诊断：肠瘜肉，脾肺气虚、湿邪阻滞证；西医诊断：多发性结肠息肉电切术后。

治法：健脾补肺，化湿散结。

处方：太子参 30g，炒白术 10g，茯苓 15g，法半夏 10g，陈皮 10g，藿香 15g，炒薏苡仁 30g，莪术 10g，丹参 30g，葛根 30g，乌梅 10g，僵蚕 15g，鳖甲 30g（先煎），白花蛇舌草 30g，黄芩 15g。10 剂，每剂水煎 3 遍，混合后分 3 次服，每日 3 次，饭前 1 小时服。

患者间断服药至 2016 年 12 月，复查肠镜，发现结肠息肉复发，并再次行电切术。

2017 年 1 月 9 日复诊：患者担心息肉再次复发，要求继续服用中药。自诉无腹泻，但活动后气喘。脉细滑数，舌质红，苔薄白。于前方加用定喘汤加减，处方：南沙参 30g，炒白术 15g，茯苓 15g，陈皮 10g，姜半夏 10g，炒薏苡仁 50g，莪术 15g，丹参 30g，葛根 30g，乌梅 10g，僵蚕 10g，鳖甲 30g（先煎），枳壳 10g，厚朴 10g，桔梗 10g，苏子 10g，地龙 10g，麻黄 10g，白果 10g，款冬花 15g，桑白皮 15g。15 剂，煎服同前法。

患者坚持服药至 2017 年 12 月，复查肠镜未见息肉再发。

【心得体会】

结肠息肉是临床比较常见的肠道良性肿瘤，长期不干预，有一部分会转化成恶性肿瘤。本病电切术后容易复发，中药干预能够有效预防其复发。该病归属于中医"癥肉"范畴，主要病机在于寒客肠胃，肠道气滞，湿浊瘀滞。郑老治疗息肉，常用穿山甲、僵蚕、乌梅三味药配伍，笔者在郑老经验方基础上，以鳖甲代替穿山甲，并配伍莪术、薏苡仁化湿，丹参、葛根活血，亦能有效消除息肉。本案患者息肉在肠道，且有慢性阻塞性肺疾病病史，属脾肺气虚体质，故配伍六君子汤健脾化湿，亦有培土生金之意。若气道或肠道气机不畅，常配伍桔梗、枳壳、厚朴，起到上通下达畅中的作用；若息肉在胆道，多配合四逆散行气疏肝利胆，均获得满意效果。

郑老息肉方由穿山甲、僵蚕、乌梅三味药组成。穿山甲通络散结，对人体内之息肉、痰核、积聚等有形之物皆能消散。僵蚕祛风通络、化痰散结，《本草纲目》载其有"散风痰结核瘰疬"、治"痰疟癥结"之效。乌梅性酸，《神农本草经》谓其有"去青黑痣，恶疾"之功。三味药配伍，对于息肉之发于咽喉、胃脘、胆囊、肠道、子宫等部位者，皆有消散之作用。笔者曾目睹数例郑老用此方配伍治疗息肉，后复查时而息肉消失之案例，亦亲自用此方约 50 剂，治愈多发性胃息肉患者。但穿山甲价格较贵，笔者将其易为鳖甲，是对郑老学术经验的传承和发挥，且《神农本草经》明言，鳖甲有"去痞疾癥肉"之功效。

（牟方政　记录）

便血

杨某，男，81岁。2017年5月12日至郑老处就诊。患者反复便血1年，经多处治疗未见明显改善。目前每日排便1次，带血及黏液，量较多，如猪肝状，但未见腹痛等不适。2017年4月27日腹部CT检查提示：乙状结肠局部左侧壁不规则增厚，邻近系膜增厚并淋巴结增多，考虑占位性病变可能；4月20日血常规：血红蛋白103g/L。西医建议行消化道造影以进一步明确诊断，但患者未进一步检查。患者既往有肺气肿、冠心病病史，平素走路累而喘，短气，夜尿多。脉尺部弱，舌苔黄腻。

诊断：中医诊断：便血，气虚血热证；西医诊断：结肠占位性病变：结肠恶性肿瘤？

治法：益气摄血，凉血止血。

处方：黄芪30g，北沙参30g，升麻10g，柴胡10g，麦冬15g，五味子10g，女贞子15g，墨旱莲15g，槐花15g，地榆15g，侧柏炭10g，仙鹤草50g，黄连5g，吴茱萸2g，阿胶15g（烊化），三七粉6g（冲服），枸杞子15g，菟丝子15g，覆盆子15g，金樱子15g，神曲15g，当归炭10g。5剂，每剂水煎3遍，混合后分6次服，每日3次，饭后1小时服。

5月22日二诊：患者服药后便血明显减少，但近期感冒后出现咳嗽、咯黄痰。于前方去枸杞子、菟丝子、覆盆子、五味子、金樱子、当归炭；加瓜蒌壳15g，浙贝母10g，鱼腥草30g，草河车15g，桑白皮15g，黄芩15g，地龙10g，苏子10g，白术10g，防风5g。5剂，煎服同前法。

6月2日三诊：患者服药后未再出现便血，目前大便有少量黏液，仍有咳嗽，泡沫痰液，不易咯出。于前方去桑白皮、黄芩；加茯苓10g，甘草5g，取四君子汤之意以健脾气。5剂，煎服同前法。

6月16日四诊：患者服完前方5剂后又自行续方服用，病情稳定。但今晨突发大量便血（2016年至今有3次便前大出血），且大便稀溏。舌苔腐腻，局部稍见脱落。加用云南白药胶囊止血，每次0.25g（1粒），每日3次。于中药处方中再加大健脾止泻止血之力。处方：黄芪30g，北沙参30g，升麻10g，柴胡10g，麦冬15g，五味子10g，女贞子15g，墨旱莲15g，槐花15g，地榆15g，侧柏炭10g，仙鹤草50g，黄连5g，吴茱萸2g，阿胶15g（烊化），白术10g，茯苓10g，甘草5g，芡实15g，莲子15g，山药15g，炒薏仁15g，白及10g，神曲15g。3剂，煎服同前法。

6月23日五诊：患者服药期间未见明显便血，偶见少量便血，自诉走路累和喘亦明显好转，但近期胃口欠佳。6月19日血常规：血红蛋白96g/L。续服用云南白药止血（后皆同）。于前中药方去山药、薏仁；加陈皮 10g，砂仁 5g。5 剂，煎服同前法。

6 月 30 日六诊：患者目前便血已基本控制，有少量黏液，近期有时肠鸣。6 月 24 日便常规：隐血（±）。脉虚细，舌苔腐腻，局部脱落，剥脱处光滑无苔。湿浊热毒渐去，然气阴两虚更加明显，于前方中加西洋参 10g，以增气阴双补之力；另加白芍 15g，防风 5g，以合成痛泻要方。5 剂，煎服同前法。

7 月 7 日七诊：患者仅昨日又现便中带血，色暗红，自诉服药后精神好转，体力增加，咳喘缓解，抵抗力增强。7 月 1 日便常规：隐血（-）。于前方去神曲、白芍。5 剂，煎服同前法。

7 月 17 日八诊：患者昨日大便偏稀，见少量便血，大便有黏液。于前方西洋参增至 15g。5 剂，煎服同前法。

7 月 28 日九诊：患者近期间断少量便血，大便稀溏，有黏液，胃口欠佳。于前方加山药 20g，炒薏仁 20g。5 剂，煎服同前法。

8 月 18 日十诊：近 20 余天来，患者未出现便血，偶见黏液，大便成形，1 日排便 1 次。8 月 9 日复查血常规：血红蛋白 98g/L。患者咳喘好转，体重增加，仍有夜间尿频。脉浮虚，尺弱，舌苔较前变薄，已无腐腻之苔。处方：黄芪 30g，西洋参 15g，北沙参 30g，升麻 10g，柴胡 10g，麦冬 15g，五味子 10g，女贞子 15g，墨旱莲 15g，槐花 15g，地榆 15g，侧柏炭 10g，仙鹤草 50g，黄连 5g，吴茱萸 2g，阿胶 15g（烊化），白术 10g，茯苓 10g，甘草 5g，芡实 15g，莲子 15g，白及 10g，陈皮 10g，砂仁 5g，防风 5g，枸杞子 10g，覆盆子 10g。5 剂，煎服同前法。

患者之后一直坚持在郑老处就诊，至 2019 年 3 月，患者便血少有发生，身体状态良好。

【跟师体会】

便血一症，古人分为肠风与脏毒。肠风起病急，病程短，多见下利纯血，色鲜红，一般无器质性病变，预后较好；脏毒起病缓，病程长，多见下血腐秽，脓血相杂，古人所述状如猪肝、鸡鸭肝、鱼肠等即是，多有器质性病变，缠绵难愈，预后较差。本案患者，考虑结肠恶性肿瘤可能性大，但患者高龄，诊治目的在于延长其生命，提高生活质量。郑老处方中，运用了补气摄血、凉血止血、收敛止血等法：患者为高龄老人，长期便血，气血必亏，且伴有短气、动则累而喘的症状，故选用补中益气方（黄芪、北沙参、升麻、柴胡）益气摄血；女贞子、墨旱莲、地榆、槐花滋阴凉血；仙鹤草、侧柏炭、当归炭、白及收敛止血。妙在用一味阿胶，既能止血，又能补血，且阿胶配伍黄连，育阴而清热，为治疗便血之要药。《辅行诀脏腑用药法要》载小朱鸟汤（即黄连阿胶汤）：治"下利纯血如鸡鸭肝者"；孙思邈《备急千金要方》中治疗便血，亦多次用到黄连与阿胶相伍;《外台秘要》载有治疗便血方,即"黄连二两,阿胶四片,以好酒二大升合黄连煎十五沸,滤出滓,然后内胶令烊,温分三服"。

在本案中,郑老根据患者舌苔的变化而有针对性地用药:初诊时患者舌苔黄腻,此为湿热内蕴之征,故在益气摄血、凉血止血之中,始终选用黄连苦寒燥湿清热。六诊时患者现腐腻苔,局部脱落,剥脱处光滑无苔,此为花剥苔,为气阴不足之兆,故在处方中加用补益气阴的西洋参。

本案患者病情迁延日久,缠绵难愈,治疗中暂或取效,旋又复发。但郑老在抓住其基本病机之后,即效不更方,而取得较理想的疗效,病情趋于稳定。与此同时,对于一些兼症则随症治之,如用瓜蒌壳、浙贝母、鱼腥草、草河车清肺化痰,治其咳喘;用山药、薏仁、芡实、莲子健脾止泻;用四君子汤加陈皮、砂仁健脾开胃。且在治疗过程中,郑老始终重视对胃气的调养,在寒凉药中,少佐以吴茱萸,以防苦寒过量;或加入神曲,以促进药物的吸收。

（余宗洋 整理）

噎膈

龙某,男,30岁。2016年11月7日至郑老处就诊。患者于1周前,无明显诱因出现吞咽障碍,进食困难,不能吞咽干饭,只能进食少量稀粥,伴饮水呛咳。喉镜、胃镜检查提示:慢性咽喉炎,慢性胃窦炎伴糜烂。胸部CT:心肺未见明显异常,食管壁未见明显局限性增厚及肿块影。曾口服西药雷贝拉唑、莫沙必利分散片、铝镁加混悬液等治疗,症状无明显缓解。刻下症见:吞咽困难如前所述,且说话时间稍长后即出现声音嘶哑,伴咽喉疼痛干燥,舌体灼热。平素情绪正常,但患病后紧张、焦虑十分明显。脉右侧弦滑有力,舌苔黄且厚。

诊断:中医诊断:噎膈,肝气郁结、阴虚内热证;西医诊断:假性球麻痹?慢性咽喉炎;慢性胃窦炎伴糜烂。

治法:疏肝理气,养阴清热,健脾和胃。

处方:桔梗5g,玄参15g,麦冬15g,甘草5g,柴胡10g,白芍15g,枳壳10g,川芎10g,香附10g,红藤30g,蒲公英15g,北沙参30g,白术10g,茯苓10g,神曲15g,木蝴蝶10g,薄荷5g,山豆根5g,金银花15g,小麦30g,大枣10g,黄连5g,栀子10g。3剂,每剂水煎3遍,混合后分4次服,每日3次,饭后1小时服。

11月11日二诊:患者服药4天后,吞咽梗塞症状明显好转,已能进食干饭,咽喉干燥症状消失,现伴见鼻塞,头痛,睡眠欠佳。于前方去桔梗、玄参、麦冬、薄荷、山豆根;加苍耳子5g,辛夷10g,白芷10g,以疏风宣窍止痛;再加百合 30g，知母 10g，以宁心安神。3 剂，煎服同前法。

11 月 18 日三诊：患者饮食、吞咽基本恢复正常，咽干、咽痛、声音嘶哑痊愈。于前方去金银花、栀子、木蝴蝶等清热解毒、利咽开音之品；因患者出现肾虚腰痛症状，遂加牛膝、桑寄生、续断以补肝肾，强筋骨，余药随症加减。处方：柴胡 10g，白芍 15g，枳壳 10g，甘草 5g，川芎 10g，香附 10g，红藤 30g，蒲公英 15g，北沙参 30g，白术 10g，茯苓 10g，神曲 15g，小麦 30g，大枣 10g，黄连 5g，苍耳子 5g，辛夷 10g，白芷 10g，防风 5g，陈皮 10g，牛膝 15g，桑寄生 15g，续断 15g。5 剂，煎服同前法。

12 月 2 日四诊：患者吞咽已完全恢复正常，腰痛明显减轻，然有大便偏稀，黏滞不爽，心下痞满，得嗳气缓解等症，此为肝胃不和，肝郁气滞，脾失健运，兼肠道湿热之证。拟疏肝理气，益气健脾，清利湿热之法，续用柴胡疏肝散、左金丸合四君子汤加味。处方：柴胡 10g，白芍 15g，枳壳 10g，甘草 5g，川芎 10g，香附 10g，红藤 30g，蒲公英 15g，北沙参 30g，白术 10g，茯苓 10g，防风 5g，陈皮 10g，黄连 5g，吴茱萸 2g，木香 8g，槟榔 8g，土茯苓 30g，芡实 30g，莲子 15g。5 剂而收功。

【跟师体会】

噎膈以进食困难为主要表现，症见吞咽困难，饮食难下，或食入即吐。前贤于其病机多有论述，或因气虚，或为阴虚，或是瘀血，或有痰结。多见于现代医学中食管癌、贲门癌等病，但也有仅因功能异常见症者。郑老擅长对"气"的调理。咽喉梗塞，或有紧束感，或胸闷、胁胀、腹满，或嗳气频频者，都可能由于气滞不畅而引起，用疏肝理气法治之，方选柴胡疏肝散加减。气机得畅，梗塞即通。本案同时反映了郑老从多角度辨证的思路和用药经验：患者咽喉干燥、疼痛，此为阴虚火旺，选用玄麦甘桔汤加薄荷、山豆根、金银花、蒲公英、栀子、黄连养阴清热；有慢性胃病病史又见脾虚症状，选用四君子汤及神曲，以健脾助运；红藤配蒲公英活血清热，为治疗糜烂性胃炎良药；北沙参合木蝴蝶润肺利咽，以助开音；百合知母汤、甘麦大枣汤为仲景治疗百合病和妇人脏躁之名方，郑老常用来治疗焦虑等症，其治疗或为主，或为辅，凡症见焦虑、紧张，因疾病影响到患者情绪者，皆可配合同用，能进一步改善症状。

（余宗洋 整理）

虚劳

【案1】

肖某，男，60 岁。2018 年 10 月 21 日至笔者处就诊。患者食管恶性肿瘤放化疗后伴有全血细胞减少 1 周。皮下注射重组人粒细胞刺激因子后，于 10 月

19日复查血常规提示：白细胞 6.1×10^9/L，血红蛋白 84g/L，血小板 73×10^9/L。刻下症见：乏力，活动后心累气促，口干。脉细滑，舌质淡红，有裂纹，苔薄白。

诊断：中医诊断：虚劳，气血不足证；西医诊断：食管恶性肿瘤放化疗后，全血细胞减少。

治法：益气养血扶正。

处方：黄芪 30g，当归 10g，黄精 15g，枸杞子 15g，女贞子 15g，鸡血藤 30g，大枣 10g，仙鹤草 30g，灵芝 30g，刺五加 15g，阿胶 10g（烊化），北沙参 30g，麦冬 15g，五味子 10g，百合 15g。15 剂，每剂水煎 3 遍，混合后分 3 次服，每日 3 次，饭前 1 小时服。

11 月 14 日二诊：复查血常规：白细胞 6.1×10^9/L，血红蛋白 85g/L，血小板 88×10^9/L。患者乏力好转，目前咳嗽，大便坠胀，饭后胃脘饱胀。于前方加紫苏叶 10g，枇杷叶 10g，宣肺降逆止咳；加升麻 8g，柴胡 8g，取补中益气汤之意升提阳气；加枳壳 10g，厚朴 10g，木香 10g，行气消胀；北沙参更换为党参 30g。30 剂，煎服同前法。

12 月 14 日三诊：复查血常规：白细胞 4.9×10^9/L，血红蛋白 90g/L，血小板 108×10^9/L。患者咳嗽消失，目前神疲乏力，纳差。于前方去紫苏叶、枇杷叶、厚朴；加陈皮 10g，法半夏 10g，炒白术 15g，茯苓 15，取六君子汤之意健脾。15 剂，煎服同前法。

12 月 28 日四诊：复查血常规：白细胞 3.5×10^9/L，血红蛋白 89g/L，血小板 173×10^9/L。患者目前每日排大便 3～5 次，伴有肠鸣。于前方减阿胶用量至 5g，去百合，党参更换为红参 10g。15 剂，煎服同前法。

2019 年 1 月 21 日五诊：复查血常规：白细胞 3.7×10^9/L，血红蛋白 94g/L，血小板 136×10^9/L。患者有时腹痛则排便。于前方加痛泻要方、香砂六君子汤，余药随症加减。处方：黄芪 30g，当归 10g，黄精 15g，枸杞子 15g，女贞子 15g，鸡血藤 30g，大枣 10g，仙鹤草 30g，灵芝 30g，刺五加 15g，阿胶 5g（烊化），红参 10g，麦冬 15g，五味子 10g，升麻 8g，柴胡 8g，枳壳 10g，木香 10g，茯苓 15g，白术 15g，陈皮 10g，半夏 10g，防风 8g，白芍 15g，砂仁 8g。15 剂，煎服同前法。

【心得体会】

全血细胞减少常见于恶性肿瘤放化疗后、再生障碍性贫血、骨髓增生异常综合征等疾病，通常表现出神疲乏力，活动后心累气促，归属于中医"虚劳"范畴。郑老通过临床实践总结出经验方——生血方，主要由黄芪、党参、当归、黄精、枸杞子、女贞子、鸡血藤、大枣、阿胶等组成。全方益气养血、滋阴补肾，用于治疗中医辨证为气血不足，血常规检查提示白细胞减少或全血细胞减少者。本案患者为食管恶性肿瘤放化疗后全血细胞减少，应用生血方后，血红蛋白、血小板数量较白细胞数量增长快，白细胞数量先降后升，主要与应用重组人粒细胞刺激因子使白细胞过度增殖有关。若出现乏力气短时，郑老常加用补中益气汤益气升阳；若出现腹痛腹泻时，常加用痛泻要方缓急止泻。郑老在应用参类药时，气阴两虚者选用北沙参或西洋参，脾胃虚弱者选用党参，气血不足、阳气虚损者选用红参。

（牟方政　记录）

【案2】

谭某，男，62岁。2017年5月29日至郑老处就诊。患者于2017年1月诊断为胰腺癌，2017年3月行胰头及胆囊切除术。术后一直短气乏力，耳鸣严重，自觉元气大伤。刻下症见：短气乏力明显，饥饿后感胃中空虚，但稍多食或食肉、硬物后又感胃脘隐痛，大便稀溏，汗多，活动后明显，耳鸣严重，说话时加重，双膝酸软。脉细而乏力，舌苔白偏厚。

诊断：中医诊断：虚劳，气虚气陷证；西医诊断：胰腺癌术后。

治法：益气升阳，健脾助运，扶正抗癌。

处方：黄芪30g，北沙参30g，太子参30g，升麻10g，柴胡10g，灵芝30g，刺五加15g，麦冬15g，五味子10g，仙鹤草50g，百合30g，白术10g，茯苓10g，甘草5g，神曲15g，鸡内金15g，半枝莲30g，白花蛇舌草30g，红豆杉5g，山药15g，炒薏仁15g。5剂，每剂水煎3遍，混合后分6次服，每日3次，饭后1小时服。

6月13日二诊：因郑老号源已满，患者遂至笔者处诊治。诉服药后短气乏力有所改善，出汗缓解，仍见大便稀溏，且解大便前出现腹痛，膝软，耳鸣。于前方基础上略作加减：考虑其气虚明显，加大补中益气汤剂量；患者汗出缓解，去生脉散及仙鹤草、百合；余药随症加减。处方：黄芪60g，北沙参30g，太子参30g，西洋参10g，升麻10g，柴胡10g，灵芝30g，刺五加15g，白术10g，茯苓10g，炙甘草5g，神曲15g，山楂15g，鸡内金15g，防风5g，白芍15g，陈皮10g，牛膝15g，刘寄奴15g，半枝莲30g，白花蛇舌草30g，红豆杉5g，石菖蒲10g，山药20g。3剂，煎服同前法。

6月19日三诊：患者服药后精神体力皆转佳，饮食尚可，但耳鸣较重，影响生活质量。郑老诊查后，于前方加骨碎补15g，丹参30g，葛根30g，配合石菖蒲，以活血、补肾、开窍，增治耳鸣。7剂，煎服同前法。

7月3日四诊：患者诉耳鸣仍较明显，饥饿、疲乏后皆会加重，腰膝酸软乏力，仍时有痛则欲大便之症，近期又出现左侧肩痛，不能上举，胃中反酸。于前方再略作调整。处方：黄芪60g，北沙参30g，太子参30g，西洋参10g，升麻10g，柴胡10g，灵芝30g，刺五加15g，白术10g，茯苓10g，炙甘草5g，神曲15g，山楂15g，鸡内金15g，防风5g，白芍15g，陈皮10g，牛膝15g，刘寄奴

15g，半枝莲 30g，白花蛇舌草 30g，红豆杉 5g，山药 30g，石菖蒲 10g，骨碎补 15g，丹参 30g，葛根 30g，全蝎 5g，乌贼骨 15g。7 剂，煎服同前法。

患者于 7 月 19 日至笔者处复诊，耳鸣已缓解，短气亦改善，仅于饥饿后出现轻微短气。患者食肉后左肋下不适，大便偏稀，每日约 2 次，左侧肩痛，不能上举，咽喉泛酸、烧心。续用前方继续巩固治疗。

【跟师体会】

郑老所诊治耳鸣病例中，以肾虚血瘀证型多见，方用补阳还五汤、六味地黄汤加味，常可取得较好疗效。但本案患者乃是因中气不足而致耳鸣，即《内经》所谓"上气不足，脑为之不满，耳为之苦鸣，头为之苦倾，目为之眩"，郑老用补中益气汤加减，取得了满意效果。郑老用补中益气汤法，常只取其参、芪、升、柴四味，药味简洁，力宏效专，可谓是对东垣方的精华提炼。对于参的选择，可选人参、党参、西洋参、北沙参、太子参，随患者病情和体质选用一种或数种；黄芪的剂量，亦根据患者气虚程度而定，一般用量为 30g，气虚严重则增至 60g 乃至 90g，腹胀或有气滞者则适当减小剂量，常用 15～25g；升、柴的用量多为 5～10g，用量过多反致失去升阳之功。

郑老对于肿瘤的治疗，不特意针对其病而用药，而是以人为本，根据当下的正邪虚实状态，以固护人的正气为要，再伺机抗癌攻邪，对于兼症则随症治之。生脉散可治疗心气阴不足之自汗，加仙鹤草、百合益气清心，增强止汗效果。灵芝、刺五加合用，可缓解疲劳，扶正抗肿瘤。牛膝、刘寄奴可针对性治疗膝痛、膝酸软。骨碎补、石菖蒲配合丹参、葛根，可补肾、开窍、活血，对耳鸣症状有较好的改善效果。

（余宗洋 整理）

头痛

【案1】

代某，女，36 岁。2017 年 4 月 7 日至郑老处就诊。患者头痛多年，多于受凉、生气或失眠后加重，以双侧颞部为主，疼痛剧烈，伴有头重如裹。平素易感冒，怕冷，饮食后胃脘饱胀，烧心，嗳气，大便稀溏，排便前腹痛，睡眠欠佳，月经量少。颅脑 CT、脑电图检查均未见明显异常。脉弦，舌淡红，舌边有齿痕，苔白少。

诊断：中医诊断：头痛，风寒阻络、脾虚湿盛证；西医诊断：神经性头痛。

治法：益气祛风除湿，柔肝通络止痛。

处方：黄芪 30g，炒白术 10g，防风 5g，川芎 10g，白芷 10g，刺蒺藜 15g，僵蚕 10g，全蝎 5g，柴胡 10g，白芍 30g，枳壳 10g，甘草 5g，神曲 15g，鸡内金

15g，黄连 5g，吴茱萸 2g，陈皮 10g，苍术 15g，车前草 15g，黄精 30g，酸枣仁 30g，合欢皮 15g，香附 10g，当归 10g，益母草 15g，五味子 10g，女贞子 15g。5 剂，每剂水煎 3 遍，混合后分 6 次服，每日 3 次，饭后 1 小时服。

4 月 17 日二诊：患者服药期间头痛次数较前减少，程度较前明显减轻，胃脘饱胀感及嗳气缓解，便溏消失，睡眠改善。于前方去车前草。5 剂，煎服同前法。

4 月 28 日三诊：患者诉偶有头痛，发作频率及疼痛程度均较前减轻，大便转成形，身体有疲倦感。于前方加刺五加 15g，柏子仁 15g。5 剂，煎服同前法。

半年后随访，患者诉其间未再出现明显头痛，无胃胀及嗳气，感冒次数已明显减少，睡眠可，治疗有效。

【跟师体会】

中医学认为，头为"诸阳之会""清阳之府"，又为髓海，居人体的最高位，五脏精华之血、六腑清阳之气皆上注于头，手足三阳经亦上会于头。若六淫之邪上犯清窍，阻遏清阳，或痰浊、瘀血闭阻经络，壅遏经气，或肝阴不足，肝阳偏亢，或气虚清阳不升，或血虚头窍失养，或肾精不足，髓海空虚，均可导致头痛的发生。

郑老治疗头痛，喜用芎芷汤加味化裁，用药一般为：川芎、白芷、刺蒺藜、白芍、甘草、全蝎、僵蚕。其中，川芎、白芷祛风通络，为治头痛之主药；重用芍药，配合甘草以柔肝缓急而止痛；全蝎、僵蚕祛风通络，为治疗顽固性、剧烈头痛之要药；刺蒺藜平肝而通络，既能疏散外风，又可平息内风。诸药共奏疏散风寒、祛风通络、柔肝缓急之功，对于外感及内伤之头痛皆有疗效。

本案患者除头窍外感风寒邪气外，尚有脾虚失运，湿邪内停，湿浊上蒙清窍故头重如裹；湿阻中焦，故胃脘饱胀，大便稀溏；脾虚则卫气生化不足，卫外不固，故易感冒。此外，患者情绪波动及失眠均可引起头痛加重。郑老在治疗主症的同时，亦关注到患者消化、情绪、睡眠及月经等情况，采用大方复治法，从多个角度综合调理，故多年之顽疾得以消除。

（秦超 整理）

【案 2】

魏某，男，62 岁。2017 年 6 月 30 日至郑老处就诊。患者头痛、头晕 3 个月余。刻下症见：头痛，晕恍，自觉头顶发烫。平素易感冒，常鼻塞，打喷嚏。脉寸浮大尺细弱，舌红少苔。

诊断：中医诊断：头痛，风寒阻络、肝阳上亢证；西医诊断：紧张性头痛。

治法：祛风散寒，通络止痛，兼以滋水涵木。

处方：黄芪 30g，白术 10g，防风 5g，银柴胡 10g，五味子 10g，乌梅 10g，苍耳子 5g,辛夷 10g,川芎 10g,白芷 10g,刺蒺藜 15g,钩藤 15g,天麻 15g,白芍 30g,甘草 5g,全蝎 5g,僵蚕 10g,生地黄 15g,山药 15g,山茱萸 15g,牡丹皮 10g,茯苓 10g,泽泻 10g,神曲 15g。5 剂,每剂水煎 3 遍,混合后分 6 次服,每日 3 次,饭后 1 小时服。

7 月 10 日二诊:患者头痛、头晕恍症状有所缓解,仍头顶发烫,且头顶麻木。伴有鼻塞,喷嚏,听力下降。于前方加龟甲 15g(先煎),鳖甲 15g(先煎),青蒿 15g。5 剂,煎服同前法。

7 月 21 日三诊:患者头痛缓解,头顶仍有发烫感,伴麻木,鼻塞、打喷嚏有所缓解,轻微耳鸣。于前方白芍增至 40g,以增强止痛之效;去茯苓、泽泻;加地骨皮 15g,石菖蒲 10g,骨碎补 15g。5 剂,煎服同前法。

7 月 28 日四诊:患者服药后头痛缓解,但未完全消失,头顶发烫感轻度缓解,仍有鼻塞、打喷嚏。于前方去僵蚕;加知母 10g,黄柏 5g。5 剂。

8 月 18 日五诊:头痛缓解,但受凉后仍会有头痛,头顶发烫减轻,鼻塞、喷嚏减轻。前方白芍增至 50g,全蝎增至 6g,增强止痛效果。5 剂,煎服同前法。

患者之后来复诊,头痛未再发作,续调理其耳鸣等症。

【跟师体会】

头痛一病,病机多端,但总体上分外感头痛和内伤头痛两类。外感之头痛,多由风、寒、湿等外邪客于头窍,阻滞经络而致,治宜疏风散邪、通络止痛;内伤之头痛,或由气血痰湿之郁阻,或由风火内邪之上逆,或由气血肾精之不足所致。郑老头痛方,疏散风寒、祛风通络、柔肝缓急,可兼顾外感于风寒及内因于肝阳上亢之头痛。其中,白芍用量需大,一般用量为 30g,若头痛剧烈,可渐增至 50g 乃至 80g。若证见肝阳上亢而头昏头胀者,加天麻、钩藤以平肝息风;肝阴不足,虚风内动者,加女贞子、制首乌柔肝息风。

本案患者,为外感兼有内伤。患者易感冒,鼻塞、喷嚏,用玉屏风散、过敏煎、苍耳子散治鼻窍之疾,同时亦能缓解头痛;听力下降,耳鸣,头顶发热,此为肾阴不足,虚火上浮,故用六味地黄汤、龟甲、鳖甲等,养肾阴而清浮火,既能治疗耳鸣、眩晕、头顶发热等症,又可滋水以涵木,柔肝以止痛。

(郑波 整理)

【案 3】

徐某,男,58 岁。2017 年 12 月 6 日至郑老处就诊。患者 2 个月前无明显诱因出现头胀痛,但未见头昏、恶心呕吐、发热、意识障碍、视力障碍等症状。曾于重庆医科大学附属第一医院就诊,头颅 MRI 提示:梗阻性脑积水,低级别胶质瘤不能除外。刻下症见:头胀痛为主,伴有咽部咯痰,入睡困难,梦多纷扰,大便干。脉细涩,舌淡胖,苔薄。

诊断:中医诊断:头痛,痰瘀阻络证;西医诊断:阻塞性脑积水。

治法：化痰逐饮，通络止痛。

处方：法半夏10g，陈皮10g，茯苓10g，昆布15g，海藻15g，葶苈子15g，大枣10g，白芥子10g，川芎10g，白芷10g，刺蒺藜15g，钩藤15g，天麻10g，白芍30g，全蝎5g，僵蚕10g，莪术10g，灵芝30g，黄精30g，酸枣仁30g，柏子仁15g，莱菔子15g，神曲15g，北沙参30g，白术10g。5剂，每剂水煎3遍，混合后分6次服，每日3次，饭后1小时服。

12月15日二诊：患者服药后头胀痛缓解。前方葶苈子增至25g，白芍增至40g，全蝎增至6g，以增强泻水逐饮、缓急通络止痛功效；另因患者睡眠欠佳，加丹参30g，五味子10g，首乌藤30g，以安神助寐。10剂，煎服同前法。

12月27日三诊：患者服药后头痛明显缓解，睡眠改善，大便干，尿频。前方莱菔子增至25g，柏子仁增至25g，以增强润肠通便之效。5剂，煎服同前法。

【跟师体会】

本案患者因水液积聚颅内而头痛，湿邪郁久成痰，痰邪阻络，不通则痛，治以除湿化痰、通络止痛。选用二陈汤配合昆布、海藻化痰散结；葶苈子、白芥子祛痰逐饮，以消除脑中之积水。郑老常用葶苈子、白芥子加大枣来消除水液内停之胸水、腹水、脑积水、关节腔积液等病症，临床疗效确切。其中葶苈子、白芥子剂量宜大，方能发挥疗效，但初始剂量不宜过大，在使用过程中可根据患者耐受情况逐渐加量，以防攻伐之药物损伤正气。

此外，处方中还配合了治疗头痛常用之川芎、白芷、刺蒺藜、钩藤、天麻、白芍、全蝎、僵蚕等药，以祛风通络、缓急止痛，标本兼治。其中，僵蚕一药，其味咸辛，性平，归肝、肺经，具有息风止痉、祛风止痛、解毒散结、化痰软坚之效，对于痰浊结于脑部者，有很好的作用。痰湿郁久必成瘀，故用莪术、丹参活血消癥，有利于病情缓解。黄精、酸枣仁、柏子仁、莱菔子安神助寐、润肠通便，可改善患者失眠、便秘之症状。

（魏大荣　整理）

眩晕

刘某，女，49岁。2018年8月8日至郑老处就诊。患者头部沉重半年，走路欠稳，不敢独行，停职养病，待业在家，曾多处治疗未效。刻下症见：头部沉重感，伴耳鸣，右眼视力差，右侧面部不适，鼓腮时右侧凹陷，疲倦乏力，腰痛，腿软，手心发热，夜间盗汗，睡眠欠佳。脉细，尺部弱，舌红有裂纹，苔少。血压：100/80mmHg。面神经MRI提示：右侧小脑前下动脉走行迂曲并跨右侧面神经走行，局部面神经轻度受压。神经内科诊断为：面肌痉挛、躯体形式障碍。

诊断：中医诊断：眩晕，肾虚血瘀证；西医诊断：躯体形式障碍？颈椎病？面肌痉挛。

治法：补肾养阴，益气活血通络。

处方：生地15g，山药15g，山茱萸30g，丹皮10g，茯苓10g，泽泻10g，龟甲15g（先煎），鳖甲15g（先煎），黄芪30g，当归10g，川芎10g，白芍15g，地龙10g，桃仁10g，红花10g，土鳖虫10g，北沙参30g，升麻10g，柴胡10g，百合30g，知母10g，白术10g，甘草5g，黄精30g，枣仁30g，佛手5g。5剂，每剂水煎3遍，混合后分6次服，每日3次，饭后1小时服。

8月17日二诊：患者服药后头昏症状稍有缓解，现主要症状同前，近期口干、疲倦、消化欠佳。于前方去泽泻；加石斛30g，神曲20g，灵芝30g。5剂，煎服同前法。

8月27日三诊：患者病情有较明显缓解，效不更方。5剂，煎服同前法。

9月7日四诊：患者头昏沉重之症治疗已见效，仍以补肾活血法为主，且增加补气药之剂量，前方黄芪、北沙参增至40g。

9月17日五诊：前方黄芪增至50g。

9月26日六诊：前方黄芪增至60g。因患者诉手心热、口干症状已消失，近期身体畏寒，另于前方去龟甲、鳖甲、石斛，加鹿角片5g（先煎）。

10月8日七诊：前方黄芪增至80g，鹿角片增至8g。因患者反复右侧面肌痉挛不爽，再加全蝎5g，通络解痉。

后患者连续就诊至2019年1月28日，皆以前方为主加减。其时患者头昏已愈，行走如常，拟于春节后重新上岗工作，郑老再以前方为主，续巩固疗效。

【跟师体会】

本案患者以头昏为主症，伴有下肢怯弱，走路不稳，已影响到生活自理能力。考虑患者头昏原因，可能与脑供血不足、颈椎病等有关。患者前期症见盗汗、手心热、口干，以肾阴虚为主，故用六味地黄汤加龟甲、鳖甲等补养肾阴；之后阴虚症状消失，而见以畏寒为主之肾阳虚证，郑老在六味地黄汤基础上加入鹿角片，温养督脉。使用补阳还五汤时，黄芪剂量逐渐递增，后期用至90g，突出益气活血通络之效。

（余宗洋　整理）

痴呆

孙某，女，14岁。2017年5月26日至郑老处就诊。患者既往有"自身免疫性脑炎"病史。刻下症见：头痛，视物不清，反应迟钝，行动迟缓，言语不利，不能与人交流，问之能勉强应答，又性急燥易怒，口角流涎。舌脉未记录。

诊断：中医诊断：痴呆，痰蒙头窍证；西医诊断：免疫性脑炎。

治法：化痰开窍，通络止痛。

处方：黄连5g，法半夏10g，陈皮10g，枳壳10g，竹茹10g，牡丹皮10g，栀子10g，百合30g，知母10g，小麦30g，大枣10g，甘草5g，柴胡10g，白芍30g，川芎10g，香附10g，石菖蒲10g，远志10g，郁金10g，天麻10g，僵蚕10g，全蝎5g，地龙10g，枸杞15g，五味子10g，徐长卿30g。5剂，每剂水煎3遍，混合后分4次服，每日3次，饭后1小时服。

6月12日复诊：患者家属诉服药后头痛好转，仍视物不清，反应迟钝，行动迟缓，言语不利，流涎。于前方去枸杞、五味子、徐长卿；加茯苓10g，红景天10g。8剂，煎服同前法。

7月12日复诊：患者服药后头痛及视物不清均好转，仍反应迟钝，行动迟缓，言语不利，流涎。于前方加黄芪15g，白芷10g。8剂，煎服同前法。

【跟师体会】

本案患者间断在郑老处诊治，历经数年，家属言，其发病前有明显受惊吓史，后至于神识不清，蒙蒙昧昧，不会言语，脸上时有怪笑，有似神灵所作。郑老以黄连温胆汤、百合知母及甘麦大枣汤为主，加石菖蒲、远志、郁金化痰开窍醒神，加柴胡疏肝散疏肝解郁，加川芎、白芷、全蝎、僵蚕等祛风通络缓解头痛，加枸杞子、五味子、徐长卿治疗眼疾。患者或一月来诊一二次，或数月来诊一次，经调治后，病情有所好转，渐能进行简单问答交流。

古人言，"怪病多由痰作祟"，诚如是也。郑老擅长运用温胆汤治疗多种疑难病，如痰热扰心所致之失眠（加黄连、黄精、枣仁）、痰浊中阻所致之呕吐（加黄连、苏叶）、风痰上扰所致之眩晕（加白术、天麻）、痰郁少阳所致之发热（加柴胡、黄芩、青蒿）、痰蒙神窍之健忘痴呆（加菖蒲、远志、郁金等）、痰瘀结于脑部之脑胶质瘤（去甘草，加昆布、海藻、僵蚕、白芥子等）。初步总结，温胆汤在现代医学神经系统相关疾病方面，有很好的应用价值。

（杨昆 整理）

中风

【案1】

马某，男，75岁。2017年6月26日至郑老处就诊。患者1年余前因"脑梗死"后出现右侧肢体活动不利，伴有右侧肢体麻木，右下肢水肿，行走困难，口角流涎，怕热，口渴欲饮，大便干燥，小便黄赤，睡眠差。脉左弦数，右弦细，舌红少苔。

诊断：中医诊断：中风（中经络），气虚血瘀，兼有肾阴不足证；西医诊断：

脑梗死后遗症。

治法：益气活血通络，兼以补肾养阴。

处方：黄芪30g，当归15g，川芎10g，白芍15g，地龙10g，桃仁10g，红花10g，水蛭5g，百合30g，知母10g，生地黄25g，龟甲15g（先煎），鳖甲15g（先煎），黄柏5g，山药15g，山茱萸15g，牡丹皮10g，茯苓10g，泽泻10g，黄精30g，白术10g，白茅根30g，白花蛇舌草30g，酸枣仁30g，柏子仁15g，合欢皮15g，夜交藤30g。5剂，每剂水煎3遍，混合后分4次服，每日3次，饭前1小时服。

7月10日二诊：患者服药后大便干燥、小便黄赤较前好转，右侧肢体活动不利暂未见明显改善，仍有肢体麻木，右下肢水肿，行走困难，口角流涎，怕热，口渴欲饮，睡眠差。前方黄芪增至40g；去白花蛇舌草；加五味子10g。5剂，煎服同前法。

后患者连续于郑老处治疗，9月11日复诊时，右下肢水肿、怕热、口干、尿黄、大便干燥等症均缓解，右下肢麻木感减轻，右侧肢体活动较前有所好转，可自行短距离行走，仍以补阳还五汤加水蛭合六味地黄汤为主，继续调理。后追踪病情至2017年11月，患者肢体活动困难进一步改善，生活能自理。

【跟师体会】

补阳还五汤为清代王清任治疗中风偏瘫的名方，全方益气活血而通络，且重用黄芪，补气以助血行。后世医家治疗中风之半身不遂，多效法此方。郑老于王清任之学说有较深入的研究，总结出其血府逐瘀汤、补阳还五汤两方，一为气滞血瘀证所创，一为气虚血瘀证所创，足为后世效法。郑老擅长运用补阳还五汤治疗多种疾病，除治疗中风后遗症之外，还用于治疗头晕、耳鸣、颈腰椎病等。郑老使用补阳还五汤治疗中风时，常会加入水蛭一药，以增强其活血通络之功效。《神农本草经》记载，水蛭有"逐恶血瘀血""破血瘕积聚"之功效，合入补阳还五汤中，可使其活血通络之效力倍增。对于黄芪的用量，郑老并不盲目大剂量使用，而是根据患者体质及病情，由少至多逐渐增加，后期亦常能用至100g左右。

本案患者除气虚血瘀之外，还伴有怕热，口渴欲饮，大便干，小便黄等阴虚内热之象，郑老同时合入六味地黄汤及大补阴丸，以养阴清热，既可改善阴液不足之症状，同时与补阳还五汤配伍，可防止其药物之温燥，以免再次生风动火。患者经连续治疗约5个月，偏瘫症状得到改善，之前行走困难，后期生活已能自理。但中风之后遗症，治疗越早越好，若患者发病之初即来就诊，则其可有痊愈之望矣。

（杨昆 整理）

【案2】

陈某，女，68岁。2017年12月1日至笔者处就诊。患者2个月前因突发神志不清于重庆三峡中心医院就诊,诊断为小脑出血,给予止血、营养脑神经治疗后病情稳定,但遗留左侧肢体活动不利。刻下症见:患者坐轮椅就诊,左侧半身不遂,腰痛。脉滑,舌质淡红,苔薄腻。血压:100/70mmHg。

诊断:中医诊断:中风(中经络),气虚血瘀、脉络瘀阻证;西医诊断:脑出血后遗症。

治法:益气活血通络。

处方:黄芪60g,川芎15g,赤芍15g,当归10g,地龙10g,桃仁15g,红花10g,羌活10g,独活10g,灵芝15g,刺五加15g,续断15g,桑寄生15g,川牛膝15g,狗脊15g。10剂,每剂水煎3遍,混合后分4次服,每日3次,饭前服。

12月21日二诊:患者由家属搀扶就诊,左侧半身不遂好转,腰痛消失,但头晕,欲呕吐。辨证为气虚血瘀,兼有痰浊阻滞。于前方加大黄芪用量,合用黄连温胆汤止呕,余药随症加减。处方:黄芪90g,川芎15g,赤芍15g,当归10g,地龙10g,水蛭5g,桃仁15g,红花10g,羌活10g,独活10g,灵芝15g,刺五加15g,姜半夏10g,陈皮10g,茯苓15g,黄连5g,竹茹10g。10剂,煎服同前法。

2018年1月5日三诊:患者可以借用拐杖行走,左侧肢体可自主活动,头晕呕吐减轻,但有时腹胀。继续加大黄芪用量至100g,另加枳壳10g。10剂,煎服同前法。

之后电话回访,患者已可在家中缓慢行走。嘱其继续守方调理。

【心得体会】

中风是一种急性脑血管疾病,中医将其分为中脏腑和中经络。中脏腑多伴有神志不清,语言不利,病情较重;中经络则仅表现为肢体活动不利,病情相对较轻,常见病机为气虚血瘀,脉络瘀阻,益气活血通络为治疗之大法。本案患者为老年女性,体质多虚多瘀,中风后2个月,后遗半身不遂,活动不利,血脉瘀阻,结合舌脉表现,当属气虚血瘀证。笔者仿郑老治疗中风之经验,对于证属气虚血瘀者,选用补阳还五汤为主方,益气活血通脉,另配伍羌活、独活祛风散寒,辅助行血,配伍灵芝、刺五加缓解之力症状。患者伴有腰痛,腰为肾之府,年老腰痛,多为肾虚表现,故加用续断、寄生、狗脊、牛膝补肾强筋骨。复诊时,患者半身不遂症状好转,故继续守方治疗,在原方基础上加大黄芪用量,并加用虫类药水蛭破血逐瘀,以增加活血通络之效力。患者伴有头晕欲呕吐,考虑为痰浊阻窍,合用黄连温胆汤化痰定眩止呕。三诊时,患者半身不遂明显好转,左侧肢体逐渐有力,头晕、呕吐减轻,继续在二诊基础上增加黄芪用量,考虑补气容易导致气滞,故加用枳壳行气。后电话随访患者,反馈还在继续服用此方,可在家中缓慢行走,治疗效果满意。

(牟方政 记录)

痹病

【案1】

郎某，女，53岁。2018年1月5日至郑老处就诊。患者2年余前出现双手指晨僵，持续约半小时以上，遇冷或天气变化时加重，伴双手近端指间关节对称性、持续性红肿疼痛，当地诊所予以止痛药口服后有所缓解。但其后反复发作，持续性加重，逐渐累及双腕关节，于重庆三峡中心医院风湿科诊断为"类风湿关节炎"，给予甲氨蝶呤、来氟米特、醋氯芬酸钠等药物口服，关节疼痛及晨僵症状较前有所减轻。5天前因天气变凉上述症状复发。刻下症见：双手腕关节疼痛，右手食指近端指间关节肿痛，遇冷加重，无关节畸形，伴有饥饿后气短乏力，汗多，精神萎靡，睡眠欠佳。脉细，舌质红，局部有瘀斑，苔薄白。2017年12月20日实验室检查：RF 132IU/ml，CRP 43mg/L，ESR 50mm/H，CCP阳性。

诊断：中医诊断：痹病，风寒阻络、肝肾不足证；西医诊断：类风湿关节炎。

治法：祛风除湿，通络止痛，补益肝肾。

处方：黄芪30g，桂枝10g，白芍15g，生姜3片，大枣10g，甘草5g，防己10g，当归10g，桑枝30g，姜黄10g，牛膝15g，桑寄生15g，续断15g，骨碎补15g，刘寄奴15g，全蝎5g，土鳖虫10g，僵蚕10g，神曲15g，北沙参30g，麦冬15g，五味子10g，仙鹤草50g，百合30g。5剂，每剂水煎3遍，混合后分6次服，每日3次，饭后1小时服。

1月15日二诊：患者服药后关节疼痛有所减轻，右手食指关节仍有肿胀，气短乏力，汗多。前方黄芪增至50g，仙鹤草增至60g；加徐长卿30g，土茯苓30g。5剂，煎服同前法。

1月26日三诊：患者气短乏力、汗多症状消失，关节仍有疼痛，但较初诊时明显减轻。前方全蝎增至6g。5剂，煎服同前法。

后患者持续在郑老处就诊约1年，先后服用中药100余剂，服药约半年后停服止痛药，后期主要采取中西医结合治疗（西药：甲氨蝶呤、来氟米特），关节疼痛症状逐渐得到控制。

【跟师体会】

类风湿关节炎是一种以慢性破坏性关节病变为特征的全身性自身免疫疾病，其特征是手、足小关节的多关节、对称性、侵袭性关节炎症，经常伴有关节外器官受累及血清类风湿因子阳性，可以导致关节畸形及功能丧失。该病归属于中医"痹病""风湿病"等范畴，主要病机是风寒湿邪客于关节，以致局部气血痹阻不通，久之邪气入于筋骨，破坏骨质。郑老认为，类风湿关节炎发病也与人体正气有关，正气不足，外邪方能侵袭，故常选用黄芪桂枝五物汤为主方。《金匮要略》言："血痹阴阳俱微，寸口关上微，尺中小紧，外证身体不仁，如风痹状，黄芪桂枝五物汤主之。"黄芪桂枝五物汤益气温经，和血通痹，固表而不留邪，散邪而不伤正，具有邪正兼顾的配伍特点。因类风湿关节炎病位在骨和关节，郑老又结合肾主骨理论，常在处方中加入牛膝、桑寄生、续断、骨碎补等益肾壮骨之品，以防止骨质被进一步破坏，并且促进骨质的修复。又类风湿关节炎患者多病久邪深，病情顽固，一般草茎类药物通络止痛之力恐有不逮，故虫类药在痹病中的运用尤为关键，郑老常用的虫类药有全蝎、蜈蚣、僵蚕、土鳖虫、穿山甲、鹿角片等。但临床使用虫类药需谨慎，部分药物具有易致敏性、毒性，故用量需谨慎，应从小剂量开始使用，逐渐加量，并定期复查肝肾功能，避免发生药物不良反应。

（龚雪 整理）

【案2】

许某，女，53岁。2017年7月10日至郑老处就诊。患者全身关节疼痛10余年，口服西药治疗，仅能一定程度上减轻疼痛，受凉后关节疼痛加剧，双手关节变形，伴疲倦乏力，汗多，耳鸣，烧心。脉细弱，舌红，苔薄白。

诊断：中医诊断：痹病，肾虚寒湿证；西医诊断：类风湿关节炎。

治法：祛风除湿，补肾壮骨。

处方：地黄15g，山药15g，山茱萸20g，丹皮10g，茯苓10g，北沙参30g，白术10g，甘草5g，徐长卿30g，黄芪30g，当归10g，桑枝30g，姜黄10g，丹参15g，葛根30g，石菖蒲10g，骨碎补15g，栀子10g，牛膝15g，桑寄生15g，仙鹤草50g，地骨皮15g，土鳖虫10g，全蝎5g，穿山甲5g（先煎）。10剂，每剂水煎3遍，混合后分6次服，每日3次，饭后1小时服。

9月11日二诊：患者因路途遥远，未能连续就诊，诉目前全身关节疼痛，遇冷加重，手指晨僵，耳鸣，胃口及消化欠佳。于前方基础上加减。处方：地黄15g，山药15g，山茱萸15g，北沙参30g，白术10g，茯苓10g，甘草5g，陈皮10g，砂仁5g，神曲25g，黄芪30g，当归10g，桑枝30g，姜黄10g，牛膝15g，桑寄生15g，续断15g，骨碎补15g，刘寄奴15g，石菖蒲10g，全蝎5g，蜈蚣2条，僵蚕10g，防风5g，桂枝10g，白芍15g，生姜3片，大枣10g。15剂，煎服同前法。

10月18日三诊：患者服药后关节疼痛好转，现以手指、肩、膝关节明显，遇寒加重，仍有手指晨僵，身体怕冷，汗多，易感冒，食欲增加，耳鸣症状缓解。处方：黄芪70g，炒白术10g，防风3g，北沙参30g，茯苓15g，甘草5g，陈皮10g，牛膝15g，桑寄生15g，骨碎补15g，全蝎10g，蜈蚣2条，桂枝10g，白芍30g，生姜3片，大枣10g，细辛10g，白芷10g，穿山甲5g（先煎），徐长卿

30g，防己 10g，仙茅 10g，淫羊藿 15g，仙鹤草 50g，煅龙骨 25g，煅牡蛎 25g，浮小麦 30g，山茱萸 30g。15 剂，煎服同前法。

患者连续于郑老处就诊 1 年余，至 2018 年底，病情有明显好转，未再服用西药，服中药期间，关节疼痛轻微或消失。目前仍在继续治疗。

【跟师体会】

《素问·痹论》云："风寒湿三气杂至，合而为痹也"。患者肾虚精亏，气血不足，营卫失和，经络运行不畅，风寒湿邪留滞于关节，痹而不通，故见关节疼痛、屈伸不利等症。处方中重用黄芪，取其固表止汗之功，当归补血行血，与黄芪配伍，可补一身之气血；桂枝汤调和营卫，温通经脉；桑枝、姜黄祛风散寒止痛。郑老认为痹病多有肾虚之证，在治疗中，常于祛风湿药中加入牛膝、桑寄生、续断、骨碎补，取其补肝肾、强腰膝之意。三诊时，患者诉怕冷、汗出明显，加仙茅、仙灵脾补肾助阳，又重用黄芪 70g，大补营卫之气，配伍龙骨、牡蛎、浮小麦，以固卫而止汗。全蝎与蜈蚣伍用，名曰蜈蝎散，又名止痉散，二者均入肝经，走窜力胜，善入络脉，搜邪剔络，使血不凝滞，气可宣通，常用于治疗中风、风湿顽痹等症。细辛祛风散寒止痛，郑老在治疗顽痹、痛痹时也常使用。或有"细辛不过钱"之说，但此仅针对散剂而言。细辛入汤剂煎煮，郑老认为剂量稍大并无妨害，但煎煮时间宜稍长为妥。

（杨昆 整理）

项痹

管某，女，53 岁。2017 年 4 月 17 日至郑老处就诊。患者有颈椎病病史 10 余年，时发头晕，颈部、肩部及腰背部疼痛，颈部不能用力后转。平素血压偏高。脉细涩，舌红，苔薄黄。

诊断：中医诊断：项痹，气虚血瘀证；西医诊断：混合性颈椎病。

治法：益气活血，化瘀通络，息风定眩。

处方：黄芪 30g，当归 10g，川芎 10g，白芍 15g，地龙 10g，桃仁 10g，红花 10g，土鳖虫 10g，牛膝 15g，桑寄生 15g，续断 15g，骨碎补 15g，羌活 10g，独活 10g，防风 10g，姜黄 10g，百合 30g，知母 10g，天麻 10g，钩藤 15g，益母草 30g，夏枯草 15g，豨莶草 15g，徐长卿 30g。5 剂，每剂水煎 3 遍，混合后分 6 次服，每日 3 次，饭后 1 小时服。

4 月 28 日二诊：患者头晕发作次数减少，程度减轻，近期出现小腿转筋。前方白芍增至 30g；加甘草 5g，木瓜 15g，伸筋草 30g，以舒筋活络。10 剂，煎服同前法。

5 月 19 日三诊：患者头晕未见明显发作，肩颈疼痛亦有好转。近期出现胸前区隐痛，伴灼热感，有时心悸。于前方加小陷胸汤及生脉散，余药随症加减。处方：黄芪 30g，当归 10g，川芎 10g，白芍 15g，地龙 10g，桃仁 10g，红花 10g，土鳖虫 10g，羌活 10g，独活 10g，防风 10g，姜黄 10g，百合 30g，知母 10g，天麻 10g，钩藤 15g，益母草 30g，夏枯草 15g，豨莶草 15g，徐长卿 30g，甘草 5g，黄连 5g，法半夏 10g，瓜蒌壳 15g，全蝎 5g，僵蚕 10g，北沙参 30g，麦冬 15g，五味子 10g。10 剂，煎服同前法。

后患者复诊，诉颈肩部疼痛已基本消除，继续以前方为主，巩固疗效。

【跟师体会】

郑老用补阳还五汤治疗颈椎病，系临证时偶然所得，自述于多年前，以补阳还五汤治疗某患者，初未在意其颈椎病，而患者服药后颈椎病症状竟明显缓解，于是郑老留心于此，尝试用补阳还五汤治疗颈椎病，而每获良效。又经多年之临证经验总结，其治法趋于成熟。郑老对颈椎病的证治经验总结为：凡颈椎病有气滞血瘀证候表现者，皆可用补阳还五汤为基础方，且方中必加土鳖虫一味，以其能活血祛瘀，续筋接骨，而引药至骨也；若血瘀重者，加丹参、葛根；气虚清阳不升者，加党参、升麻、柴胡；外感风寒者，加羌活、独活、防风、姜黄；肝风内动头晕者，加天麻、钩藤；肝肾不足者，加牛膝、桑寄生、续断、骨碎补，或加六味地黄汤。本法亦可治疗腰椎病。

夫人身之理，气多郁于前之胸腹，而血多瘀于后之腰背。又咽喉颈项为人一身上下最紧要狭窄之处，而贯通气血于上下，若气血瘀滞不行，气结于前而多发为咽喉诸疾，血凝于后则是为颈项之病。颈椎病患者多因长年久坐，颈部血脉瘀滞而不通，积而发病，在于此也。郑老因多年来伏案工作，颈椎病亦时有发生，遂进数剂补阳还五汤加减，多能应手而解。

（郑波 整理）

腰痛

李某，男，79 岁。2017 年 4 月 21 日至郑老处就诊。患者腰部疼痛半年，以晨起时明显，适当活动后可缓解，若活动量大则疼痛加重，甚时腰痛不可以俯仰。曾于 2017 年 3 月在重庆三峡中心医院骨科诊断为胸 11、腰 1 椎体压缩骨折，重度骨质疏松症，腰椎退行性病变。行椎体成形术后，症状未明显缓解。既往有胃溃疡病史，目前胃口欠佳，喜嗳气，大便较燥结，伴有手臂颤抖。脉滑，尺部弱，舌红。

诊断：中医诊断：腰痛，肾虚血瘀证；西医诊断：腰椎压缩骨折术后。

治法：补肾健腰，益气活血。

处方：生地 15g，山药 15g，山茱萸 15g，丹皮 10g，茯苓 10g，泽泻 10g，牛膝 15g，桑寄生 15g，续断 15g，骨碎补 15g，龟甲 15g（先煎），鳖甲 15g（先煎），柴胡 10g，白芍 15g，枳壳 10g，甘草 5g，北沙参 30g，白术 10g，陈皮 10g，砂仁 5g，佛手 5g，黄芪 30g，当归 15g，地龙 10g，桃仁 10g，土鳖虫 10g，肉苁蓉 15g。5 剂，每剂水煎 3 遍，混合后分 6 次服，每日 3 次，饭后 1 小时服。

5 月 5 日二诊：患者服药后腰痛症状有所缓解，但近日出现纳差不欲饮食，干呕，烧心，大便干结，小便黄赤。改以调胃为主，辅以健腰强肾。处方：北沙参 30g，白术 10g，茯苓 10g，甘草 5g，陈皮 10g，砂仁 5g，白蔻 5g，黄连 5g，吴茱萸 2g，苏叶 10g，当归 15g，肉苁蓉 15g，牛膝 15g，桑寄生 15g，续断 15g，骨碎补 15g，狗脊 15g，杜仲 15g，白花蛇舌草 30g，白茅根 30g。3 剂，煎服同前法。

5 月 12 日三诊：患者服药后胃口好转，未再出现干呕及烧心。复用补肾活血法，治其腰痛，仍兼顾其脾胃。于 4 月 21 日处方，去龟甲、鳖甲；加狗脊 15g，杜仲 15g。5 剂，煎服同前法。

5 月 29 日四诊：患者腰痛已明显缓解，手臂颤抖亦好转，服药期间饮食尚可，时有恶心。续予前方加减，处方：生地 15g，山药 15g，山茱萸 15g，丹皮 10g，茯苓 10g，泽泻 10g，牛膝 15g，桑寄生 15g，续断 15g，骨碎补 15g，白芍 15g，甘草 5g，北沙参 30g，白术 10g，陈皮 10g，砂仁 5g，佛手 5g，黄芪 30g，当归 15g，地龙 10g，桃仁 10g，土鳖虫 10g，肉苁蓉 15g，法半夏 10g。10 剂，煎服同前法。

7 月 7 日五诊：患者服药后腰痛进一步缓解，已不觉甚痛楚，近日手臂皮下出现红斑，不痒，有疲乏短气感。血常规检查未见异常，血压 138/98mmHg。于前方去佛手、肉苁蓉、法半夏；当归减至 10g；加银柴胡 10g，防风 5g，五味子 10g，乌梅 10g，升麻 5g，柴胡 5g。10 剂，煎服同前法。

半年后电话回访，患者服药毕腰痛即愈，未再发作。

【跟师体会】

郑老治疗腰椎病，喜用补肾活血法，方用六味地黄汤合补阳还五汤加味。因腰为肾之府，且肾主骨，故腰椎病变，多责之于肾虚。本案患者腰部疼痛，多在久坐、弯腰或劳累后加重，卧下休息可缓解，此是肾气虚腰脊弱也。选用六味地黄汤补肾以壮骨，加牛膝、桑寄生、续断、骨碎补、狗脊、杜仲强健腰府，则肾气足，筋骨坚，腰脊强。又久病多瘀，且患者有腰椎压缩骨折及手术史，局部气血运行不畅，经络不通，亦会引起疼痛，此痛往往得按得动可暂缓解，需活血通络以止痛，善活血者常佐用补气以行血，故选用王清任补阳还五汤，加土鳖虫，可活血散瘀，引药入骨，治疗腰椎骨质的病变。补肾与活血同用，一补一通，相得益彰，标本兼治，切合病机，故临床治疗每获良效。

郑老在治疗疾病的同时，始终关注患者的基础体质。患者脾胃素弱，饮食欠佳，故在主病方中，加四君子汤及陈皮、砂仁健脾开胃；患者嗳气，因其肝气犯胃，胃气上逆，选用四逆散加佛手，疏肝和胃。初诊时，患者伴有手臂震颤，此亦肾阴不足，水不涵木之象，在六味地黄汤基础上，加龟甲、鳖甲滋水涵木。二诊时，患者以纳差、恶心、嗳气、烧心为主要表现，则改以调脾胃为主，待其饮食好转，再治其痼疾。

（余宗洋　整理）

骨痹

【案1】

陈某，男，42岁。2018年12月14日至郑老处就诊。患者反复腰背部疼痛10余年，西医诊断为强直性脊柱炎，用免疫抑制、止痛等方法治疗效果不佳，故求诊于郑老。刻下症见：颈、腰背、手指关节疼痛，夜间久睡后明显，晨起活动后可缓解，右侧踝关节肿痛，怕冷，夜间盗汗，左眼视力下降。查体：脊柱后凸畸形，无压痛及叩击痛，双侧骶髂关节无明显压痛，骨盆挤压征阴性，左侧"4"字试验阳性，右侧"4"字试验阴性，右侧踝关节肿胀伴压痛，局部皮温不高。全身骨显像示：多处关节代谢稍活跃，考虑关节炎性病变，强直性脊柱炎？HLA-B27：159ng/ml。脉细而乏力，舌质红。

诊断：中医诊断：骨痹，肾虚血瘀证；西医诊断：强直性脊柱炎。

治法：益肾温阳壮骨，活血通络止痛。

处方：仙茅10g，淫羊藿15g，巴戟天10g，当归10g，百合30g，知母10g，熟地黄15g，山药15g，山茱萸30g，丹皮10g，茯苓10g，泽泻10g，黄芪30g，川芎10g，白芍15g，地龙10g，桃仁10g，红花10g，牛膝15g，桑寄生15g，续断15g，骨碎补15g，穿山甲5g（先煎），鹿角片5g（先煎），土鳖虫10g，六神曲15g，徐长卿30g。7剂，每剂水煎3遍，混合后分6次服，每日3次，饭后1小时服。

12月28日二诊：患者服药后症状有所缓解。前方黄芪增至50g，鹿角片增至10g，六神曲增至20g。8剂，煎服同前法。

2019年1月16日三诊：患者自觉疼痛感有所减轻。于前方去续断；加全蝎6g；穿山甲增至10g。8剂，煎服同前法。

1月28日四诊：前方有2剂药尚未服完，因春节放假提前就诊。患者目前疼痛明显缓解，近期下肢有发胀感。前方黄芪增至60g；去泽泻；加防己10g。8剂，煎服同前法。

2月20日五诊：患者诉之前服西药双氯芬酸钠，疼痛仅部分缓解，今服用中药后，疼痛已明显缓解，现已停用西药。目前盗汗亦缓解，手指、踝关节未见疼痛，颈腰部轻度疼痛。患者要求口服散剂，予前方5剂，共为细末，每次10g，每日3次，口服。

【跟师体会】

强直性脊柱炎是以脊柱为主要病变部位的慢性病，可累及骶髂关节，引起脊柱强直和纤维化，亦可造成不同程度的眼、肺、肌肉、骨骼病变。西医学认为该病属自身免疫性疾病，病因尚不明确，治疗手段亦较为有限。中医根据临床表现，将其归属于骨痹范畴，常用补肾壮骨、活血通络等治法，取得了一定疗效。郑老十分推崇已故老中医焦树德治疗强直性脊柱炎的经验，仿其治法，以补肾活血、温阳通络为主，选用六味地黄汤、补阳还五汤，加仙茅、淫羊藿、巴戟天等温阳散寒，再加入穿山甲、鹿角片、土鳖虫、全蝎之类虫药通络止痛，是故取效。强直性脊柱炎为难治之病，郑老亦觉本案患者服药后疗效较不可思议，其治疗进展仍待回访，先录此以作初步总结。

（余宗洋　整理）

【案2】

付某，女，53岁。2017年11月8日至郑老处就诊。患者右髋及右下肢疼痛2年余，2017年7月曾于重庆三峡中心医院康复科就诊，核磁共振检查提示：右侧股骨头缺血坏死，右侧髋关节退行性改变，予以活血止痛中成药和西药治疗后未见明显好转。刻下症见：右髋以酸痛为主，活动后加重，伴有睡眠质量差。查体："4"字试验阳性。脉细滑，舌淡红，苔薄白。

诊断：中医诊断：骨痹，肾虚骨弱、气虚血瘀证；西医诊断：股骨头坏死。

治法：补肾壮骨，益气活血，通络止痛。

处方：黄芪30g，当归10g，川芎10g，白芍15g，地龙10g，桃仁10g，红花10g，地黄15g，山药15g，山茱萸15g，丹皮10g，茯苓10g，泽泻10g，牛膝15g，桑寄生15g，续断15g，骨碎补15g，鹿角胶15g（烊化），土鳖虫10g，鸡血藤30g，黄精30g，酸枣仁30g，柏子仁15g，神曲15g。5剂，每剂水煎3遍，混合后分6次服，每日3次，饭后1小时服。

12月15日二诊：患者右髋及右下肢仍酸痛，睡眠差。于前方加木瓜15g，威灵仙15g，知母10g。5剂，煎服同前法。

12月26日三诊：患者失眠改善，右下肢酸痛尚未明显好转。于前方去黄精、酸枣仁、柏子仁；加独活10g，秦艽15g，全蝎5g。5剂，煎服同前法。

2018年1月9日四诊：患者右下肢酸痛症状好转，但反复发作，时轻时重。于前方加狗脊15g，熟地15g。5剂，煎服同前法。

1月21日五诊：患者右下肢酸痛症状已明显减轻，但活动后疼痛加重。前方黄芪增至60g。5剂，煎服同前法。

后随访患者，诸症明显改善。

【跟师体会】

股骨头坏死常与高龄、外伤、酗酒及糖皮质激素的应用有关，慢性或急性缺血，导致股骨头软骨退变，骨质疏松，甚至骨折。其归属于中医"骨痹"范畴。主要病机为气虚血瘀、肾精不足。益气活血、补肾壮骨是治疗大法。郑老常用补阳还五汤合六味地黄汤为基础方治疗本病。

夫肾者主骨，骨质被破坏，需补肾以壮骨。郑老常用六味地黄汤配合牛膝、桑寄生、续断、骨碎补、鹿角胶等。其中，鹿角胶一药，由鹿角提炼而来，而鹿角由鹿督脉之阳气及肾精所化，制成胶后，味甘性温，质柔润，而蕴含元阳于其中，补精填髓，可促进骨质再生长。郑老常用鹿角胶配合骨碎补，治疗骨质疏松等病，有显著效果。另一方面，股骨头坏死者，局部缺血严重，需活血化瘀通络，促其血供。选用补阳还五汤，益气活血，加入虫类药土鳖虫、全蝎等，化瘀通络，而致其药力。

股骨头坏死为难治之病，本案患者病情尚不十分严重，故坚持治疗后，症状得到缓解；但若要彻底治愈此病，还需进一步探索研究。

（牟方政　整理）

骨癌

余某，男，50岁。2017年12月11日至郑老处就诊。患者半年前无明显诱因出现全身多处骨骼疼痛不适，主要部位为腰骶部、双侧肋骨及颅骨，以钝痛为主，无明显呕吐，无发热。2017年11月7日于重庆三峡中心医院血液风湿科住院，诊断为多发性骨髓瘤，予以"左旋苯丙氨酸氮芥＋来那度胺＋地塞米松"治疗，并予以"唑来膦酸"抑制破骨细胞对骨质破坏等治疗后，患者病情好转出院。1周前，患者受凉后出现咳嗽、咯黄色浓痰、胸痛，经住院抗感染治疗后，咳嗽、咯痰缓解，仍胸痛，伴发热，体温最高达39.8℃。刻下症见：胸部、腰骶部疼痛，活动后明显，乏力，纳差，发热，自汗，易感冒。脉细涩，舌淡胖，苔薄白。

诊断：中医诊断：骨癌，正虚邪实证；西医诊断：多发性骨髓瘤。

治法：益气扶正，补肾壮骨，通络止痛，和解退热。

处方：黄芪30g，白术10g，防风5g，北沙参30g，茯苓10g，甘草5g，陈皮10g，砂仁5g，白芍50g，延胡索30g，郁金10g，徐长卿30g，生蒲黄15g（包煎），五灵脂15g，全蝎6g，灵芝30g，刺五加15g，柴胡15g，黄芩15g，青蒿25g，牛膝15g，桑寄生15g，续断15g，骨碎补15g，红豆杉5g。5剂，每剂水煎3遍，混合后分6次服，每日3次，饭后1小时服。

12月22日二诊：患者服药后发热频率、发热时间、最高体温均有所下降，身痛也有明显缓解，咳嗽，咯白痰，喘息，乏力，纳差。前方白芍增至 60g，全蝎增至 8g，以增强止痛功效；加地龙 10g，苏子 15g，紫河车 15g，以补肾纳气平喘。5 剂，煎服同前法。

2018 年 1 月 26 日三诊：患者因郑老号源已满未能及时复诊，但一直服用二诊处方，目前未再出现发热，胸部、腰部疼痛亦明显缓解，咳嗽减轻，汗出减少。近期皮肤瘙痒明显，遇热加重。改用犀角地黄汤、过敏煎、多皮饮法先治疗皮肤瘙痒。

【跟师体会】

本案患者因重病久虚，复感外邪，以致出现正虚邪实、虚实夹杂的较复杂证候。治疗原则以扶正驱邪为主，采用大方复治法，融益气固表、健脾开胃、补肾壮骨、通络止痛、和解退热于一方。黄芪、白术、防风益气固表止汗，预防感冒；北沙参、白术、茯苓、甘草益气健脾，以复气血化生之源；陈皮、砂仁醒脾开胃，增进饮食；元胡、郁金、徐长卿活血行气止痛。郑老善用徐长卿治疗脘腹、口齿、骨关节等多部位之疼痛。现代临床实践和药理研究表明，徐长卿有抗肿瘤、缓解各种癌性疼痛的作用。失笑散活血化瘀止痛；重用白芍配合甘草，缓急解痉止痛；全蝎通络而止痛；牛膝、桑寄生、续断、骨碎补补肾壮骨，防止骨质被进一步破坏；灵芝、刺五加扶正而抗癌；地龙、苏子、紫河车补肾纳气平喘；柴胡、黄芩、青蒿和解少阳而退热。诸药合用，辨证精准，用药多而不乱，故患者病情得到改善。

（魏大荣　整理）

燥痹

邓某，女，45 岁。2018 年 3 月 12 日至郑老处就诊。患者 1 年前无明显诱因出现口干，10 天前因受凉后出现咽痛，伴双侧颈部胀痛，并扪及颈部肿大，左侧明显。2 天前于重庆三峡中心医院颌面外科就诊，彩超提示：双侧腮腺及颌下腺回声不均匀，双侧颈淋巴结增大，于院外输液治疗（具体用药不详），今晨起床乳突下胀痛感明显，伴面部浮肿。刻下症见：口干欲饮，咽干疼痛，眼干，手足心发热，大便干，心悸，气短。月经延迟，经色黯夹杂血块。脉细数，舌质红，苔薄黄。2018 年 2 月 27 日血常规：白细胞：5.2×10^9/L，中性粒细胞百分比：64.2%，淋巴细胞百分比：27%；2018 年 2 月 28 日自身抗体谱：抗 SS-A 抗体：强阳性（3+），抗 SS-B 抗体：强阳性（3+），抗核抗体 1：100：阳性（核颗粒型），抗核抗体 1：320：阳性（核颗粒型），抗核抗体 1：1 000：阳性（核颗粒型）；唾液腺显像提示：左侧腮腺摄取功能正常，右侧腮腺摄取功能轻度受损，双侧腮腺排泄功能明显受损，双侧颌下腺摄取、排泄功能重度受损。

诊断：中医诊断：燥痹，气阴两虚、瘀毒内蕴证；西医诊断：干燥综合征。

治法：滋阴补肾，利咽解毒。

处方：生地黄 15g，山药 15g，山茱萸 15g，丹皮 10g，茯苓 10g，泽泻 10g，黄柏 5g，知母 10g，百合 30g，小麦 30g，大枣 10g，甘草 5g，银柴胡 10g，地骨皮 15g，龟甲 15g（先煎），鳖甲 15g（先煎），西洋参 10g，麦冬 15g，五味子 10g，玄参 30g，浙贝母 10g，牡蛎 25g，黄芪 15g，升麻 5g，柴胡 5g，桔梗 5g，神曲 15g。5 剂，每剂水煎 3 遍，混合后分 6 次服，每日 3 次，饭后 1 小时服。

3 月 23 日二诊：患者服药后咽痛缓解，口干、眼干症状减轻，仍手足心热，月经未至。于前方去丹皮、茯苓、泽泻；加当归 10g，香附 10g，益母草 15g，以活血调经。5 剂，煎服同前法。

【跟师体会】

干燥综合征是一种主要累及全身外分泌腺，以唾液腺和泪腺为主，具有淋巴细胞浸润和特异性自身抗体阳性为特征的弥漫性结缔组织病，归属于中医"燥痹"等范畴。口干，或伴有眼干、鼻干、咽干为其主要症状，有的患者会同时伴有关节拘挛或疼痛的症状。其发病隐匿，病程长，治疗起来有一定难度。

郑老治疗干燥综合征，多从滋补肾阴入手，一般选用六味地黄汤合大补阴丸为主方，以培补阴液。另外，亦常加入麦冬、天冬、玉竹、石斛、芦根、天花粉等，养阴生津，以缓解燥渴之标症。伴有关节拘挛疼痛者，常加入桑枝、姜黄、葛根、鸡血藤等，活血通络。患者若能坚持长期服药，能起到一定的治疗和缓解症状的作用。

本案患者干燥综合征症状尚不突出，故服药 10 天后即初见疗效。同时患者伴有咽喉疼痛之外邪化热症状，故用玄麦甘桔汤配合消瘰丸，养阴利咽解毒。患者短气、心悸，为气阴两虚，故又配合补中益气方、生脉散益气养阴。笔者曾目睹干燥综合征患者曾某，口眼干燥，伴关节疼痛，于郑老处连续治疗 1 年余，病情大有好转。

（魏大荣 整理）

脉痹

杨某，男，73 岁。2017 年 10 月 23 日至郑老处就诊。患者左足大趾红肿热痛，麻木，伴左下肢无力，行走困难。既往有下肢动脉硬化闭塞症病史。脉弦，舌质暗红，少苔。

诊断：中医诊断：脉痹，气虚血瘀、湿热下注证；西医诊断：下肢动脉硬化闭塞症。

治法：益气活血化瘀，清热除湿通络。

处方：黄芪 30g，当归 15g，川芎 10g，白芍 30g，地龙 10g，桃仁 10g，红花 10g，金银花 25g，玄参 25g，甘草 10g，黄柏 10g，苍术 15g，薏苡仁 30g，牛膝 15g，王不留行 15g，土鳖虫 15g，木瓜 15g，伸筋草 30g，北沙参 30g，白术 10g，茯苓 10g，神曲 15g。5 剂，每剂水煎 3 遍，混合后分 4 次服，每日 3 次，饭后 1 小时服。

11 月 24 日二诊：患者服药后左足大趾红肿热痛有所减轻。于前方去木瓜、白术、茯苓；加徐长卿 30g 以止痛，水蛭 5g、鸡血藤 30g 以活血通络。5 剂，煎服同前法。

【跟师体会】

本案患者表现为足大趾局部红肿热痛，行走困难。此因下肢血行不畅，瘀血留于脉络，又恰逢湿浊下注，湿瘀相结，更阻滞气机，瘀而化热，故见局部红肿热痛。病机湿热为标，血瘀为本。西医诊断为下肢动脉硬化闭塞症，若治疗不及时，恐发展为脱疽。

郑老根据本病的病机特点，选用补阳还五汤、四妙散及四妙勇安汤加减，旨在益气活血、化瘀通络、清热除湿。其中，补阳还五汤益气活血通络，方中黄芪为君药，益气以助血行；配合桃仁、红花、当归、川芎等养血活血、祛瘀生新；更加入水蛭、地龙、土鳖等化瘀通络，以通血脉。四妙勇安汤出自《验方新编》，郑老认为此方有扩张动脉血管的作用，除治疗脱疽外，还用来治疗冠心病。四妙散清热利湿，专走下身，于此案可有效改善患者足趾红肿热痛之症状。此外，郑老还在处方中加入四君子汤，益气健脾，因患者病程较长，若脾胃健旺，则气血充足，血脉通畅；脾气虚弱，则水湿不化，注于下焦，更发为肿胀。

此后未能追踪到本案患者后期治疗效果，但郑老治病之理法方药俱在，方证病机相投，故录于此，以备参考焉。

（杨昆　整理）

胸痹

蒋某，男，82 岁。2017 年 8 月 29 日至笔者处就诊。患者既往有冠心病、高血压等病史，长期心前区隐痛，活动时心累气促，曾口服阿司匹林、葛兰心宁、参松养心等药，但近期出现上消化道出血，住院抢救后，嘱其停用阿司匹林等抗凝药。刻下症见：心前区隐痛，伴有憋闷感，心悸，乏力，走路稍快则心累不适，走路不稳，头昏。患者长期失眠，大便干结，常数日不排便。查体：贫血貌，睑结膜色淡，血压 170/80mmHg。脉弦大而虚，且脉来不齐，舌淡，苔薄白。

诊断：中医诊断：胸痹，气阴两虚、血脉瘀阻证；西医诊断：冠状动脉粥样硬化性心脏病。

治法：益气养阴，活血通脉。

处方：黄芪 30g，太子参 30g，麦冬 15g，五味子 10g，玉竹 15g，苦参 10g，炙甘草 10g，川芎 10g，赤芍 10g，丹参 30g，葛根 30g，瓜蒌壳 15g，瓜蒌子 15g，薤白 10g，三七粉 6g（冲服），黄精 30g，酸枣仁 30g，柏子仁 30g，火麻仁 30g，莱菔子 30g，决明子 10g，天麻 15g，钩藤 20g（后下），当归 15g，阿胶 10g（烊化）。5 剂，每剂水煎 3 遍，混合后分 6 次服，每日 3 次，饭后 1 小时服。

9 月 9 日二诊：患者服药后心悸、乏力较前改善，心前区隐痛、憋闷感有所缓解，仍头昏、走路不稳，夜间可眠 2 小时左右，10 日以来共排大便 3 次，质偏硬。血压 160/80mmHg。前方决明子增至 15g，余药同前。7 剂，煎服同前法。

9 月 23 日三诊：患者乏力、心悸明显好转，面部较前有血色，胸痛、胸闷不明显，目前以头昏恍、失眠、便秘为主。仍以前方为主加减，继续调理。

患者之后多次就诊于笔者处，每次皆以生脉散、冠心二号方为主方，配合平肝息风、润肠通便、养心安神等法，至 2019 年初，患者病情稳定。

【心得体会】

胸痹是以胸痛为主要症状的一组疾病。仲景《金匮要略》有较详细论述，如"胸痹之病，喘息咳唾，胸背痛，短气"，"阳微阴弦，即胸痹而痛"，并以瓜蒌薤白白酒汤等方剂来治疗，其主要治法，大抵有温阳通脉、化痰泻浊、开胸顺气等。后世在此基础上总结发展，大致分为寒凝、血瘀、痰阻、气虚等几种证型。西医学之冠心病，某些症状与中医学之"胸痹"有相似之处。

郑老继承其伯父郑惠伯先生治疗冠心病的经验：冠心一号方即加味四妙勇安汤（金银花、玄参、当归、甘草、丹参），活血解毒、通脉止痛，用于治疗冠心病血脉不通而内有瘀热者；冠心二号方（仿中医科学院经验，组成：川芎、赤芍、丹参、葛根），活血行血、通脉止痛。郑老常用冠心二号方合生脉散，治疗冠心病血脉不通兼有气阴两虚者。

本案患者高龄，基础疾病多，曾口服阿司匹林等抗凝药，因上消化道出血而停用抗凝药。就诊时除冠心病之外，还伴有心律不齐、贫血、高血压、失眠、便秘等，且各种病症有内在联系，相互影响，故仿照郑老大方复治法组方思路：以黄芪生脉散、冠心二号方益气养阴、活血通脉，治其主症；又以玉竹、苦参、炙甘草配合生脉散，改善其心律不齐症状；瓜蒌、薤白既能开胸顺气，治疗胸闷心痛，瓜蒌又能润肠通便，缓解便秘；三七粉活血化瘀止痛，又可预防消化道再次出血；阿胶既能养血，又能止血，且配合太子参、麦冬、炙甘草，有仲景炙甘草汤之意，可调节心律。其余各药皆随症治之，不作多述。

（余宗洋　记录）

173

心悸

程某，男，64岁。2017年4月10日至笔者处就诊。患者2个月来反复出现心悸。刻下症见：心悸呈阵发性，进食油腻后加重，伴有胃脘胀，晨起神疲乏力。查体：心率92次/min，血压97/63mmHg。脉滑细数，舌质红，苔黄腻。心电图：窦性心律不齐，ST-T改变；心脏CTA：右侧冠状动脉近段非钙化块形成，狭窄<25%；胸片：未见异常；心肌梗死全定量：正常；胃镜：慢性非萎缩性胃炎伴有糜烂[Hp(+)]；血红蛋白：120g/L；甲状腺功能：正常；腹部彩超：胆囊壁不光滑。

诊断：中医诊断：心悸，痰热扰心、心神不宁证；西医诊断：胆心综合征。

治法：清热化痰，养心安神。

处方：黄连8g，竹茹10g，姜半夏10g，枳壳15g，陈皮10g，茯苓15g，甘草10g，酸枣仁20g，远志10g，石菖蒲10g，五味子10g，党参10g，麦冬15g，藿香15g，佩兰15g，豆蔻10g。10剂，每剂水煎3遍，混合后分3次服，每日3次，饭前服。

4月20日二诊：患者心悸明显好转，发作次数减少，无腹胀。舌苔较初诊时薄。续予前方7剂，煎服同前法。

5月17日三诊：患者心悸发作次数明显减少。原方再进7剂，煎服同前法。

5月26日四诊：患者心悸未再发作，续予原方7剂，煎服同前法。

6月6日五诊：患者诉耳鸣。于前方加丹参15g，葛根15g，骨碎补15g。7剂，煎服同前法。

6月13日六诊：患者耳鸣无明显改善，且胸闷。于前方加瓜蒌壳15g。7剂，煎服同前法。

6月20日七诊：患者未再出现心悸，胸闷亦消失，舌苔变薄，但诉枕部昏沉、耳鸣。于前方加羌活10g，藁本10g。续以7剂而愈。

【心得体会】

胆心综合征是指由胆道疾病通过神经反射引起的冠状动脉供血不足，心脏活动失调，心电图异常，临床以心悸、胸闷、胸痛等症状为主要表现的综合征。该病心脏并无器质性病变，心脏症状可随胆道疾病的控制或治愈而缓解甚至完全恢复，易误诊为冠心病或心肌炎。该病以心悸为主要症状者临床上不少见，与情志和饮食关系密切。

本案患者心脏无器质性病变，主要表现为阵发性心悸，进食油腻后加重，伴有胃脘胀，晨起乏力倦怠。患者因胆气不能正常疏泄，故胆郁化热，胆郁之气横伐脾胃，导致脾胃升降失常，痰浊内生，致胃脘胀，脾不主四肢，则肢体困倦；心气不足，加之胆热扰心则心悸不安，进食油腻，胆热加重，扰心尤甚，故心悸加重。辨证属痰热扰心、心神不宁证。仿郑老治疗痰热扰心所致心悸思路，选用温胆汤燥湿化痰、理气宽中，加苦寒之黄连以清泻心火，降逆和胃。生脉饮补益心气之不足；菖蒲、远志、酸枣仁化痰通心窍，宁心安神；藿香、佩兰、豆蔻芳香化湿浊。诸药有的放矢，协同增效，所以患者服用24剂后心悸症状基本消失。患者后来出现耳鸣，考虑为血瘀阻络所致，加用丹参、葛根、骨碎补活血补肾通耳窍，痰热胸闷用瓜蒌壳理气宽胸，临床上取得满意效果。

（牟方政 记录）

不寐

【案1】

黎某，男，51岁。2019年3月7日至郑老处就诊。患者近半年来出现严重失眠，常彻夜难寐，服诸西药皆不效。刻下症见：失眠，烦躁、焦虑、恐惧，自觉精神将溃，又伴见腰酸，膝软，耳鸣，夜尿频数，性功能下降。脉细数，寸浮大而尺弱，舌红少苔。

诊断：中医诊断：不寐，肝郁化火、心肾不交证；西医诊断：非器质性睡眠障碍。

治法：疏肝泄热，交通心肾。

处方：丹皮10g，栀子10g，柴胡10g，当归10g，白术10g，白芍15g，薄荷5g，茯苓10g，甘草5g，百合30g，知母10g，黄精30g，枣仁30g，远志6g，石菖蒲10g，柏子仁15g，五味子10g，夜交藤30g，生地15g，山药15g，山茱萸25g，泽泻10g，枸杞子15g，菟丝子15g，黄连5g，肉桂5g，阿胶15g（烊化）。5剂，煎药机煎成24包，每包200ml，每次1包，每日3次，早中饭后及睡前各1小时服。

3月17日二诊：患者诉服药后即能入寐，目前睡眠已有明显改善，腰酸、膝软、夜尿频症状亦有好转。续以前方为主，巩固疗效。

患者共服药15剂，睡眠已完全正常，其余症状亦明显改善，发送短信感谢郑老，曰："中华文化博大精深，文武百工代有传承。若言百姓眼中绝学，望闻问切最为奇真。近日身体诸多不适，幸有郑氏一剂驱瘟……"

【跟师体会】

本案患者为公务人员，因常劳心劳力，不能安睡，以致失眠逐渐加重。因长期严重失眠，出现精神紧张、焦虑，甚至恐惧，直欲住院治疗。郑老从整体上诊查患者，除了失眠症状之外，还有情志及性功能异常，而这些亦是导致失眠的原因。郑老当即诊断为不寐之肝郁化火、肾阴亏虚、心肾不交证，采用大方复治法：丹栀逍遥散疏肝泻火；六味地黄汤及枸杞子、菟丝子补肾益精；黄连、阿胶清心除烦；黄连、肉桂、石菖蒲、远志交通心肾；再配合百合知母汤养阴清热除烦，舒缓患者的焦虑情绪。诸法合用，辨证准确，处方杂而不乱，故药中的，收到了满意的疗效。

（余宗洋 整理）

【案2】

胡某，男，13岁。2017年2月20日至郑老处就诊。患者睡眠欠佳，入睡困难，多梦，醒后常觉疲倦。平素胆怯，时有心悸，自觉学习吃力，且近2年来鼻塞反复发作。脉细，舌质淡红，苔薄白。

诊断：中医诊断：不寐，心脾两虚证；西医诊断：非器质性睡眠障碍。

治法：补益心脾，安神助寐。

处方：黄芪30g，当归10g，北沙参30g，炒白术10g，茯苓10g，甘草5g，远志5g，酸枣仁30g，木香5g，龙眼肉10g，麦冬15g，五味子10g，防风5g，苍耳5g，辛夷10g，川芎10g，白芷10g，黄精30g，合欢皮15g，夜交藤30g，石菖蒲10g。5剂，每剂水煎3遍，混合后分4次服，每日3次，饭后1小时服。

2月27日二诊：患者服药后睡眠较前好转，能入睡，睡眠质量较前有所提高，醒后能解乏，但仍做梦，鼻塞明显减轻。于前方去苍耳、辛夷、白芷；加灵芝30g，刺五加15g，柏子仁15g。5剂，煎服同前法。

3月6日三诊：患者睡眠明显好转，入睡快，睡眠质量较高，白天无疲倦感，鼻塞未再出现，症状好转，治疗有效，续予前方5剂巩固。

【跟师体会】

不寐是以经常不能获得正常睡眠为特征的一类病症，主要表现为睡眠时间短、睡眠深度不足，轻者入睡困难，或寐而不酣，时寐时醒，或醒后不能再寐，重者彻夜不寐，常影响正常生活、工作、情绪和健康。根据临床表现，常分为肝火扰心、痰热扰心、心脾两虚、心肾不交、心胆气虚等证。

郑老治疗失眠时，喜用丹栀逍遥散、黄连温胆汤、百合甘麦大枣汤、归脾汤等方，依据不同症状表现及舌脉辨证施治。其中，归脾汤对于失眠兼见疲乏、多梦、脉细弱，辨证为气血不足或心脾两虚者最为适宜。

本案患者为学生，病情较单纯，因长期学习压力大，心神暗耗，气血不足，以致出现失眠、多梦、疲倦等症，属归脾汤证。郑老常在归脾汤中加入黄精一药，配合枣仁，益气养心、安神助寐，可增强其助眠之功效。另据郑老及笔者多年临床观察，归脾汤对于多梦有很好的改善作用，或加入石菖蒲，芳香豁痰辟邪，可使其疗效更稳定。多梦者，常因气血不足，恰如《金匮要略》云："邪哭使魂魄不安者，血气少也；血气少者属于心，心气虚者，其人则畏，合目欲眠，梦远行而精神离散，魂魄妄行。"

（秦超 整理）

多寐

董某，女，25岁。2017年1月2日至郑老处就诊。患者3年前因狂躁、焦虑于郑老处就诊，治疗好转后能正常参加工作，近期病情有所反复，再次就诊。刻下症见：嗜睡明显，每日需睡10余小时尚觉不足，若有困意则必须睡觉，不能坚持强行不睡，早上起床困难，起床之意志力不能战胜睡意，伴有疲倦乏力，心烦焦虑，脾气暴躁，月经延后。脉沉细，舌红，苔薄白。

诊断：中医诊断：多寐，肝郁化火证；西医诊断：嗜睡。

治法：疏肝泄热，开窍醒神。

处方：百合30g，知母10g，小麦30g，大枣10g，甘草5g，丹皮10g，栀子10g，柴胡10g，当归10g，白芍15g，白术10g，茯苓10g，薄荷5g，北沙参30g，川芎10g，生地15g，香附10g，益母草15g，珍珠母30g，石菖蒲10g，远志5g，郁金10g，红曲6g，炒山楂15g。5剂，每剂水煎3遍，混合后分5次服，每日3次，饭后1小时服。

1月11日二诊：患者服药后嗜睡症状好转，早上可凭借意志力正常起床，精神状态较前有明显好转，仍有轻度烦躁、焦虑。续以前方为主，继续调理。

患者连续服药1个月左右，之后未再来就诊。约在2018年春节期间，其母发送短信问候，并告知其女当时服药后病已痊愈，状态良好。

【跟师体会】

阳入于阴则寐，阳出于阴则寤，此人体睡眠之总则也。失眠者，阳气不能入于阴；嗜睡者，阳气不能从阴出。本案患者，既往有情志不遂，肝气内郁，以致阳气不能升发于外，则寐多而寤少，且尤以早上起床困难为主。气郁于内，则易化火，故心烦而易怒。气不行则血亦瘀滞，故月事不下。郑老选用丹栀逍遥散为主方，疏肝行气、清热除烦，治其病之根本，其中柴胡为升发阳气之要药，再配合菖蒲、远志、郁金，开窍醒神，共同改善嗜睡之症。另外，郑老考虑其有气血不足之象，又配合八珍益母汤养血调经，经水通利则气郁亦能缓解；再加百合知母汤及甘麦大枣汤，可缓解其焦虑之情绪，减少气郁之根源。诸方合用，共同奏效。

（余宗洋 整理）

汗证

刘某，女，43岁。2017年5月19日至郑老处就诊。患者反复自汗盗汗6个月余，曾于2年前因乳腺癌行双侧乳腺切除术。刻下症见：汗多，白天动则汗出，夜间盗汗亦明显，伴有口苦，口干，失眠，焦虑。脉沉细，舌红，苔薄黄。

诊断：中医诊断：汗证，气阴两虚证；西医诊断：躯体形式障碍，焦虑状态。

治法：益气养阴清热，固表止汗。

处方：北沙参30g，麦冬15g，五味子10g，仙鹤草50g，地骨皮15g，浮小麦30g，煅龙骨20g，煅牡蛎20g，黄精30g，酸枣仁30g，柏子仁15g，百合30g，知母10g，甘草5g，大枣10g，当归10g，黄芪30g，黄芩10g，黄连5g，黄柏5g，生地黄15g，熟地黄15g，红豆杉5g，白花蛇舌草30g。5剂，每剂水煎3遍，混合后分6次服，每日3次，饭后1小时服。

5月26日二诊：患者服药后自汗盗汗症状已明显好转，既往有慢性胃病病史，近期出现胃胀、嗳气、泛酸、排便不畅。于前方去当归六黄汤，加四逆散及左金丸等。处方：北沙参30g，麦冬15g，五味子5g，仙鹤草50g，百合30g，地骨皮15g，浮小麦30g，黄精30g，酸枣仁30g，柏子仁15g，知母10g，大枣10g，甘草5g，红豆杉5g，白花蛇舌草30g，黄连5g，吴茱萸2g，海螵蛸15g，瓦楞子25g，柴胡10g，白芍15g，枳壳10g，神曲15g，木香5g，槟榔5g，半枝莲30g，穿山甲5g（先煎）。5剂，煎服同前法。

【跟师体会】

汗证在《内经》和《伤寒论》中皆有较详细的论述，历代医家之治法，可谓完备矣。郑老治疗汗证，喜用生脉散加味，对于大多数自汗、盗汗，皆有较好的疗效，可谓执简御繁矣。其组方，在生脉散基础上，自汗者加仙鹤草、百合、浮小麦；盗汗者加仙鹤草、地骨皮、浮小麦；自汗盗汗皆有者，则百合、地骨皮同用。郑老对仙鹤草一药有一定的心得体会，谓之可益气、可扶正、可凉血、可止血、可收汗，且仙鹤草药性平和，大剂量使用亦无妨害，郑老常用至50g。百合甘凉，养心润肺，亦可固涩肺气而止汗，适用于自汗或动则汗出者。笔者曾听一道医讲曰：百合与薤白，同属于一科，薤白发散心之阳，百合收敛心之阴。汗为心之液，由是百合之止汗可知。在此方基础上，郑老也时常加收敛之煅龙骨、煅牡蛎，酸涩之山茱萸，以助药力。若汗出且怕冷者，常与桂枝汤同用；汗出易感冒者，常与玉屏风散同用；盗汗严重、阴虚内热者，常与当归六黄汤合用。

对于本案患者，郑老在止汗的基础上，还关注到了情绪和睡眠的情况。患者服药1周即明显见效，但患者脾胃素弱，其中苦寒之芩、连，滋腻之二地可能影响了脾胃的运化功能，故二诊时，仍以生脉散加味为主，配合行气健胃之法，可保之无虞矣。

（杨昆 整理）

发热

傅某,女,22岁。2014年10月20日至郑老处就诊。患者于2014年10月2日行剖宫产手术,手术顺利。10月14日凌晨突发恶寒,继而出现高热,体温在39.0~40.0℃之间,呈持续性发热。在外院住院治疗未缓解,于10月17日转入重庆三峡中心医院。入院情况:体温39.7℃,脉搏110次/min,呼吸20次/min,血压118/62mmHg。症见持续性高热,伴咳嗽、头痛、乏力、不思饮食。辅助检查:血常规:白细胞:$6.44×10^9/L$,中性粒细胞百分比:82.5%,淋巴细胞百分比:12.9%;尿常规:尿蛋白(1+),微量白蛋白0.15mg/L;肾功能:肌酐:88.96μmol/L;心肌酶谱:肌酸激酶:232.38U/L,乳酸脱氢酶:411.37U/L,α-羟丁酸脱氢酶:312.85U/L;血沉:30mm/h;C反应蛋白:41.0mg/L;肝功能、电解质、类风湿因子、便常规、HIV、梅毒、沙眼衣原体、支原体、胸片均未见异常。入院诊断:发热原因待诊。给予补液、抗感染、降温、营养支持、增强免疫力对症治疗,体温未下降;继用亚胺培南西司他汀抗感染,氟康唑抗真菌等,高热仍不止,并于10月19日体温继续上升,最高达41℃。当日下午接受中医治疗,晚上服药(药物略)后体温有所下降,但热势仍盛,遂于10月20日上午至郑老处求治。刻下症见:发热,无汗,轻微咳嗽,纳差,数日仅进极少量饮食,口干,气短心悸,走路不稳,轮椅送入。脉浮虚数,舌红,苔略厚。

诊断:中医诊断:发热,气血两燔证;西医诊断:发热原因待查。

治法:清气凉血,解毒退热。

处方:柴胡15g,黄芩15g,青蒿30g,金银花15g,蒲公英15g,板蓝根15g,紫花地丁15g,麻黄5g,杏仁10g,石膏30g,甘草5g,水牛角30g,生地15g,白芍15g,丹皮10g,知母10g,北沙参15g,白术10g,茯苓10g,芦根15g,天花粉15g,神曲15g。2剂,每剂水煎3遍,混合后分6次服,每4小时服药1次。若药后热退,则1日服3次;若热不止,则夜间继续进药,1日可服6次。

10月22日二诊:10月21日下午服药后,体温即退至37℃以下,之后体温未再升高,但仍感身体虚弱,不能独立行走,心悸气短,纳差不欲食。此时1剂药服尽,仍剩1剂药,嘱其续服前方。患者于当日下午出院,回家调养。

10月24日三诊:患者未至,家属代述病情。体温未再上升,多次测量在36.2~36.3℃之间,胃口增加,精神大为好转,已可下床行走。处方:北沙参20g,白术10g,茯苓10g,甘草5g,麦冬15g,五味子10g,仙鹤草50g,百合30g,地骨皮15g,黄芪20g,防风3g,神曲15g,柴胡15g,黄芩15g,青蒿15g。3剂,每剂水煎3遍,混合后分5次服,每日3次。嘱其清淡饮食,暂不宜哺乳。

10月28日电话回访：患者未再出现发热，诸症皆愈，饮食增加，胃口极好，体力恢复，行动如常，唯药后大便略稀，嘱其静养恢复即可。

【跟师体会】

郑老家学渊深，于温病学说有较深入的研究，擅长治疗发热性疾病。本案患者热势较甚，郑老诊断为温病之气血两燔证，仿清瘟败毒饮之意，用白虎汤、犀角地黄汤及金银花、蒲公英、板蓝根、紫花地丁等，清气凉血解毒；柴胡、黄芩、青蒿和解退热；麻杏石甘汤治其微喘。因患者产后气虚脾弱，不能饮食，又加入四君子汤，因发热不宜温补，故以北沙参易党参。三诊时，患者热已退，但津气大伤，此时宜益气养阴，故选用四君子汤健脾益气，生脉散养阴益气，此时热虽已退，但"恐炉烟虽熄，灰中有火"，故仍加入柴芩汤。

（余宗洋　整理）

热淋

张某，女，53岁。2018年7月13日至笔者处就诊。患者2年来尿路感染反复发作，尿频、尿急、尿不尽，严重时小便灼热、疼痛，稍食辛辣或受热后症状即明显加重。曾经常服用抗生素治疗，但只能短期控制症状，停药后旋即复发。刻下症见：尿频明显，甚则昼间1小时内需解小便3～4次，夜尿6次以上，但尿量不多，自觉尿不尽，小便黄而灼热，无尿痛，伴有烦躁、焦虑，失眠，大便干燥，阴道干涩。脉细数，舌红，苔薄黄。

诊断：中医诊断：热淋，阴虚湿热证；西医诊断：慢性尿路感染。

治法：补肾养阴，清热利湿。

处方：北沙参30g，麦冬15g，五味子10g，女贞子15g，墨旱莲15g，柴胡15g，黄芩15g，龙胆草10g，白花蛇舌草30g，白茅根30g，金钱草30g，甘草10g，知母10g，黄柏10g，生地30g，山药15g，山茱萸15g，丹皮10g，茯苓10g，泽泻10g，枸杞子15g，菟丝子15g，覆盆子15g，车前子10g（包煎），黄精30g，枣仁30g，柏子仁15g。5剂，每剂水煎3遍，频服，1剂分1日半或2日服。

7月20日二诊：药已服完，患者诉昼间小便次数明显减少，可耐尿1～2小时，小便灼热感减轻，夜尿仍多，烦躁、焦虑、失眠症状同前。于前方去金钱草；加百合30g。5剂，煎服同前法。

7月28日三诊：患者昼间尿频症状明显好转，因饮水多，约2小时排尿一次，尿色淡，无灼热感，夜尿次数仍较多，约3～4次。于前方去知母、黄柏、百合；加桑螵蛸、乌药、益智仁各10g。5剂，煎服同前法。

回访：此患者为笔者爱人之同事，服药后告知尿频症状得到明显缓解。后患者又间断于笔者处治疗失眠、便秘等症，续加以补肾阴之法，预防其尿路感染,观察半年期间,尿路感染发作次数明显减少,间或有轻微症状,以前方予之即愈。

【心得体会】

慢性尿路感染以尿频、尿急、尿不尽为主症,严重者或伴有小便灼热、疼痛,病程长,迁延难愈,或愈后又易复发。患者多诉在食辛辣食物或受热后症状加重或发作。用西药抗生素消炎、中药清热利湿皆不宜。郑老认为,慢性尿路感染者,之所以反复发作,是因为"邪之所凑,其气必虚",患者肾阴不足,是病之根本,外感湿热邪气,是发病因素。故治疗当以补肾养阴为本,兼以清热除湿通淋。故选用生脉散合二至丸,益气滋阴补肾;配合柴胡、黄芩、龙胆草(取龙胆泻肝汤之意),清热除湿。三方配伍,利湿而不伤阴,祛邪而不伐正,为本病之主方。湿热邪气重者,加白花蛇舌草、白茅根,利尿清热;肾阴不足者,合六味地黄丸,滋阴补肾;阴虚火旺者,选用知柏地黄丸,滋阴泻火;肾虚小便频数者,合五子衍宗丸或缩泉丸,补肾缩尿。笔者参照郑老经验,诊治此病,多获良效。值得注意的是,补肾养阴与清热利湿法同用,临证时应注意辨明正邪虚实之多少,若邪气重而偏以补、正虚甚而多用清,是亦犯虚虚实实之戒。

(余宗洋 记录)

癃闭

李某,男,47岁。2017年9月13日至郑老处就诊。患者因受凉后出现畏寒、发热4天(体温最高40℃),小便不利1天,于2017年7月4日住院治疗,诊断为脑脊髓炎,其间出现神志模糊,烦躁不安,胡言乱语等症状,经积极治疗病情好转,但小便不利一直未改善。刻下症见:小便不利,伴有夜间盗汗,头昏恍,咳嗽,纳差。脉浮数乏力,舌苔偏厚。

诊断:中医诊断:癃闭,气虚水停证;西医诊断:神经源性膀胱。

治法:通利膀胱水道,兼以益气调和营卫。

处方:黄芪30g,北沙参30g,升麻10g,柴胡10g,桂枝10g,白芍15g,生姜3片,大枣10g,甘草5g,煅龙骨20g,煅牡蛎20g,白术10g,茯苓10g,猪苓10g,泽泻10g,银柴胡10g,防风2g,五味子10g,乌梅10g,陈皮10g,砂仁5g,神曲15g,仙鹤草50g,浮小麦30g。5剂,每剂水煎3遍,混合后分6次服,每日3次,饭后1小时服。

9月29日二诊:患者服第4剂药后即可自主排尿,但排尿欠通畅,排尿无力。泌尿系统彩超提示,9月25日膀胱尿残留80ml,9月28日膀胱尿残留60ml。患者汗出症状好转,目前咳嗽无痰,腿软。于前方保留五苓散、补中益气方，合入百咳方，余药随症加减。处方：黄芪30g，北沙参30g，升麻10g，柴胡10g，桂枝10g，白术10g，茯苓10g，猪苓10g，泽泻10g，银柴胡10g，防风2g，五味子10g，乌梅10g，陈皮10g，砂仁5g，麦冬15g，天冬15g，百合30g，百部10g，紫菀10g，枳壳10g，全蝎5g，甘草5g，山楂15g，鸡内金15g。5剂，煎服同前法。

10月18日三诊：患者排尿较前通畅，10月9日复查彩超示膀胱尿残留30ml，咳嗽减轻，仍伴有头昏恍，腿乏力，睡眠差。住院资料提示有腔隙性脑梗死。仍治以补中益气方合五苓散，加补阳还五汤。处方：黄芪30g，北沙参30g，升麻10g，柴胡10g，桂枝10g，白术10g，茯苓10g，猪苓10g，泽泻10g，甘草5g，陈皮10g，砂仁5g，当归10g，川芎10g，白芍15g，地龙10g，桃仁10g，红花10g，土鳖10g，丹参30g，葛根30g，黄精30g，枣仁30g，柏子仁15g。5剂，煎服同前法。

10月27日四诊：患者目前排尿较通畅，仍有头昏，下肢乏力，饮食欠佳，近期盗汗增多。于前方加仙鹤草50g，地骨皮15g，浮小麦30g。5剂，煎服同前法。

11月17日五诊：患者服药期间小便通利，但停药后排尿又欠通畅，伴有疲倦乏力，头昏恍。于前方去甘草、陈皮、砂仁；加远志5g，石菖蒲10g，灵芝30g。5剂，煎服同前法。

11月29日六诊：患者排尿尚可，但仍稍欠通畅，头昏，睡眠欠佳。于前方加甘草5g，木香5g，龙眼肉10g，合成归脾汤，以养心安神。5剂，煎服同前法。

患者于2017年12月29日复诊，小便已基本正常，头昏症状亦改善。续用补中益气汤合五苓散为主巩固疗效，加补阳还五汤治其脑梗死。2018年1月22日复诊时，排尿已完全正常，即去补中益气汤、五苓散，改治其他疾患。

【跟师体会】

本案患者为脑脊髓炎重症，住院期间出现高热、神昏、谵语等症，经治疗病情好转，但出现小便不能排出，反复导尿近2个月，仍未有明显改善。郑老辨证论治，取得了良好疗效。

患者初诊时，郑老辨证为气虚膀胱气化不利，用仲景五苓散法，配合东垣补中益气法，作为主法，从初诊至末诊，一直未作变动，此为谨守病机也。至于其兼症，则随症治之：如初诊时，用桂枝加龙牡汤治其汗出，香砂六君子汤促进其饮食；二诊时，用过敏煎合百咳方治其咳嗽；三诊时，用补阳还五汤治其脑梗死；六诊时，用归脾汤治其失眠。由此可以看出，郑老处方用药时，常以多维的角度，从辨病、辨证、辨症、辨体质等方面综合考虑，一切以患者本体为中心，而非以治疗一个单独疾病为中心，此郑老临证处方之精髓也。

（余宗洋 整理）

遗尿

赵某,女,8岁。2018年9月23日至笔者处就诊。患儿反复遗尿5年,夜间睡眠时常不自觉遗尿,白天排尿时伴有尿不尽感。平素易感冒,既往有IgA肾病病史。近期尿常规:隐血(2+);肾功能:正常;肾脏超声:未见异常;腰椎核磁共振:未见异常。脉细,舌质淡红,苔薄白。

诊断:中医诊断:遗尿,气虚下陷、固摄失司证;西医诊断:非器质性遗尿症。

治法:益气升陷,补肾固涩。

处方:黄芪15g,党参15g,升麻8g,柴胡8g,枳壳10g,白术10g,茯苓10g,山药15g,芡实15g,金樱子15g,五味子10g,车前草15g,墨旱莲15g,鸡内金15g,神曲10g。7剂,每剂水煎2遍,混合后分3次服,每日3次,饭前服。

9月30日二诊:患儿服药后效果不佳,仍有尿不尽感,夜间尿床。于前方去五味子;加覆盆子15g,山茱萸15g,增强固精缩尿作用。10剂,煎服同前法。

10月7日三诊:患儿服药后好转,夜间未再遗尿。复查尿常规:隐血(1+)。继续守方10剂,煎服同前法。

1月后电话回访,遗尿未再发作。

【心得体会】

小儿遗尿是指5岁以上的小儿不能自主控制排尿,经常睡中小便自遗,醒后方觉的一种病证。西医常予解痉药物治疗,效果不佳,且副作用大,不适合儿童长期服用。郑老认为小儿为稚阴稚阳之体,心肝有余,肺脾不足,肾常虚,因受寒或者营养不良导致三焦气化不利、膀胱失于约束而成遗尿之病,其肺脾气虚者亦常见。本案患儿脾胃弱,易感冒,脾肺气虚明显,故选用补中益气汤治之,同时给予山药、芡实、金樱子、五味子补肾缩尿,但因患儿病程较长,初服药未见明显好转;二诊时又加入覆盆子、山茱萸增强固精缩尿功效,方收效显著。用药的同时需要家庭给予配合,不能打骂孩子,养成定时排尿的习惯,夜间睡前少饮水,有利于遗尿康复。

(牟方政 记录)

尿血

张某,女,27岁。2017年12月18日至郑老处就诊。患者既往有IgA肾病病史,近期尿常规:蛋白(2+),隐血(3+)。刻下症见:疲乏,腰背酸痛,月经延后且量少色黑。脉沉细,舌红,苔薄白。

诊断：中医诊断：尿血，肾阴不足、湿热血瘀证；西医诊断：IgA 肾病。

治法：补肾养阴，清热除湿，化瘀止血。

处方：生地 15g，山药 15g，山茱萸 15g，丹皮 10g，茯苓 10g，泽泻 10g，僵蚕 15g，蝉蜕 15g，土茯苓 30g，女贞子 15g，墨旱莲 15g，石韦 30g，小蓟 30g，白花蛇舌草 30g，白茅根 30g，徐长卿 30g，当归 10g，香附 10g，益母草 10g，三七粉 8g（冲服），阿胶 15g（烊化），黄芪 30g，地龙 10g，藕节 30g，蒲黄炭 10g。15 剂，每剂水煎 3 遍，混合后分 6 次服，每日 3 次，饭后 1 小时服。月经期停药。

2018 年 1 月 31 日二诊：患者因郑老号源已满至郑老兄弟郑祥本副主任医师处续方。近日复查尿常规：蛋白（2+），隐血（2+）。患者诉腰痛。于前方去三七粉；加杜仲 15g，续断 15g，丹参 30g。5 剂，1 剂分 2 日服。

2 月 7 日三诊：当日复查尿常规：蛋白（2+），隐血（1+）。患者不适症状好转，月经仍延后，于 2017 年 12 月 18 日处方去蒲黄炭；加苦参 10g，甘草 10g；益母草增至 15g。15 剂，煎服同前法。

4 月 4 日四诊：当日复查尿常规：蛋白（1+），隐血（±）。患者近期消化欠佳。于前方去三七粉；加鸡内金 15g。继续巩固治疗。

【跟师体会】

IgA 肾病以血尿为主要表现，往往迁延日久，缠绵难愈。郑老认为，本病之病机，乃湿热等邪气，入舍于肾，影响肾之水液代谢功能，故见浮肿、小便不利；湿热之邪客于腰府，故见腰酸；湿热之邪瘀而化火，灼伤阴络，故尿中可见隐血；若水道通调不利，清浊相干，浊邪内停，则还可见尿蛋白及血肌酐升高等。其总体病机，多为虚实夹杂。虚者，肾之阴液不足也；实者，湿热之邪阻滞也，或兼有瘀血。故治疗当以补肾养阴、清热除湿为大法。选六味地黄汤合二至丸养阴止血、石韦通淋止血、小蓟活血止血、白茅根凉血止血，是为治疗肾病之基本方。

本案患者因尿血日久，久则兼瘀，故在肾病基础方上加地龙、藕节、蒲黄炭、三七粉等活血化瘀药以止血。阿胶为治疗内出血之圣药，亦可用于肾阴不足之尿血，但若血肌酐高者，则不宜用之。苦参、徐长卿，郑老谓之有免疫抑制作用，临床用于治疗肾病，效果良好。

（余宗洋 整理）

紫斑

李某，男，17 岁。2017 年 11 月 20 日至郑老处就诊。患者 8 年前出现双下肢散在皮肤瘀斑，西医诊断为"过敏性紫癜"，给予激素口服后紫癜逐渐减退，并在医师指导下停药，但症状仍间断发作，轻重不一。3年前出现镜下血尿，诊断为"过敏性紫癜肾炎"，继续予以激素等药物口服。1个月前，患者因受凉出现打喷嚏、流鼻涕、咽痛等上呼吸道感染症状，伴全身散在斑疹，瘙痒，自行于诊所购买感冒药口服后感冒症状好转，但逐渐出现腰膝酸软、双下肢乏力等症状。刻下症见：全身散在斑疹，呈深红色或淡红色，大小不一，以双下肢明显，伴瘙痒。满月脸，面部痤疮，腰膝酸软，精神萎靡，入睡困难，大便偏干。无咳嗽、咳痰、流鼻涕等不适，饮食可。脉弦数，舌质红，边有齿痕，苔黄。现口服甲泼尼龙治疗（8mg，每日1次）。2017年11月19日尿常规：隐血（3+）。

诊断：中医诊断：紫斑，阴虚血热证；西医诊断：过敏性紫癜。

治法：补肾养阴，凉血清热。

处方：知母10g，黄柏5g，地黄15g，山药15g，山茱萸15g，牡丹皮10g，茯苓10g，泽泻10g，僵蚕15g，蝉蜕15g，土茯苓30g，女贞子15g，墨旱莲15g，石韦30g，小蓟30g，黄芪30g，白术10g，防风5g，黄精30g，酸枣仁30g，柏子仁30g。5剂，每剂水煎3遍，混合后分6次服，每日3次，饭后1小时服。

12月1日二诊：患者双下肢斑疹较初诊时有所减退，失眠、腰膝酸软症状减轻，服药后便秘好转，现大便稀，每日2～3次。于前方去柏子仁；加丹参30g，三七粉10g（冲服），神曲15g，北沙参30g，甘草5g。5剂，煎服同前法。

12月13日三诊：患者双下肢紫癜明显减少，失眠、腰膝酸软症状好转，精神、饮食可，大便恢复正常。复查尿常规：隐血（1+）。于前方去黄精、枣仁；加水牛角30g以凉血止血。7剂，煎服同前法。

【跟师体会】

过敏性紫癜是因机体对某些物质发生变态反应，引起毛细血管通透性增加导致出血，表现为过敏性血管炎征象。临床特征为皮肤紫癜，可伴有腹痛、消化道出血、关节痛、血尿、肾病变等。本病青少年多见，多因过敏原诱发，病情反复，容易累及肾脏、关节、腹部器官等，西医以激素治疗为主。中医学认为紫斑多因血热导致血溢脉外，故治疗首要原则当属清热凉血。

郑老参照卫气营血辨证，积累了许多治疗紫斑的临床经验：以犀角地黄汤加减作为主方，取其凉血作用，防止血热迫血行于脉外，再配合石韦、小蓟凉血止血。因本案患者久病，且伴有腰膝酸软，大便干燥，入睡困难，是肾阴不足，虚火上炎，故又以六味地黄汤滋阴益肾，加女贞子、墨旱莲养阴止血，知母、黄柏清泻虚火。僵蚕、蝉蜕是郑老治疗肾病的常用药，配合土茯苓，升清降浊，可改善肾功能。因该病易由感冒诱发，故用玉屏风散益气固表，预防感冒。后期加用三七粉旨在活血化瘀止血，丹参可改善肾脏微循环减少出血，全方配伍，治疗紫癜效果甚佳。

（龚雪　整理）

消渴

龙某，男，71岁。2017年7月3日至郑老处就诊。患者口干多饮，消谷善饥，小便频数，尿黄，手足心热，于早上至下午期间明显，反酸烧心，大便干结，眠差，足背麻木。脉沉弦滑，舌质红，苔少。当日测血糖：空腹：7.9mmol/L，餐后2小时：13.5mmol/L。曾于外院就诊，口服降糖药治疗，但上述症状缓解不明显。

诊断：中医诊断：消渴，阴虚内热证；西医诊断：2型糖尿病。

治法：滋阴清热，泻火除烦。

处方：黄芪30g，黄精30g，黄连5g，乌梅10g，天花粉15g，地黄15g，山药15g，山茱萸15g，牡丹皮10g，茯苓10g，泽泻10g，芦根15g，石斛30g，银柴胡10g，地骨皮15g，百合30g，知母10g，石膏30g，北沙参30g，麦冬15g，五味子10g，酸枣仁30g，柏子仁15g，瓜蒌子15g。3剂，每剂水煎3遍，混合后分4次服，每日3次，饭后1小时服。

7月10日二诊：服药4天后，患者口干、手足心热、大便干结症状有所减轻，仍有反酸、烧心，失眠严重。以前方再作调整：因患者反酸，去五味子，乌梅减至5g，加瓦楞子15g以和胃制酸；患者失眠，为阴虚内热、热扰心神，加龟甲15g（先煎）、鳖甲15g（先煎）以滋阴潜阳，加玉竹15g养阴生津。3剂，煎服同前法。

7月15日三诊：续服药4天后，患者口干、手足心热症状明显缓解，饮水量减少，胃中饥饿感减轻，大便干燥、反酸、烧心、失眠等症状亦有不同程度缓解，仍以前方为主，继续巩固治疗。

【跟师体会】

消渴是由多种原因引起的人体阴阳之偏颇，以阴津亏损、燥热偏盛为主证，临床上以多饮、多尿、多食等为特征的一类疾病，一般分成上消、中消、下消三种。上消口干多饮，中消消谷善饥，下消小便频数。治疗上，上消者，用白虎加人参汤清热生津；中消者，用玉女煎清泻胃火；下消者，用六味地黄丸滋养肾阴，亦有肾阳虚用肾气丸者。

西医学之糖尿病，其临床表现在一定程度上与消渴症状相似。郑老认为，血糖为营养人体的精微物质，应归属于中医"营气"之范畴。《灵枢·营卫生会》曰："人受气于谷，谷入于胃，以传与肺，五脏六腑，皆以受气，其清者为营，浊者为卫，营在脉中，卫在脉外……"营气为水谷精微所化生，行于血脉之中，营养全身，应包含了"血糖"这种物质。血糖升高，在一定程度上可理解为营气过于旺盛，亢则为害，因而出现多饮、多食、多尿等新陈代谢过旺之症。治疗上，应清解营分之壮热，以三黄梅花汤为主方。其中，黄连苦寒，直折热势，配合乌梅之酸，药性可入于阴分，而能清营分之热；又《素问·阴阳应象大论》曰："壮火食气"，糖尿病患者，因机体代谢过快，往往表现出气阴不足之证，故以黄芪、黄精益气养阴。黄芪为益气药之长，重在补气；黄精益气养阴，健脾益肾，古之养生者常以其为药饵，谓久服可以耐饥不食，故又可缓解消谷之症状；又热盛则津伤，故以天花粉配合乌梅，生津止渴。全方益气清热、养阴生津，可用于治疗消渴之属气阴两虚者，亦可用于西医学之血糖高者。

本案患者，在结合西医学诊断的基础上，采用中医辨证论治方法，以三黄梅花汤合六味地黄汤、白虎加人参汤为主，治疗得效。但患者病久邪深，用药虽取得疗效，仍需一段时间的继续治疗。

（龚雪 整理）

梅核气

李某，男，67岁。2017年6月5日至郑老处就诊。患者咽部异物感2年，伴咯白色泡沫痰，时发时止，咽干，咽痒，咳嗽，遇刺激性气味加重，自觉咽部梗阻感，但进食正常。曾行喉镜检查，提示慢性咽炎、下鼻甲肥大。刻下症见：咽喉症状因感冒加重，且咽痛，咳嗽明显。查体：咽喉红肿充血。脉弦，舌质淡红，苔白。

诊断：中医诊断：梅核气，阴虚内热、痰气互结证；西医诊断：慢性咽炎。

治法：清热解毒利咽，养阴润肺止咳。

处方：桑白皮15g，黄芩15g，鱼腥草30g，重楼15g，金银花15g，蒲公英15g，板蓝根15g，麦冬15g，天冬15g，百合30g，百部10g，紫菀10g，枳壳10g，诃子10g，黄精30g，北沙参30g，白术10g，茯苓10g，甘草5g，桔梗5g，玄参15g，神曲15g。5剂，每剂水煎3遍，混合后于1日半服完，少量多次频服，徐徐咽下。

6月13日二诊：患者服药后咳嗽已止，咽痛症状缓解，目前以咽干、咽喉异物感及梗塞感为主。既往有反流性食管炎病史，近期出现胸前区灼烧感，平素性急，易生气。改以行气化痰、养阴利咽法为主。处方：桔梗5g，玄参15g，麦冬15g，甘草5g，法半夏10g，厚朴10g，茯苓10g，紫苏叶10g，柴胡10g，白芍15g，枳壳10g，川芎10g，香附10g，百合30g，知母10g，小麦30g，大枣10g，北沙参30g，白术10g，神曲15g，山豆根5g，桃仁10g，黄连5g，栀子10g。5剂，煎服同前法。

6月25日三诊：患者服药后咽喉异物感、咽干、咽喉梗塞感有明显缓解，停药后症状有所反复，咽痛、胸前区灼热感未再出现。于前方去山豆根、桃仁、黄连、栀子。5剂，煎服同前法。

【跟师体会】

夫咽喉者，为人身上下之最紧要狭窄处，贯通一身之气血于上下。若气血瘀滞不行，则气常郁于咽喉，而血多凝于颈项。痰为有形之邪，亦常随气滞而结于咽喉。故咽喉之病，气郁痰结者多，其人常觉咽喉有异物，或咽喉梗塞，或有紧束感，多与情绪之变化相关，气郁则加重，气顺则舒畅。此即所谓"梅核气"也。《金匮要略》半夏厚朴汤，理气化痰而散结。若气郁严重者，郑老常以柴胡疏肝散配合半夏厚朴汤，其理气化痰之效更甚。

又足少阴肾经，上注于咽，咽喉之阴液，皆由肾精所化，经少阴经输注而来。是故咽喉之疾，亦责之于少阴，观《伤寒论》"少阴篇"可知矣。若肾阴不足，阴液不能上至于咽，则咽喉干燥。玄参甘凉，滋阴清热，色黑通于肾，可承肾之阴液而上至于咽喉；麦冬养阴生津，直润咽喉；桔梗为咽喉之专药，引药力而达病所；配合甘草，利咽解毒。

又咽喉为人体肺、胃之门户，外感邪气欲犯肺者，先侵于咽喉。外邪入里，少阴易从热化，故咽喉多见肿痛，治当清解。郑老常用薄荷、山豆根、金银花、蒲公英、板蓝根等，治疗咽喉肿痛之症。

是故咽喉一病，看似小病，实则病机多端。郑老常用大方复治法，往往融合半夏厚朴汤、柴胡疏肝散、玄麦甘桔汤等于一方，视其病机而治之，临床治疗多获良效。但此病常随人之情绪而变化，病情容易反复，郑老也经常配合百合甘麦大枣汤于其中，并常告诫患者，需开导其郁结，舒缓其情志。

（龚雪 整理）

喉瘖

廖某，女，32 岁。2017 年 6 月 27 日至笔者处就诊。患者为保险推销员，1 个月前因受凉并饮酒唱歌出现声音嘶哑，输液治疗无效。3 年前曾行结肠恶性肿瘤切除术。刻下症见：声音嘶哑，吹空调后加重，无咽喉疼痛。脉细，舌淡红，苔薄白。喉镜检查提示：声带息肉，慢性咽喉炎。

诊断：中医诊断：喉瘖，肺气失宣、肺气亏虚、痰瘀阻结证。西医诊断：慢性咽喉炎，声带息肉。

治法：宣肺开音，补益肺气，化痰活血散结。

处方：麻黄10g，甘草10g，桔梗10g，诃子10g，僵蚕10g，蝉蜕10g，黄芪30g，南沙参30g，炒白术10g，茯苓10g，麦冬15g，五味子10g，乌梅10g，鳖甲15g（先煎），桃仁15g。7剂，每剂水煎3遍，混合后分3次服，每日3次，饭前服。

7月7日二诊：患者服药后声音嘶哑明显减轻，但咽喉干燥。于前方加百药煎3g。21剂，煎服同前法。

8月12日三诊：患者声音嘶哑消失，未再出现咽喉干燥。于前方去百药煎，减麻黄，加二陈汤、穿山甲以祛痰散结，余药随症加减。处方：麻黄6g，甘草10g，桔梗10g，诃子10g，僵蚕10g，蝉蜕10g，黄芪30g，南沙参30g，白术10g，茯苓10g，麦冬15g，五味子10g，乌梅10g，鳖甲15g，桃仁15g，穿山甲10g，姜半夏10g，茯苓15g，陈皮10g。7剂，制成水蜜丸，口服，每次12g，早晚各1次。

【心得体会】

声音嘶哑归属于中医学"喉瘖"范畴，常因急慢性咽喉炎、声带小结、声带息肉等疾病所致。急性起病者，多因外感风寒，寒邪凝滞声门，不能发音，如《灵枢·忧恚无言》所云："卒然无音者，寒气客于厌，则厌不能发，发不能下，至其开阖不致，故无音。"慢性起病者，可由急性病经久不愈所致，也可因多言语，声音过大，肺气耗散，气阴两虚，虚火上灼声门所致。前者属于"金实不鸣"，后者属于"金破不鸣"。

本案患者为青年女性，从事保险推销工作，多言语，容易耗散肺气，加之既往有结肠癌手术史，正气不足是根本。本次发病起病急，与吹空调受凉有关。素体正气不足之人，加之外感邪气，当先以祛邪为主，扶正为辅。故仿照郑老经验，选用三拗汤解表散寒；桔梗、诃子利咽喉；蝉蜕、僵蚕祛风止痒；同时配伍麦味四君子汤健脾补肺，玉屏风散益气扶正解表，助邪气外散。结合喉镜提示声带息肉，选用乌梅、僵蚕、鳖甲、桃仁，消息肉、散痰结。二诊时，患者声音嘶哑明显改善，但咽喉干燥，加用百药煎，润肺化痰，生津止渴。守方21剂后，患者声音嘶哑消失。此患者病程后期，正气不足是主因，因此以扶正为主，祛邪为辅，遂减麻黄用量至6g，仅取其归肺经作用。肺为贮痰之器，脾为生痰之源，此病反复发作，形成结节，多有怪痰作祟，加用二陈汤增强化痰散结之力。因口服汤药不方便，为巩固疗效，以丸药代之，以求长效。8月18日电话回访，患者语声正常，声音嘶哑未复发，嘱其多饮水，禁食生冷，预防感冒，以防复发。

（牟方政 记录）

肥胖

郑某，女，31岁。2017年3月6日至郑老处就诊。患者素有爱美之心而体态丰腴。产后1年余，体重更增，就诊时体重82kg，身高163cm。月经延后，量少色偏暗。伴有疲倦短气乏力，易感冒，情绪焦虑。脉沉而虚滑，舌胖大有齿痕，苔略厚。

诊断：中医诊断：肥胖，气虚痰湿、血瘀水停证；西医诊断：单纯性肥胖。

治法：益气化痰，活血利湿。

处方：法半夏10g，陈皮10g，茯苓10g，甘草5g，当归10g，川芎10g，生地15g，白芍15g，桃仁10g，红花10g，柴胡10g，枳壳10g，香附10g，泽兰15g，红曲6g，黄芪30g，白术10g，防风5g，北沙参30g，升麻5g，百合30g，知母10g，小麦30g，大枣10g，合欢皮15g。5剂，每剂水煎3遍，混合后分6次服，每日3次，饭后1小时服。

3月24日二诊：患者服药后短气症状好转，近期出现恶心。于前方加竹茹10g，益母草15g。10剂，煎服同前法。

4月28日三诊：患者服药后月经量增多，体重减轻。续予前方5剂，煎服同前法。

5月8日四诊：患者结合体育锻炼及控制饮食减肥，但体力较差，活动量大则短气乏力明显。本月月经应至未至，近期有烧心感。于前方去百合知母汤、甘麦大枣汤；加生山楂15g，黄连5g，吴茱萸2g。10剂，煎服同前法。

6月16日五诊：患者体重已降至74.5kg，心慌气短症状亦改善，近期出现腹痛则泻，大便日行3～4次，食油腻后明显，伴有肛门灼热。处方：法半夏10g，陈皮10g，茯苓10g，甘草5g，当归10g，川芎10g，生地15g，白芍15g，桃仁5g，红花10g，柴胡10g，枳壳10g，香附10g，益母草15g，泽兰15g，生山楂15g，红曲6g，黄芪30g，白术10g，防风5g，北沙参30g，黄连5g，吴茱萸2g，白头翁15g。10剂，煎服同前法。

9月20日六诊：患者暑期未服中药，近数月月经基本正常，体重较前有明显下降，近期早上刷牙时干呕。于前方去白头翁；加升麻6g，竹茹10g。5剂，煎服同前法。

之后再以9月20日方加减，续服药10余剂。患者于2018年1月10日复诊，体重为69kg。因出现胃脘不适，改予调理脾胃。

【跟师体会】

肥胖为临床难治病之一，因其与饮食、运动及遗传因素等息息相关，需从调理体质偏盛入手，方可取得稳定疗效。欲改变一个人的偏盛体质，非连续用药难以奏效，而患者往往急于求成，不能坚持服药，以致临床治疗多半途而废，疗效欠佳。

本案中，郑老并非一味用攻伐之剂，以求速效，而是仔细辨别患者的体质及证候，确认其为气虚痰湿、血瘀水停，以益气化痰、活血利水法为主，选用二陈汤、补中益气方、桃红四物汤合方，另加益母草、泽兰，既可调经，又可活血利水，红曲、生山楂，既能活血，又能降脂减肥。一旦确定主方，则不变更，坚持服用,功到自然成。对于一些兼夹症状,郑老则随症加减:如二诊时,患者有恶心症状,仅加入竹茹一味,则合成温胆汤,切合病机;五诊时,患者大便次数增多,腹痛则泻,肛门灼热,原方中已包含痛泻要方,只加入白头翁一味,则对症矣。

患者共服药近60剂,不仅体重明显下降,体质亦得到改善,短气乏力症状好转,月经恢复正常。若不辨体质,妄投泻药以求速效,势必使其气血愈虚,不仅体重不得减,恐其病症愈重矣。

(余宗洋 整理)

肝斑

李某,女,40岁。2018年7月14日至笔者处就诊。患者近1年来颜面部暗斑逐渐增多,伴面容憔悴,脱发,月经提前,但量不多,色偏暗。近年来因经常值夜班,睡眠质量欠佳,又约1年前亲人离世,因此郁郁寡欢。脉沉,尺部弱,舌质红。

诊断:中医诊断:肝斑,肾气不足、气滞血瘀证;西医诊断:黄褐斑。

治法:补肾养血,活血调气。

处方:地黄15g,山药15g,山茱萸15g,丹皮10g,茯苓10g,泽泻10g,当归10g,川芎10g,白芍15g,桃仁10g,红花10g,柴胡10g,枳壳10g,甘草5g,僵蚕10g,白芷10g,黄精30g,枣仁30g,合欢皮15g。7剂,煎药机煎成21包,每包200ml,每次1包,每日3次,饭后1小时服。月经期不服药。

7月21日二诊:患者服药后睡眠改善,但出现口干。于前方去白芷;黄精、枣仁减至15g;加芦根15g,天花粉15g。7剂,煎服同前法。

7月28日三诊:患者服药后未再出现口干,自觉精力较前充沛,诉预计10天后月经将至。于前方加栀子10g,益母草10g。7剂,煎服同前法。

之后复诊,皆以二诊处方为基础,略作加减,先后用药约50剂,患者颜面暗斑明显减少,面色亦转光泽红润。

【心得体会】

《素问·上古天真论》曰:"女子……五七,阳明脉衰,面始焦,发始堕。六七,三阳脉衰于上,面皆焦,发始白。"是故面色之荣华与憔悴,与人身肾气之盛衰有着很大关系。本案患者近六七之岁,肾气开始出现不足,此年龄面部容易长斑。

夫面部之色泽者,泽属于阳,色属于阴,阳化气而阴成形。颜面晦暗,此郁在气分,需疏肝调气以畅气机,选四逆散,服之则暗气去而面有光泽。有形之色素沉着,其病在血分,当养血活血而祛瘀滞,用桃红四物汤,服之则色斑退而面色红润。

本案患者因多年睡眠欠佳,肾阴暗耗,未老先衰,故面容憔悴,斑长而发落;又因情志不遂,气滞血瘀,更见颜面少泽少华。故仿郑老经验,用六味地黄汤、桃红四物汤、四逆散三方相合,共奏补肾养血、活血调气之功。临床使用此方,患者坚持服用2～3个月后,黄褐斑多能较明显转淡。

（余宗洋　记录）

风瘙痒

【案1】

林某,男,40岁。2018年3月3日至郑老处就诊。患者反复皮肤瘙痒5年,以胸腹部、背部为主,夜间或进食辛辣饮食后明显,外用药物止痒仅能局部或短时间控制症状,旋即复发。刻下症见:胸腹及背部多处抓痕,无皮疹、斑疹,因夜间瘙痒导致睡眠不佳,表情焦虑,精神萎靡。脉沉数,舌质红,苔少。

诊断:中医诊断:风瘙痒,阴虚血热证;西医诊断:皮肤瘙痒症。

治法:滋阴凉血,祛风止痒。

处方:桑白皮15g,地骨皮15g,白鲜皮15g,牡丹皮10g,钩藤15g,忍冬藤30g,首乌藤30g,银柴胡10g,防风5g,五味子10g,乌梅10g,土茯苓30g,徐长卿30g,苦参10g,甘草10g,玄参15g,麦冬15g,地黄15g,百合30g,知母10g,山楂15g,北沙参30g,白术10g,茯苓皮15g。5剂,每剂水煎3遍,混合后分6次服,每日3次,饭后1小时服。

3月15日二诊:患者皮肤瘙痒症状减轻,但服药后出现大便稀溏,余无特殊不适。于前方加山药15g,以健脾止泻。5剂,煎服同前法。

3月26日三诊:患者皮肤瘙痒症状近完全缓解,精神尚可,睡眠佳。舌质红,苔逐渐增多。续以前方为主巩固疗效。5剂,煎服同前法。

【跟师体会】

皮肤瘙痒一症,病种多端,非从事专科研究者,恐难一一知晓其病名。但究其病机,却不外乎风、湿、热数种。郑老认为,治疗皮肤疾病,当着重辨其脉象、舌象。脉浮者,病在表,多属外来之风湿热邪,病位在卫分、气分,治当疏散之、清解之;脉沉者,病在里,多有内蕴之火热湿毒,病位在营分、血分,治当透转之、清凉之。舌红而苔少者,阴虚而风燥,当养阴清热;舌胖而苔厚者,湿阻而热郁,当除湿化浊。

本案患者,脉象沉,舌苔少,属阴分不足而热在营血,治当养营阴而清血热,透邪气以止瘙痒。故用甘寒之玄参、麦冬、生地等,配合多皮饮为主方。多皮饮治疗皮肤瘙痒症,在本书《多皮饮在皮肤病中的应用》一文有较详细的论述，可参阅。患者服药后，舌苔逐渐恢复，是阴分得以滋养而风火自息之征。

本案患者之瘙痒虽发于皮肤，但其病邪却在于体内，是故外用止痒之药只能暂时缓解症状，于其病之根本却丝毫无益。

（龚雪 整理）

【案2】

谭某，女，42岁。2017年5月5日至郑老处就诊。患者皮肤瘙痒1个月余，多位于面部及胸腹腰背，未见皮肤斑疹疙瘩或结痂等，伴有短气乏力，饥饿后胃痛，消化差，不能进食生冷。脉沉数，舌红，苔薄黄。

诊断：中医诊断：风瘙痒，热郁肌肤、脾胃气虚证；西医诊断：皮肤瘙痒症。

治法：疏风泄热，兼以益气健脾。

处方：北沙参30g，白术10g，茯苓10g，甘草10g，黄芪30g，升麻10g，柴胡10g，延胡索15g，郁金10g，徐长卿30g，神曲15g，鸡内金15g，桑白皮15g，地骨皮15g，白鲜皮15g，牡丹皮10g，钩藤15g，忍冬藤30g，夜交藤30g，苦参10g，香附10g，高良姜2g，莱菔子15g。5剂，每剂水煎3遍，混合后分6次服，每日3次，饭后1小时服。

5月22日二诊：患者服药后皮肤瘙痒有所缓解，胃痛缓解，但生气后胃痛会加重。于前方加白芍30g，枳壳10g。5剂，煎服同前法。

6月5日三诊：患者服药后皮肤瘙痒进一步缓解，胃痛亦减轻，诉带下色白黏稠，要求同时治疗。于前方去莱菔子；北沙参增至35g，神曲增至25g；加红藤15g，败酱草15g，土茯苓15g。5剂，煎服同前法。

6月26日四诊：患者皮肤瘙痒未发作，近期颜面出现痤疮，带下色白。改用黄连解毒汤合五味消毒饮加减以治其痤疮，并兼顾治胃组方。

【跟师体会】

郑老用多皮饮治疗皮肤瘙痒效果良好，但本案患者兼有短气乏力、胃痛、消化差、不能进食生冷，清热之品又当慎用。郑老根据患者病情及体质综合分析，采用大方复治法，一方面用多皮饮清泄皮肤之邪热，疏风止痒，另一方面益气健脾、温胃止痛，表里同治，寒热并用，使清热而不凉胃，益气而不助热，从而达到治疗效果。

（郑波 整理）

瘾疹

李某，女，31岁。2015年3月2日至郑老处就诊。患者妊娠28周，荨麻疹发作20天，遍身起风团疙瘩，瘙痒明显，夜间尤甚，难以忍受，多于心情紧张或接触特殊食物如鱼、虾、橙子等时发作，兼见纳差，大便不畅。脉沉滑数有力，舌质红，苔白略厚。

诊断：中医诊断：瘾疹，血热炽盛证；西医诊断：荨麻疹。

治法：凉血解毒，祛风止痒。

处方：银柴胡 10g，防风 5g，五味子 10g，乌梅 10g，桑白皮 15g，地骨皮 15g，白鲜皮 15g，钩藤 15g，忍冬藤 30g，夜交藤 30g，荆芥 10g，生地 20g，丹皮 10g，北沙参 30g，白术 10g，茯苓 10g，甘草 5g，陈皮 10g，神曲 15g，莱菔子 15g，柏子仁 15g。3 剂，每剂水煎 3 遍，混合后分 6 次服，每日 3 次，饭后 1 小时服。

3 月 9 日二诊：患者服药后瘙痒缓解，全身未见不适反应，诊脉仍沉滑数而有力。于前方合入犀角地黄汤（以水牛角代犀角），余药随症加减。处方：银柴胡 10g，防风 5g，五味子 10g，乌梅 10g，桑白皮 15g，地骨皮 15g，白鲜皮 15g，钩藤 15g，忍冬藤 30g，夜交藤 30g，荆芥 10g，生地 30g，丹皮 10g，水牛角 30g，白芍 15g，苦参 10g，徐长卿 15g，北沙参 15g，白术 10g，茯苓 10g，甘草 5g，神曲 15g，莱菔子 15g，柏子仁 15g。3 剂，煎服同前法。

患者服药后症状进一步减轻。之后以此方加减，连续服药 1 个月余，瘙痒已甚轻微。5 月 27 日分娩，母子平安。

6 月 5 日末诊：患者未服药期间，荨麻疹有所反复，受热后加重，大便偏干。续用清热凉血、祛风除湿法，以除余邪。处方：银柴胡 10g，防风 5g，五味子 10g，乌梅 10g，桑白皮 15g，地骨皮 15g，白鲜皮 15g，钩藤 15g，忍冬藤 30g，夜交藤 30g，荆芥 10g，生地 40g，丹皮 10g，水牛角 35g，白芍 15g，苦参 10g，徐长卿 30g，神曲 15g，柏子仁 15g，石膏 30g，知母 10g，土茯苓 30g，火麻仁 15g，甘草 5g，黄柏 10g，苍术 15g，薏仁 30g。5 剂，煎服同前法。

半年后回访，患者服药后病情十愈七八，但因地域原因，未再就诊。其后于外地继续治疗，现已痊愈，子亦健康。

【跟师体会】

荨麻疹为常见病、多发病，诸医家亦各有其独到的临床治疗经验。一般认为，此病多因风热、湿热之邪郁于肌肤，内不得通，外不得泄，故见风团疙瘩而瘙痒。西医学认为，此病的发作也与过敏因素相关。

郑老治疗此病，以清热凉血、疏风止痒、脱敏解毒为大法，常选用犀角地黄汤、多皮饮、过敏煎合方化裁。多皮饮原为北京中医医院赵炳南教授治疗荨麻疹方，郑老借鉴其经验，并以之化裁，用于治疗多种皮肤瘙痒症，其组成为：桑白皮、地骨皮、白鲜皮、丹皮、钩藤、忍冬藤、夜交藤。其中，诸皮清热凉血止痒，以皮治皮，因同气相求故也，为处方中之主药；同时配合诸藤，可清热而通络，以疏散病邪，协同诸皮而止痒。过敏煎原为北京协和医院祝谌予老中医经验方，郑老甚喜用之，以之治疗过敏性皮肤病、过敏性鼻炎、过敏性哮喘等多种疾病，临床效果良好。苦参、徐长卿为郑老治疗皮肤病要药，苦参能清热燥湿而止痒，徐长卿能祛风除湿而止痒，且现代药理研究认为，苦参、徐长卿都具有免疫抑制作用，对皮肤瘙痒有良好止痒效果。由此亦可见，郑老极善学习和借鉴他人经验，并善于组合运用。

笔者在临证中亦体会到，皮肤瘙痒之症，诸如荨麻疹类，其人脉多沉数有力，故其热毒非独在皮毛，而在内之血分也，故感郑老选用犀角地黄汤亦大有深意。

（余宗洋　整理）

郁病

涂某，女，50岁。2017年11月13日至郑老处就诊。患者反复夜间汗多、潮热5年，于49岁时绝经，西医考虑"更年期综合征、焦虑状态"，长期给予补充雌激素等治疗，但疗效不佳。刻下症见：烦躁易怒，汗多，夜间明显，以冷汗为主，五心烦热，口干苦，胸闷，喜太息，易疲倦，焦虑，睡眠差。脉细，舌质红，苔少。

诊断：中医诊断：郁病，气阴两虚、肝郁化火证；西医诊断：更年期综合征。

治法：疏肝解郁，滋阴降火。

处方：牡丹皮10g，栀子10g，柴胡10g，当归10g，白芍15g，白术10g，茯苓10g，甘草5g，薄荷5g，北沙参30g，麦冬15g，五味子10g，仙鹤草50g，百合30g，地骨皮15g，浮小麦30g，知母10g，大枣10g，黄芪30g，龙骨20g，牡蛎20g，山茱萸30g，神曲15g。5剂，每剂水煎3遍，混合后分6次服，每日3次，饭后1小时服。

11月22日二诊：患者服药后心烦易怒有所减轻，仍汗多，喜太息。前方龙骨、牡蛎均增至30g。5剂，煎服同前法。

12月3日三诊：患者汗出已减少，气短乏力症状减轻，焦虑，易情绪化，不能控制情绪。于前方去仙鹤草、地骨皮、龙骨、牡蛎、山茱萸，余药同前。5剂，每剂水煎3遍，混合后分4次服，每日3次，饭后1小时服。

回访：患者家属常至郑老处就诊，告知其服药后，症状已明显好转。

【跟师体会】

更年期综合征是指妇女绝经前后因卵巢功能衰退而出现的以自主神经功能紊乱为主的综合征。表现为月经周期紊乱、潮红、出汗、心悸、情绪改变等。大多数妇女可出现轻重不等的症状，最典型的症状是潮热、汗出，持续时间长短不一。此病归属于中医学"郁病""绝经前后诸证"范畴。郑老认为，本病主要与肾、肝、心三脏有关。肾阳先衰，肾水匮乏，不能上济于心，心火偏旺，扰乱心神；或阴精不足，不能化生心血，而致心神失养，加重阴阳失衡。肝失疏泄，气机不畅，不能藏血、调经。《素问·上古天真论》曰："女子……七七，任脉虚，太冲脉衰少，天癸竭，地道不通，故形坏而无子也。"本病的根本病机为肾气衰，天癸竭，冲任虚损，精血不足，阴阳失调，故治疗重在调和阴阳。

郑老治疗更年期综合征，多从肾、肝两脏入手。对于肾阴虚火旺者，常用知柏地黄汤加味；肾阴阳两虚者，常用二仙汤加味；有时也用二仙汤配合六味地黄汤。本案患者重点表现为肝郁不疏，阴虚火旺，故以丹栀逍遥散为主方，配伍百合知母汤及甘麦大枣汤，不仅治疗脏躁，还可改善睡眠缓解忧虑症状。因患者多汗症状明显，故将小麦改为浮小麦，起收敛止汗之效，并配合同具敛汗作用之山茱萸、龙骨、牡蛎。

（龚雪　整理）

崩漏

何某，女，41岁。2017年6月19日至郑老处就诊。患者月经紊乱10年余，目前经期延长，约12天，月经量少，色暗。末次月经6月3日，经期12天。既往有乳腺增生病史，经前乳房疼痛。刻下症见：短气乏力，怕冷，烦躁易怒，大便干。脉沉细，舌红，苔薄。

诊断：中医诊断：崩漏，气不摄血证；西医诊断：功能失调性子宫出血。

治法：益气摄血，养血活血，疏肝行气，调和阴阳。

处方：仙茅10g，淫羊藿15g，巴戟天10g，当归15g，黄柏5g，知母10g，黄芪30g，北沙参30g，升麻10g，柴胡10g，白术10g，茯苓10g，甘草5g，川芎10g，地黄15g，白芍15g，香附10g，益母草15g，泽兰15g，枳壳10g，穿山甲5g（先煎），鹿角片5g（先煎），延胡索15g，郁金10g，徐长卿30g，柏子仁15g，肉苁蓉15g。5剂，每剂水煎3遍，混合后分6次服，每日3次，饭后1小时服。

7月30日二诊：7月2日患者月经来潮，经期6天，经量较前增多，颜色较前转鲜红，短气、怕冷有一定改善。续以前方加减，5剂，煎服同前法。

之后患者未来复诊，后随访告知月经基本正常。

【跟师体会】

本案患者经期延长，但量少色暗，此为气血不足，气不能摄血，兼有瘀滞之象。故郑老选用八珍益母汤益气养血，配合补中益气方益气摄血，使亏虚之血得养，离经之血得复，遂癸事归于常。患者烦躁易怒，有乳腺增生病史，经前乳房疼痛，此为气滞血瘀而成有形之结，选用柴胡疏肝散疏肝行气，配合穿山甲、鹿角片通络散结。此外，患者畏寒，为阳气不足之象，但郑老治疗此类患者，常非单纯用热药，而是总观患者之表里上下，若属表寒兼有里热或下寒而上热者，则用二仙汤调之。且本案患者年近六七，肾气常有不足，虽未见典型更年期潮热之症，但从调肾之阴阳着手，亦有助于改善崩漏症状。

（郑波　整理）

痛经

李某，女，31岁。2017年9月13日至郑老处就诊。患者痛经反复发作2年余，经前和经期明显，伴月经量减少，色紫黯，下腹坠胀，腰酸。13岁月经初潮，经期3～4天，周期25～33天，末次月经2017年8月15日。既往有乳腺增生病史。2017年8月10日妇科彩超：子宫腺肌症，子宫内膜厚约7mm。刻下症见：疲倦乏力，小腹坠胀，乳房胀痛，面部痤疮，烦闷易怒。脉沉细，舌质红，苔薄黄。

诊断：中医诊断：痛经，气血不足、气滞血瘀证；西医诊断：子宫腺肌症。

治法：益气养血，化瘀止痛。

处方：北沙参30g，白术10g，茯苓10g，甘草5g，川芎10g，当归10g，地黄15g，白芍15g，柴胡10g，枳壳10g，香附10g，益母草15g，泽兰15g，生山楂15g，延胡索15g，郁金10g，徐长卿30g，炮山甲5g（先煎），鹿角片5g（先煎），夏枯草15g，栀子10g。3剂，每剂水煎3遍，混合后分6次服，每日3次，饭后1小时服。并嘱其月经至，若痛经明显，量少色黑，可继续服药；若痛经缓解，或经量增多，则停药。

9月25日二诊：9月18日患者月经来潮，初至时疼痛仍明显，继续服药1天，疼痛缓解，经量较前增多，颜色仍黯，之后经期停药。目前面部痤疮较前好转，服药后大便偏稀。于前方去栀子、夏枯草；加山药15g。5剂，煎服同前法。

10月9日三诊：服药毕，患者自觉精神较前好转，大便成形，未见其他不适。前方益母草、泽兰、生山楂、延胡索、白芍皆增至30g。5剂，煎服同前法。

10月23日四诊：10月15日患者月经来潮，痛经症状明显缓解，经量较前增多，色转鲜红，经期未服药。续以前方巩固治疗。

【跟师体会】

郑老治疗痛经，多从"瘀""寒""虚"几方面入手。所谓瘀者，血脉不通是也，可兼有气滞；寒者，寒凝则血气不行，筋脉收引，是亦为痛；虚者，所谓不荣则痛是也。治疗痛经时，亦需关注月经周期是否规律。本案患者月经量少、色黯，是血虚兼有血瘀之象；经前小腹及乳房有疼痛感、烦闷易怒，是气郁也。病机为虚实夹杂，治当益气养血、行气活血、化瘀止痛，选用八珍汤益气活血，柴胡疏肝散疏肝行气，益母草、泽兰、生山楂活血调经，另加延胡索、郁金、徐长卿止痛，用穿山甲、鹿角片治疗其乳腺增生，且穿山甲亦能通经，而散胞宫之瘀滞，故一药而多用，一方而多治也。

（龚雪 整理）

带下

高某，女，53岁。2018年6月3日至郑老处就诊。患者带下色黄，量较多，质黏稠，且外阴瘙痒、潮湿，伴有短气乏力，心悸，汗多，口干口苦，焦虑，失眠，平素易感冒。脉滑数，舌质红，舌后根苔厚腻。

诊断：中医诊断：带下，下焦湿热证；西医诊断：细菌性阴道炎。

治法：清热利湿。

处方：黄柏5g，苍术10g，牛膝10g，薏苡仁30g，桑白皮15g，地骨皮15g，白鲜皮15g，牡丹皮10g，忍冬藤30g，夜交藤30g，北沙参30g，麦冬15g，五味子10g，玉竹10g，苦参10g，仙鹤草50g，百合30g，浮小麦30g，大血藤30g，败酱草30g，土茯苓30g，黄芪30g，升麻10g，柴胡10g，白术10g，防风3g，知母10g。5剂，每剂水煎3遍，混合后分6次服，每日3次，饭后1小时服。

6月14日二诊：患者服药后黄带减少，色转白，外阴瘙痒减轻，心慌、气短、焦虑症状缓解，口干苦消失。于前方去百合、知母。5剂，煎服同前法。

6月25日三诊：患者外阴瘙痒、潮湿症状基本消失，心悸症状好转，目前少量白带。于前方去玉竹。5剂，煎服同前法。

【跟师体会】

本案患者带下色黄、量多、黏稠，外阴瘙痒、潮湿，此为湿热下注，郑老常用四妙散加红藤、败酱草、土茯苓来治疗，因患者瘙痒症状明显，故合入治疗皮肤瘙痒之多皮饮。此外，患者短气乏力、心悸，此气阴不足，故用补中益气方配合生脉散，加玉竹、苦参。苦参一药，既入于心经，清泻心火，治疗心悸（郑老常配合生脉散及玉竹治疗心动过速），又能燥湿止痒，除下焦之湿热。仙鹤草、百合、浮小麦能收敛止汗，玉屏风散可益气固表，百合、知母以宁心除烦。虽以治疗带下为主，而全身病症兼顾，此郑老处方之特点也。

（龚雪 整理）

乳癖

杨某，女，25岁。2017年2月13日至郑老处就诊。患者双侧乳房胀痛2年余，月经来潮前尤甚。乳房局部查体：右侧乳房外上象限可扪及小结节，推之可移，不与皮肤粘连，乳头无异常分泌物及凹陷，乳房皮肤未见橘皮样改变。钼靶提示乳腺增生。平素性情急躁易怒，短气乏力，有恶心感，无呕吐。脉弦，舌质红，苔白。

诊断：中医诊断：乳癖，肝郁气滞、痰结血瘀证；西医诊断：乳腺增生。

治法：疏肝理气，化瘀散结。

处方：柴胡 10g，白芍 15g，枳壳 10g，甘草 5g，川芎 10g，香附 10g，炮山甲 5g（先煎），鹿角 5g（先煎），法半夏 10g，陈皮 10g，茯苓 10g，竹茹 10g，当归 10g，益母草 15g，延胡索 15g，郁金 10g，徐长卿 30g，蒲黄 15g（包煎），五灵脂 15g，黄芪 30g，北沙参 30g，升麻 10g，百合 30g，知母 10g。10 剂，每剂水煎 3 遍，混合后分 6 次服，每日 3 次，饭后 1 小时服。经期不服药。

3 月 6 日二诊：患者服药后双侧乳房胀痛较前明显减轻，但恶心仍明显，伴有心悸气短，尿频，平素易感冒。治疗有效，续以前方加减。处方：黄连 5g，苏叶 10g，北沙参 30g，麦冬 15g，五味子 10g，乌药 10g，益智 10g，桑螵蛸 10g，黄芪 30g，炒白术 10g，防风 5g，柴胡 10g，白芍 15g，枳壳 10g，甘草 5g，川芎 10g，香附 10g，炮山甲 5g（先煎），鹿角 5g（先煎），法半夏 10g，陈皮 10g，茯苓 10g，竹茹 10g，当归 10g，益母草 15g，蒲黄 15g（包煎），五灵脂 15g。10 剂，煎服同前法。

1 个月余后随访患者，诉已无乳房胀痛，乳房结节较前明显缩小。又继服前方 20 剂，月经来潮前乳房未再扪及结节，尿频改善。

【跟师体会】

乳腺增生以乳房疼痛和肿块为主要临床表现，属中医学"乳癖"范畴，多由肝气不疏、气滞血瘀、痰凝成核而成，气、血、痰三者夹杂同时致病。

郑老治疗乳腺之疾病，以四逆散及柴胡疏肝散使用最多。肝气不疏，郁而气结，在于乳房则为胀为痛，气血停滞，日久则聚而成形，发为增生。故疏肝行气为治疗乳腺疾病之大则。四逆散为治疗乳腺疾病之基本方。若见情绪易怒，乳房胀痛明显之气滞重者，则用柴胡疏肝散。若气滞轻，兼有气血不足者，则用轻剂逍遥散。疼痛明显者，加元胡、郁金、徐长卿行气止痛；疼痛剧烈，或日久血瘀而见刺痛者，加失笑散。见有形之结节或包块，属阴寒凝滞者，加穿山甲、鹿角片，消癥散结、温阳通络；属痰瘀互结者，适当选用消瘰丸或夏枯草、昆布、海藻等，化痰瘀而散结。

（秦超　整理）

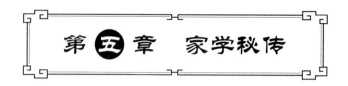

第五章　家学秘传

　　郑邦本先生于1994年5月撰写的论文《郑惠伯治学方法学术特点和制方经验研究》，系第一批全国老中医药专家学术经验继承工作结业时的答辩论文。当时率领专家组来万州考核验收的四川省中医药管理局副局长，现国医大师刘敏如教授，对此篇论文评价很高，给出了98分的好成绩。

　　郑惠伯先生是郑邦本的伯父和恩师，时年80高龄，从医60余年，长期坚持工作在医教研第一线。具有坚实的理论根底、独特的学术经验和技术专长。

　　惠伯先生出身中医世家，家学渊深，治学勤奋、严谨、求实、创新。广博专精，并行不悖；在实践中继承，在实践中创新；吸取失败教训，总结救误经验，为其治学之道。

　　惠伯先生擅长治疗温病，主张中西医结合，尤以治疗危重急症著称。驱邪救正，先发制病；以方辨证，以法创方；细心辨证，尤重舌诊；重视药理，妙用麻黄，为其学术特点。

　　惠伯先生的制方经验，体现了他的技术专长。他长于对专方的研究，其研究思路、研究方法的科学性都是比较强的，并突出了中医特色。他的研究思路，概括为扬温病学之长和突出治疗湿温的优势，病证合参诊治，专方专药与辨证论治结合，从偶然中寻找必然。他的研究方法，包括筛选方药和对照观察。他重视筛选方药，一是要根据基本病机变化而定方药；二是必须通过长期临床实践的验证，进行认真筛选。他重视对照观察，把对照观察的方药与疗效可靠的西药做分组对比研究。

　　惠伯先生的制方经验，还体现了他"以方系病"的学术主张。他强调以方系病，必须掌握证候病机特征；以方系病，必须选加专药或优选药物。

　　惠伯先生的制方经验，具体反映在他精心研究的一批名方之中，如肺炎合剂、达原柴胡饮、加味四妙勇安汤、加味甘露消毒丹、加味二仙汤和理脾止泻汤等，对临床常见内、妇、儿科疾病均有较好疗效。邦本先生的论文对这些名方均做了系统而深入的研究，并进行了临床验证，证明其疗效是可靠的。

　　本为家学秘传，而竟公开出版，此乃心系苍生，关爱生命，济世活人，以期弘扬国粹，传承中医学术，奉献社会，服务民众，体现了郑氏家风的博大胸怀。

　　家学秘传包括治学方法、学术特点和制方经验三个方面，介绍于下。

治学方法

伯父治学勤奋、严谨、求实、创新。广博专精，并行不悖；在实践中继承，在实践中创新；吸取失败教训，总结救误经验，为其治学之道。

一、广博专精　并行不悖

伯父认为，读书广博，其目的是学习多学科知识，为治学打下坚实基础。读书专精，由博返约，可以得到学问的精华。因此，他强调治学必须广博专精，并行不悖。

他青少年时代，在其父仲宾先生的指导下，大量涉猎目录学，如《四库全书总目提要》《书目答问》《医学读书志》《中国医学大成总目提要》及《四部总录医药编》等。伯父从自身的经验体会到，读书广博，应从目录学入门，从而知道各书的大概内容，再根据自己的研究需要，穷及医源，精勤不倦，广博涉足，以全面、系统地掌握本专业知识，熟悉和了解与专业相关的多学科知识，避免以管窥天，克服孤陋寡闻，在治学中得出科学的结论。如他指出《素问·汤液醪醴论》中的"中古之世，道德稍衰……"中的"道德"一词，不能按"道德风尚"解释。这里的"道德"是指《老子》中的"是以万物莫不尊道而贵德"，具体说来是指维护健康的生活规律和养生方法。"稍"，在《内经》时期不是"稍微"，而是"逐渐"的意思。《史记·魏公子列传》有"其后秦稍蚕食魏"，是说秦国逐渐地侵占魏国。

伯父认为读书专精，由博返约，贵在求甚解。他通读《素问》《灵枢》《难经》《神农本草经》《本草纲目》，尤以研读伤寒、金匮、温病著作用力最深。阅读伤寒、金匮古今几十家注本，精读吴又可、叶天士、薛生白、吴鞠通、王孟英、雷少逸、杨栗山、喻根初等医家的温病学著作。他以临床辨治温病急症而著称，因其有坚实的理论基础。如他对下法的研究很有心得，从《内经》"其下者引而竭之，中满者泻之于内"，到张仲景制定的 31 个泻下方剂，以及刘河间、张子和、吴又可、吴鞠通等有关下法的论述和方药，均做过潜心探讨。他善用下法，提出"驱邪救正，必须先发制病防其传变"的论点，不仅在外感温热病中常用下法，而且在危重急症中，亦常配有下法。小儿肺炎、亚急性黄色肝萎缩、尿毒症、脑出血等，辨证加用下法后，能提高和巩固疗效，使患者转危为安。

二、在实践中继承　在实践中创新

伯父常说，名医不是单纯靠读书能造就出来的，而是在理论指导下的临床实践中成长起来的。因此，他又强调治学必须脚踏实地，勤于临床。在实践中继承,在实践中创新。

伯父 18 岁即参加"济贫药局"的义诊,当时疫病流行,就诊者多系贫病交加的农民。"济贫药局"免费治疗,每日门庭若市,伯父在其父郑仲宾先生的指导下,运用温病学派的理法方药,救治了不少重病患者,积累了治疗急症的宝贵经验。现在,在中医治疗危重急症阵地日益缩小的情况下,伯父依然坚持在病房开展中医药治疗小儿肺炎、亚急性黄色肝萎缩、尿毒症等急症的临床研究,并取得较大的成绩。这都是他多年如一日,坚持工作在临床第一线,在实践中继承和创新中医学术经验的结果。伯父治疗温病,源于卫气营血辨证,但不拘泥四个层次。认为温病发展迅速,常有燎原之势,邪毒引起高热、灼伤津液,若不及时祛除邪毒,即不能救阴救正。所以,病在卫分,即用气分药,先发制病,防止传变。对于伏气温病,更主张先安未受邪之地,如治疗重症肝炎,病在气营,即用清热凉血、活血化瘀、通里攻下、开窍醒脑法,取得较满意效果。

伯父在长期的临床实践中,总结出了以方系病(证)的经验,如《验方新编》的四妙勇安汤,是治血栓闭塞性脉管炎的验方,他推而广之治疗冠心病心绞痛、肾结石绞痛、肝区血瘀绞痛,均有良效。

伯父在继承本草学的基础上,在实践中借助现代药理知识,又拓展了药物的临床运用。如治尿毒症之热入营血证,用清营凉血通下之法,可于短期内缓解症状,证实泻下药大黄对降低非蛋白氮和肌酐有显效。又如,他根据麻黄有兴奋中枢神经和使子宫功能亢进的药理作用,而扩大运用范围。他在《麻黄的妙用》一文里介绍了重症肌无力、面神经麻痹、多发性神经根炎、遗尿、子宫脱垂等病配用麻黄而获得良效的经验。

三、吸取失败教训 总结救误经验

伯父说,一个高明的医生一定要善于总结自己成功的经验和失败的教训。经验虽重要,但教训更深刻。二者都是非常有用的宝贵知识。因此,他还强调,治学必须勤于总结。总结救误经验,吸取失败教训。

他在长期的临床实践中,特别重视对危重急症的无效病例和死亡病例进行总结,吸取失败教训,不断地寻求相应急救措施,以丰富中医急症治疗学内容。如小儿肺炎多死于呼吸衰竭、心力衰竭,故而总结出益气宣肺强心之法,结合西药抢救;亚急性黄色肝萎缩多死于肝昏迷(先见黄疸急剧加重,腹水),故而采用通里攻下、活血化瘀、清热解毒、醒脑之法,投以大剂,在患者未恶化之前先发制病;尿毒症多死于肾衰竭,小便不通,故而用攻下之法,大便通后则小便自然通利,对呕吐不能服药者,则用直肠透析等,都取得较满意的疗效。伯父倡导医生应当认真吸取失败教训,探求无效或死亡原因,要掌握病情恶化的临床表现，要敢于承担治疗和抢救危重急症的任务，以继承和发扬中医药治疗急症的优势。

伯父总结临床经验教训时，强调对误治与救误做理论性的研讨。如他的"哮喘邪入营分救误案"：刘某，女，56 岁，既往有肺气肿、肺心病病史，因感冒哮喘加重，曾用大青龙汤、射干麻黄汤及西药抗生素治疗皆无效。就诊时症见气促胸高，张口抬肩，不能平卧，痰色白而胶黏，排痰不畅，胸闷烦躁，呻吟不已，面赤身热，微微汗出，舌质红，苔白而干，脉细数。此为外邪引动宿痰，壅于气道，郁而化火，肺失肃降所致。拟宣肺清热化痰、益气养阴之法，仿麻杏石甘汤加味治疗。患者服药后病情有增无减，且午后高热，心中懊恼，谵语，神识时清时昏，脉大而数，心率 120 次 /min，舌质红绛，津液干涸，苔薄黄。病至此已属肺经痰热化火伤津，逆传心包，热毒入营血，再拟清营凉血、养阴化痰法，仿清营汤，用犀角、生地、玄参、麦冬、金银花、连翘、丹参、鲜竹沥、黄连。患者服药 1 剂后，体温减，神识清，哮喘痰鸣之声亦减；续进 1 剂，诸症大减。后用益气滋阴及益气补肺健脾法调理收功。本案患者因外感引动宿痰，郁而化火，非大青龙汤、射干麻黄汤所能及，后期传变迅速，用麻杏石甘汤加味，宣肺清热化痰，已是杯水车薪，不能截断扭转病势，邪已入营，非清营汤法，则无法挽救其逆局。通过对此案救误之辨析，可见伯父于内科杂病发热，按卫气营血辨证，亦能取得疗效。

学术特点

伯父擅长治疗温病，主张中西医结合，尤以治疗危重急症著称。驱邪救正，先发制病；以方辨证，以法创方；细心辨证，尤重舌诊；重视药理，妙用麻黄，为其学术特点。

一、驱邪救正　先发制病

伯父治温病，源于叶天士卫气营血辨证，但不拘泥四个层次。认为温病发展迅速，常有燎原之势，邪毒引起高热，灼伤津液，若不及时驱除邪毒，即不能救阴救正。所以，病在卫分，即用气分药，先发制病，防止传变。对于伏气温病，更主张先安未受邪之地，如治重症肝炎，病在气、营分，即用清热凉血、活血化瘀、通里攻下、开窍醒脑法，取得满意效果。

石某，男，52 岁。初诊日期：1981 年 4 月 30 日。患者因恶寒、发热、头痛、纳差、恶心、尿黄 12 天入院，完善相关检查后，经各科会诊，诊断为重症肝炎，决定以中医为主治疗。患者当下腹部胀满，胁痛。脉弦滑而数，舌质绛，苔黄腻。

辨证：湿热蕴结、内陷营分、瘀阻肝胆、胆毒内陷。

治法：清热凉血解毒，活血化瘀，通里攻下，开窍醒脑。须防病情继续恶化导致神志昏迷。

处方：茵陈 20g，栀子 10g，黄芩 15g，大黄 10g，白花蛇舌草 15g，六月雪 15g，金银花 15g，连翘 15g，丹参 15g，郁金 10g，赤芍 15g，桃仁 10g，丹皮 10g，三七 3g（为末兑服）。2 剂，水煎服，每日 1 剂。

另用鲜垂盆草 30g，鲜满天星 30g，煎汤代水；羚羊角 3g 为末，煎成乳白色浓汁另服；抗热牛黄散日服 2 支。

5 月 8 日，患者服药 2 剂后，头痛明显减轻，精神好转，大便日行 3 次，呕恶减轻，药已中病，乘胜再进原方 2 剂。

5 月 10 日，患者体温正常，腹水减少，腹围缩小 5cm，脉不数，舌绛减，苔仍黄白腻，食欲增加，呕吐已止。复查肝功能：黄疸指数 52 单位（总胆红素 890μmol/L），转氨酶 184 单位。热毒已退，胃气来复。肝功能出现好转佳兆，再进 2 剂。

5 月 12 日，患者身目黄减，腹围缩小 5cm，头痛消失，精神转佳，食欲增进，苔黄少津。复查肝功能：黄疸指数 28 单位（总胆红素 479μmol/L），转氨酶 28 单位。毒火侵犯肝胆之势大减，但津液亏损，宜去苦寒之品，加入养阴活血之药。于前方去黄芩、金银花、大黄、羚羊角；加红花 6g，虎杖 15g，生地 15g。2 剂，煎服同前法。停服抗热牛黄散。

5 月 14 日，复查肝功能：黄疸指数 28 单位（总胆红素 479μmol/L），麝浊 9 单位，锌浊 12 单位，转氨酶 28 单位。尿常规：白细胞少许，蛋白（±）。腹围 86cm，腹部超声提示无腹水。患者神志清楚，仍有胁痛，苔腻已化。改用清热解毒养阴、活血化瘀法。处方：茵陈 10g，栀子 10g，黄芩 10g，白花蛇舌草 15g，满天星 15g，垂盆草 20g，当归 10g，生地 10g，丹参 15g，赤芍 15g，郁金 10g，红花 10g，连翘 15g，虎杖 10g，甘草 4g，三七 3g（为末兑服）。2 剂，水煎服，每日 1 剂。

5 月 16 日，患者身目微黄，面色晦暗，食欲大增，但感腹胀（近日食肉过量）。舌质微淡。证属正虚，脾气不运，气滞血瘀，拟用扶正除邪法。处方：黄芪 20g，防己 10g，薏苡仁 20g，苍术 10g，猪苓 10g，泽泻 15g，当归 10g，丹参 15g，郁金 10g，赤芍 10g，茵陈 15g，柴胡 10g，枳实 10g，栀子 10g，黄芩 10g，垂盆草 20g，满天星 15g，三七 3g（为末兑服）。5 剂，水煎服，每日 1 剂。

5 月 29 日，患者服前方后腹胀好转，唯觉四肢乏力，心悸自汗，脉弱舌淡。此为心脾之气亏损，予益气补心脾，活血化瘀，疏肝清利湿热法。处方：黄芪 20g，当归 10g，五味子 10g，丹参 15g，赤芍 12g，郁金 10g，柴胡 10g，白术 15g，枳实 10g，茵陈 15g，山楂 15g，泽泻 10g，垂盆草 15g。10 剂，水煎服，每日 1 剂。

【按语】　本案重症肝炎，在气、营阶段，即用清热凉血解毒、活血化瘀、通里攻下、开窍醒脑法而转危为安。这正是伯父"驱邪救正，先发制病"学术特点的体现。

二、以方辨证　以法创方

掌握以方辨证规律，于临床是一个执简驭繁的方法。伯父认为这既增加了辨证的手段，又开拓了思路，以方辨证包括了"异病同治"。如用达原柴胡饮治疗多种疾病，即因其证候相同，病机一致。他还主张以方系病（证），如《验方新编》的四妙勇安汤，是治血栓闭塞性脉管炎验方，他推而广之治疗冠心病心绞痛、肾结石绞痛、肝区血瘀绞痛，均收良效。

伯父临床常创制新方，然总不离乎法。他的"肺炎合剂"即采用宣肺定喘、清热解毒法，取得科研成果。

与此有关的内容将在本章"制方经验"中详细讨论。

三、细心辨证　尤重舌诊

伯父主张临证当四诊合参，以求辨证准确。临床患者脉、舌、症不合的矛盾现象屡见不鲜。他认为通过细心辨证，有的应舍症从脉，有的应舍脉从症，有的应舍症舍脉从舌象。尤其是在复杂的温病学中，这一点体现得更加淋漓尽致。温病病名繁多，但就其病因病机来分，不外温热与湿热两类。辨温热、湿热，尤应重视舌诊。例如肺炎属风温，辨证有属温热者，亦有属湿热者，关键在于辨舌。舌苔厚腻，当以湿温之法治而生效。

张某，男，3岁。患儿发热10天，午后体温40℃，但不渴饮，喘咳胸满，不饥不食，腹胀拒按，小溲黄赤，入暮烦躁。舌红，苔白厚腻，脉浮滑数。胸部透视提示右肺下部有片状阴影。诊断为肺炎，经中西医治疗无效，于1977年4月11日入院。

辨证：上焦肺失肃降，湿浊阻滞中焦。

治法：辟秽化浊，宣肺平喘法。拟达原柴胡饮、麻杏石甘汤合方加减。

处方：草果仁3g，槟榔9g，厚朴6g，知母10g，黄芩10g，赤芍10g，柴胡10g，麻黄3g，杏仁6g，石膏30g，甘草3g，虎杖12g，重楼6g。考虑患儿病情较重，嘱先服1剂，水煎服，1日内服完。

患儿服前方1剂后，热渐减，药已中病，嘱继进2剂。

患儿服药后脉静身凉，腻苔渐退，咳喘大减，腹胀亦减，知饥思食。继用加味甘露消毒丹化裁，清泄三焦湿热：白豆蔻5g，藿香5g，茵陈6g，滑石10g，木通5g，石菖蒲3g，黄芩6g，连翘10g，射干5g，川贝3g，杏仁6g。3剂，水煎服，每日1剂。

患儿服前方3剂后，食欲增，腹不胀，咳亦减，继予宣肺止咳、除湿健脾法收功。

【按语】 伯父认为，不论肺炎，还是其他发热性疾病，属湿温而见舌红苔白厚腻等舌象者，均用达原柴胡饮加减，可收到良好效果。他还观察到，成人及小儿肺炎（经胸部透视确诊），发热缠绵，倦怠肢酸，胸闷腹胀，尿赤，舌苔黄白或薄腻为主的湿热并重证候，常以加味甘露消毒丹化裁收效。由此可见，伯父辨温热、湿热，是十分重视舌诊的。

四、重视药理 妙用麻黄

伯父认为本草所载中药之功效，是通过长期实践总结出来的经验，借助现代药理学知识，能推广其运用。如治尿毒症之热入营血证，用清营凉血通下之法，可于短期内获效，证实泻下药大黄对降低尿素氮及肌酐有显效。

彭某，男，48岁。患者因急性肾炎尿毒症，于1979年2月23日入院，5月10日出院。

患者因皮肤病，外用药物（具体不详）后过敏，次日全身浮肿，呼吸困难，经当地医院治疗无效，以"肾炎"诊断收住万县地区人民医院。尿常规：红细胞（4+），蛋白（2+），白细胞少许，颗粒管型少许；血沉：105mm/h；非蛋白氮：89mg/dl；血常规：血红蛋白：82.8g/L。

入院后予西药抗感染、抗过敏、利尿、纠正电解质紊乱等治疗无效，病情日益加重。3月2日伯父参加会诊：患者可见肉眼血尿，尿量1 200ml/d，大便结，呕吐，鼻衄，皮肤瘙痒，血压160/90mmHg。实验室检查：非蛋白氮134mg/dl，肌酐8.3mg/dl（734μmol/L），血红蛋白76g/L，血小板$135×10^9$/L，血清钠、钾均偏低，血清总蛋白55g/L，白蛋白32g/L。

辨证：风水湿热毒入营血。

治法：清热凉血，苦降湿热。

处方：黄连6g，陈皮10g，半夏10g，枳壳10g，竹茹10g，大黄10g，白茅根20g，丹皮10g，赤芍15g，苦参15g，益母草15g，蝉蜕6g，六月雪30g，白花蛇舌草30g。3剂，水煎服，每日1剂。

3月5日，患者病情逐渐恶化，神昏高热，烦躁不安，抽搐痉挛，呕吐频繁，大便结，尿少，鼻衄，苔黄灰而干。肾功能：非蛋白氮156mg/dl，肌酐12mg/dl（1 061μmol/L）。医嘱病危。

辨证：邪陷心肝，血热动风。

治法：清营凉血，息风通腑。

处方：仿羚角钩藤汤、犀角地黄汤加减。羚羊角3g（锉末，另煎兑服），水牛角30g（先煎），白花蛇舌草20g，钩藤12g，生地20g，丹皮10g，赤芍15g，白茅根 20g，大黄 10g，六月雪 20g，川贝 6g，野菊花 15g，天竺黄 6g。2 剂，水煎服，每日 1 剂。

另加抗热牛黄散，日服 2 支。

3 月 7 日，患者神昏好转，抽搐亦减，大便通，尿量 2 000ml/d，仍呕吐、鼻衄、尿血，苔灰而干。于前方去钩藤、天竺黄、川贝；加黄连、金银花、连翘、丹参、三七、玉竹，以清热解毒，活血止血。2 剂，水煎服，每日 1 剂。

3 月 9 日，患者仍呕吐，鼻衄已减，苔灰黄而干。尿常规：蛋白（+），红细胞（+），白细胞少许；肾功能：非蛋白氮 148mg/dl，肌酐 10mg/dl（884μmol/L）。继续用清热凉血、止血活血、降胃止呕法。

处方：水牛角 30g（先煎），生地 15g，丹皮 10g，赤芍 15g，丹参 15g，白茅根 20g，六月雪 20g，白花蛇舌草 20g，金银花 12g，连翘 12g，陈皮 10g，车前子 10g，三七 3g（为末兑服）。3 剂，水煎服，每日 1 剂。

另用：大黄 30g，六月雪 60g，白花蛇舌草 60g，煎水 300ml，分 2 次保留灌肠。

3 月 12 日，患者神清，呕吐止，失眠，全身皮肤瘙痒，黄灰苔全退，呈薄白苔，脉滑数。肾功能：非蛋白氮 129mg/dl，肌酐 3.4mg/dl（301μmol/L）。仍用前方减其剂，并继用大黄、六月雪、白花蛇舌草保留灌肠。

3 月 13—21 日，患者症状逐渐好转，但因感冒，加之亲友探视劳倦，病情又有波动，发热烦躁，时呕吐，尿少。其间，予犀角地黄汤、龙胆泻肝汤、黄连温胆汤与羚羊角、野菊花、苦参、白茅根等清热凉血之品加减施治，并配用至宝丹、抗热牛黄散醒脑镇静，用大黄、六月雪、白花蛇舌草先后保留灌肠 12 次，以清泻解毒。

3 月 23 日，患者呕吐止，皮肤瘙痒好转。实验室检查：非蛋白氮 52mg/dl，肌酐 3.4mg/dl（301μmol/L），血红蛋白 25g/L（由于大量失血而致贫血）。患者病情虽有好转，但仍不稳定。先后输血 5 次，病情逐渐稳定。

3 月 24 日—5 月 7 日，患者病情时有小反复，如鼻衄、低热、皮肤瘙痒、恶心、苔时而变黄厚。尿常规：蛋白（2+），红细胞（2+），白细胞（+），管型（+）（上下波动）。用药均以凉血、清热、养阴、活血、止血为主，如犀角地黄汤、六味地黄汤、肾功方（黄芪、黄精、苍术、白茅根）、二至丸、三七、丹参、益母草、苦参、土茯苓、蝉蜕、六月雪、白花蛇舌草、甘草之类加减为方，并用绿豆汤佐膳以解毒。

5 月 10 日出院情况：肾功能：非蛋白氮 45mg/dl，肌酐 1.5mg/dl（133μmol/L）。尿常规：蛋白微量，白细胞（0～1/HP）。酚红排泄试验：肾功能欠佳。患者诸症状消除，精神饱满，面部晦暗之色全消且微有红光。嘱出院后定期来院复查，拟养阴清热方以善其后。处方：生地 12g，山药 15g，山茱萸 10g，牡丹皮

10g，茯苓 10g，泽泻 10g，菊花 10g，枸杞子 12g，石韦 12g，白茅根 12g，女贞子 15g，墨旱莲 15g。每周服 3 剂，与杞菊地黄丸交替服用。

8 个月后复查，肾功能全部恢复正常。

【按语】 本案属温病范畴，热入营血，邪陷心肝，方用大量清营凉血、息风通下之品，患者两次高热神昏，抽搐痉挛，均于短期获效。用釜底抽薪法，在温病危重急症中，起到了良好的治疗作用；对降低非蛋白氮及肌酐，均有显效。现代医学认为，泻下药有消除肠积滞，改善消化功能，排出毒素，减低脑水肿及改善神经系统症状等作用。用大黄、六月雪、白花蛇舌草保留灌肠，对呕吐不能进药的患者，起到辅助治疗作用。由是观之，伯父对药理的研究是十分重视的。

伯父重视药理，妙用麻黄。麻黄发汗、定喘、利水，在临床上疗效可靠。但伯父根据麻黄能兴奋中枢神经、使子宫功能亢进的药理作用，推而广之，并在《麻黄的妙用》一文里介绍了重症肌无力、面神经麻痹、多发性神经根炎、遗尿、子宫脱垂等病配用麻黄而获良效的经验。

如用经验方"加味乌头汤"治疗子宫脱垂，其方药物组成：黄芪 24g，麻黄 24g，白芍 12g，制二乌片 15g（川、草乌各 7.5g，另包先煎 1 小时），川芎 12g，黄芩 12g，生地 15g，甘草 6g，蜂蜜 60g（兑服）。水煎，每日 1 剂，分 3 次服。4 天为一个疗程，连用 2 个疗程若无效则停服。伯父从有效病例观察到，方中减麻黄量，则疗效亦减，去麻黄后，则基本无效。

制方经验

在探讨伯父制方经验时，着重论述他的专方研究、以方系病和名方举隅三部分内容。

一、专方研究

伯父对于方剂的研究，其研究思路、研究方法的科学性都是较强的，并突出了中医特色。

（一）研究思路

伯父研究方剂的思路，概括为 3 个方面。

1. 扬温病学之长和突出治疗湿温的优势。

伯父擅长治疗温病，在温病学方面造诣颇深，临床经验丰富，倡导辨治温病，必须分清温热、湿热之属性，辨治湿温更是其特长所在。伯父将自己的学术特点和临床经验，作为研究方剂的重要思路。

如对"肺炎合剂"的研究。小儿肺炎是儿科常见病、多发病，属风温范畴。

小儿肺炎列我国小儿死亡原因的第一位，尤其婴幼儿病死率更高。由于抗生素的普遍应用，耐药菌株不断增加，致使抗生素的抗菌作用减弱；又因病毒学的不断发展，被确诊的各种病毒性肺炎例数亦逐渐增多，甚至超过细菌性肺炎，而西药又缺乏供临床选用的有效抗病毒药物。伯父结合自己丰富的温病临床经验，辨证与辨病结合，扬温病之长，开展针对小儿肺炎病因和症状治疗的专方——"肺炎合剂"的研究。

又如，对"达原柴胡饮"和"加味甘露消毒丹"的研究。湿热性质温病，具有湿、热两方面的证候，湿热稽迟气分为其病机特点，脾胃为其主要病变部位，热得湿而胶结，湿得热而缠绵，治疗当分解湿热。伯父强调，治疗湿热性质温病是中医的优势。他通过长期的临床实践，把这种优势转变成自己的学术特点，并成为研究方剂的重要思路。他在研究湿温方剂时，以分解湿热为其大法，但解毒、活血、泻下等法，于某些湿温病亦是不可少的。

2. 病证参合诊治，专方专药与辨证论治结合。

自 20 世纪 50 年代兴起中西医结合以来，伯父就在临床上进行探索，自觉地将辨病治疗的专方专药与辨证论治结合，一并研究。认为只强调专方专药，不重视辨证论治；或只注重辨证论治，随证处方，而忽视专方专药，都是不可取的。他从 60 余年的临床实践中深深地体会到，确有疗效的专方专药，必须认真进行研究；即使有了针对性强的专方专药，亦不能离开辨证论治。疾病发展过程中的不同时期、不同阶段的证候是复杂多变的，其主要矛盾和矛盾的主要表现方面是不同的，必须从整体上、动态上考虑治疗方剂。这种既从整体功能上着眼，又从局部病灶上着手的治疗思想，更接近于疾病的本质。这便是伯父研究方剂的又一重要思路。

如伯父的"理脾止泻汤"，用于治疗小儿夏秋季腹泻、过敏性肠炎、慢性肠炎。经用西药抗生素治疗无效，粪便检查发现霉菌，辨证属于暑湿合邪、脾胃失调者，运用本方加苏叶、荜澄茄、大蒜治疗，效果甚佳。

3. 从偶然中寻找必然。

伯父倡导在临床实践中研究方剂，通过实践总结经验教训，从而发现偶然中所包含的必然。这亦是伯父研究方剂的另一重要思路。

如伯父的"加味四妙勇安汤"，即是一个典型的例证。四妙勇安汤系《验方新编》中的方剂，本为治疗脱疽的验方。伯父加丹参而成"加味四妙勇安汤"，活血化瘀，解痉止痛，用其治疗冠心病取得满意效果。这是一个从偶然到必然的过程。伯父于 1965 年参加巡回医疗队，到万县白土区（高山地区）巡回医疗，正值风雪交加的严冬，途中突然冠心病旧疾复发，心绞痛，冷汗淋漓，有虚脱之势，随即含服硝酸甘油片，半小时后逐渐好转。回到白土区住地后，仍胸闷、气短、心前区时而绞痛，终日惶惶然，不知所措。经用西药硝酸甘油片、双嘧达莫及中药瓜蒌薤白枳实汤加活血化瘀药，初期有效，久服仍不能控制症状，历时近1个月，心情更加紧张。伯父偶阅《中医杂志》报道四妙勇安汤治疗脱疽，思脱疽系气滞血瘀，经络痹阻，不通则痛，而冠心病因寒冷诱发，冠脉痉挛，致供血不足，发生疼痛，其病机亦属不通则痛。既然四妙勇安汤用于脱疽有效，若用于冠心病，亦或有效。据此思路，当即大胆试用四妙勇安汤，药用当归、玄参、金银花、甘草各30g，服药后约半小时，顿觉胸中豁然开朗，胸闷、胸痛、气短消失。从此症状缓解。伯父在高山地区工作约4个月，每日服四妙勇安汤（后加丹参，效果更佳，方名"加味四妙勇安汤"），日行路约10km，再未发病。

自此以后，伯父广泛运用加味四妙勇安汤治疗冠心病，活血化瘀，扩张血管，缓解血管痉挛，疗效满意。这正是偶然中所寓之必然。

（二）筛选方药

伯父对方剂的研究，一是根据基本病机变化而定方药，二是通过长期临床实践的验证，进行认真筛选。

1. 根据基本病机拟定方药。

如用"肺炎合剂"治疗小儿肺炎，就是根据小儿肺炎基本病机而拟定方药的。伯父根据小儿的生理病理特点，将小儿肺炎的病机归纳为基本病机和变证病机。基本病机：小儿肺炎为肺金被邪所束，闭郁不宣，化热烁津，炼液成痰，阻于气道，肃降无权，而成肺气郁闭，痰热壅阻的病理变化。痰热既是病理产物，又是致病原因。伯父以"痰、热、闭"概括小儿肺炎的基本病机。小儿肺娇胃弱，邪从上受，由口鼻而入，六淫多从火化，饮食停留郁蒸化热，"稚阴未长"，病理上更易出现阴伤阳亢的证候，因此病性易向热毒转化。小儿支气管肺炎早期，虽可见发热无汗、呛咳气急、不渴、苔薄白或白腻、舌质不红等风寒闭肺证表现，但寒邪可迅速化热，而向卫气实热证转化。所以，伯父说小儿肺炎于辛温宣散之法常失时机，而极少运用。结合长期的临床观察，伯父提出在小儿肺炎的形成和发展变化中，卫气实热是主要矛盾，亦是矛盾的主要表现方面。临床表现为发热，咳嗽，喉间痰鸣，喘息甚则鼻煽，呼吸急促，唇绀，苔黄，脉浮数，指纹深红紫黯等。根据小儿肺炎多热毒为患，呈现"痰、热、闭"的病机特点，制定清热解毒、开闭化痰的治疗方法，拟定专方"肺炎合剂"。

同属小儿肺炎，但病机可有变化，根据变证病机而加减用药。小儿肺炎，随患儿年龄之大小，禀赋之强弱，营养之优劣，病情之轻重，治疗之当否等不同情况，在病程中可出现变证。伯父归纳常见的变证有：实热化火，内陷厥阴，而成热入营血证（高热夜甚，烦躁不安，神昏谵语，气喘痰鸣，或手足抽动，舌质红绛，脉数），继续服用"肺炎合剂"，并配用水牛角（锉末，先煎或另煎兑服），或配用安宫牛黄丸或至宝丹，以清营凉血解毒，豁痰开窍；抽搐频繁者，另煎羚羊角、钩藤、全蝎，取汁与"肺炎合剂"兑服，或配用紫雪丹，以清热解毒，镇痉息风。正虚邪恋，心肺气虚，痰浊内闭，而成气虚邪陷证(咳嗽痰壅，喘促不安，面色青紫，脉数或促)，改用参附汤、射干麻黄汤，以扶正温肺，开闭化痰。正不胜邪，心阳虚脱，而成心阳虚衰证(咳嗽气急，烦躁不安，汗多，面色青紫，四肢不温，脉数无力)，改用参附汤加干姜，以益气回阳救脱；缺氧明显者吸氧，心衰严重者予强心利尿药，待变证证情稳定后，肺炎症状及体征未消失者，仍用"肺炎合剂"治疗，直至病愈。

2. 在临床实践中筛选方药。

同样以"肺炎合剂"为例。1977 年 3 月—1978 年 5 月，伯父指导万县地区人民医院中医科和儿科，中西医结合治疗小儿肺炎 465 例(死亡 8 例，均系新生儿，病死率为 1.72%)，其中经 X 线胸透或摄片确诊和证实治愈的 232 例中，卫气实热证 186 例，占 80.17%；热入营血证 19 例，占 8.19%；气虚邪陷证 16 例，占 6.90%；心阳虚衰证 11 例，占 4.74%。卫气实热证的 186 例中，有 69 例加用抗生素，全部治愈。232 例中，平均退热时间 3.6 天，啰音消失 6.5 天，X 线胸透或摄片肺部阴影消失 7.5 天，住院 7.45 天。伯父在总结卫气实热证主方疗效的基础上，筛选出了治疗小儿肺炎的有效方药，拟定了专方"肺炎合剂"。

"肺炎合剂"不仅治疗小儿肺炎疗效可靠，而且治疗小儿急性支气管炎，以及成人肺炎、急性支管炎疗效亦是可靠的。正因为"肺炎合剂"疗效可靠，所以其制剂产品长期畅销不衰。20 世纪 70—90 年代，重庆三峡中心医院中药科制剂室生产"肺炎合剂"共数十万瓶(按成人量配方，每瓶 250ml，每次服 50ml，每日 3 次；小儿酌减)，供院内门诊和病房使用。制剂生产从未间断，但常常供不应求，深受广大中西医同仁和社会群众的信赖和欢迎。此外，该方临床处方数量大幅超过制剂生产数量。这个从临床实践中筛选出来的方剂，已经收到且将继续收到十分明显的社会效益和经济效益。

(三)对照观察

伯父为了证实方剂的疗效，对方剂的研究，十分重视对照观察。

仍以"肺炎合剂"为例。1990 年 2—5 月，中医科和儿科在伯父指导下进行了"肺炎合剂治疗小儿肺炎与抗生素治疗效果对照观察"研究。对诊断为肺炎的患儿，按入院顺序随机分为治疗组与对照组。治疗组用"肺炎合剂"治疗，不用抗生素与激素，其他如输氧、补液等西医疗法可酌情使用。对照组用抗生素(青霉素、氨苄西林或红霉素、阿米卡星等)治疗，可用激素，不用"肺炎合剂"。所有患儿均摄 X 线胸片，查血常规，部分查碱性磷酸酶(ALP)，进行咽拭培养及血培养。胸片有肺炎表现者，诊断为肺炎；无肺炎表现者，诊断为支气管炎。

用"肺炎合剂"治疗小儿肺炎 59 例，急性支气管炎 11 例，除 2 例用药时间不足 3 日而加用抗生素外，有效 66 例，无效 2 例，有效率为 97.06%。

二、以方系病

伯父在制方时，倡导以方系病。所谓以方系病，就是异病同治。他强调如下两点：以方系病，必须掌握证候病机特征；以方系病，必须选加专药或优选药物。

（一）以方系病，必须掌握证候病机特征

伯父在温病诊治中，倡导掌握有效方剂，以便能以方系病。同一疾病，有不同的证候类型；同一证候类型，可以见于不同的疾病。同一证候类型，即可用相同的治法和方药，所以异病能够同治。如伯父用达原柴胡饮加减治疗疟疾、流行性感冒、传染性单核细胞增多症、结核性胸膜炎、急性肾盂肾炎、病毒性肺炎、霉菌性肠炎，以及湿温伤寒、太阴寒湿夹食滞化热等，都取得满意疗效。

他强调，以方系病，应是证候基本相同，病机基本一致。达原柴胡饮证候表现为寒热，或憎寒壮热，胸胁满痛，腹胀呕恶，便滞不畅，舌红苔厚腻等。其病机为湿热秽浊疫毒内蕴，或寒湿痹阻，湿浊化热。并强调达原柴胡饮证的特征是苔白厚垢腻如积粉。临证时，脉、舌、症不合的情况屡见不鲜。通过细致辨证，有的当"舍症从脉"，有的应"舍脉从症"，有的则"舍症舍脉从舌苔"，伯父运用达原柴胡饮时尤其重视舌诊。在突出整体对局部的主导地位的同时，还不可忽视局部在全身中的作用。

（二）以方系病，必须选加专药或优选药物

伯父指出，不同疾病的同一证候类型，虽然治法方剂相同，但疾病不同，可供选用的专药或优选药亦各有异。如伯父运用加味甘露消毒丹化裁治疗伤寒、病毒性心肌炎、传染性单核细胞增多症、病毒性肺炎、急性黄疸型肝炎等，病机为湿温邪留气分、湿热并重者，效果满意。属伤寒者，常加黄连，以清热燥湿，泻火解毒；病变初期，大便秘结者，再选加虎杖或大黄，以泻热通便。属病毒性心肌炎者，可加玄参、金银花、当归、甘草（四妙勇安汤），以清热解毒，活血通络，临床观察表明，四妙勇安汤有增加冠状动脉血流量，纠正心律失常，改善心功能的作用；心动过速者，再加苦参，以抗快速心律失常；气阴两虚者，另加黄芪生脉散；急性期过后（2 周后），一般用黄芪生脉散、四妙勇安汤合方加减，以益气养阴，活血通络，兼以清热解毒，从现代医学角度分析，既能提高免疫功能，又可纠正心律失常，改善心功能。属传染性单核细胞增多症者，可加蝉蜕、僵蚕、姜黄、大黄，以疏风清热，活血通便。现代药理研究表明，蝉蜕、僵蚕有良好的抗病毒作用。属病毒性肺炎者，可加麻黄、杏仁、蝉蜕、僵蚕，以疏风清热，宣肺止咳。属急性黄疸型肝炎者，可加板蓝根、虎杖或大黄；热毒重者，还可加龙胆草，以清热解毒，利胆退黄。上述疾病，只要发热

较高，均可加青蒿、柴胡，此两味药与加味甘露消毒丹中黄芩配用，即取蒿芩清胆汤、小柴胡汤中蒿芩、柴芩相配之意，具有良好的和解退热作用。

不同的疾病，只要证候基本相同，病机基本一致，是可以采用同一方剂治疗的。但在运用同一方剂时，由于疾病不同，除参照中医理论外，亦可结合西医学知识，选用适合病情的专药或优选药，这样才能提高疗效。

三、名方举隅

伯父擅长内、妇、儿科，尤以治疗温病著称，他精心研究了一批疗效可靠的经验方，其中具有代表性的方剂如"肺炎合剂""达原柴胡饮""加味四妙勇安汤""加味甘露消毒丹""加味二仙汤"和"理脾止泻汤"等。

（一）肺炎合剂

组成：麻黄 6g，杏仁 10g，石膏 40g，虎杖 15g，金银花 20g，大青叶 15g，柴胡 15g，黄芩 15g，鱼腥草 20g，青蒿 15g，贯众 15g，草河车 12g，地龙 10g，僵蚕 10g，野菊花 15g，甘草 6g。

功用：清热解毒，宣肺平喘。

主治：肺炎、急性支气管炎辨证属肺热喘咳者。

用法：水煎服，或制成合剂备用。以上为成人 1 日量，小儿酌减。

加减运用：伯父治疗肺炎、急性支气管炎辨证属于肺热咳喘者，均投以"肺炎合剂"，但随其变证又有所变化。热入营血，见高热神昏者，继续服用"肺炎合剂"，并配用水牛角（锉末，先煎或另煎兑服），或配用安宫牛黄丸或至宝丹，以清营凉血解毒，豁痰开窍；抽搐频繁者，另煎羚羊角、钩藤、全蝎，取汁与"肺炎合剂"兑服，或配用紫雪丹，以清热解毒，镇痉息风；气虚邪陷者，改用参附汤、射干麻黄汤，以扶正温肺，开闭化痰；心阳虚衰者，改用参附汤加干姜，以益气回阳救脱；缺氧明显者吸氧，心衰严重者予以强心、利尿，待变证证情稳定后，肺炎症状及体征未消失者，仍用"肺炎合剂"治疗，直至病愈。

临床验证：借鉴伯父运用"肺炎合剂"治疗小儿肺炎的经验，从 1991 年至 1994 年期间，笔者及伯父治疗 75 例小儿肺炎，其中男 44 例，女 31 例，1 个月～1 岁 43 例，1～3 岁 25 例，3 岁以上 7 例，临床治愈 67 例，好转 6 例，无效 2 例，总有效率为 97.33%。运用伯父的"肺炎合剂"治疗小儿肺炎，屡用屡效，临床疗效确实可靠，经验可以重复。典型病例介绍如下：

【病案 1】

平某，女，3 个月。患儿因咳喘 5 天于外院用青霉素治疗无效，于 1991 年 3 月 6 日入院。查体：体温 36.8℃，脉搏 130 次 /min，呼吸 36/ 分，咳喘痰鸣，指纹深红，双肺闻及细湿啰音。血常规：血红蛋白 89.3g/L，白细胞 9.7×10^9/L，中性粒细胞百分比 61%，淋巴细胞百分比 39%；胸片示：两肺透光度增强，肺纹理增粗,双肺门影增大。

西医诊断:肺炎。

中医辨证:肺气闭郁,痰热壅阻。

治法:清热解毒,开闭化痰。予口服"肺炎合剂"治疗(按常规配方服用)。

3月7日,患儿咳嗽、气喘加重,喉中痰鸣,口唇发绀,指纹紫黯,双肺闻及哮鸣音及中细湿啰音。改予鼻饲"肺炎合剂",吸氧,吸痰。

3月8日,患儿咳喘减轻,紫绀消失。改予口服"肺炎合剂"。

3月14日,患儿肺部湿啰音消失出院,住院8天,治疗效果满意。

【病案2】

覃某,男,1岁6个月。患儿因发热、皮疹、喘咳8天,加重伴呼吸困难1天,于1993年3月25日入院。入院当天咳喘加重,伴面色青灰,呼吸困难。既往有先天性心脏病病史。查体:体温37.7℃,脉搏162次/min,呼吸52次/min,重危病容,呈昏迷状,发绀,抽搐,皮肤可见皮疹,双肺满布细湿啰音,尿少,胸骨左缘可闻及收缩期杂音Ⅲ~Ⅳ级,较粗糙,以下段为明显,杂音向左腋下传导。入院诊断为重症肺炎伴心力衰竭、呼吸衰竭;麻疹并发脑炎;先天性心脏病(室缺)。入院后即用抗生素、激素、能量合剂、强心利尿药物抢救,并于当晚行气管切开术,吸痰,特护。至4月9日,先后用抗生素如头孢唑林、阿米卡星、氨苄西林、苯唑西林、头孢氨苄、林可霉素,抗病毒药物如利巴韦林,肾上腺皮质激素如地塞米松,经治疗半个月,效果不明显。

4月10日,儿科邀请笔者会诊:患儿昏睡,喘息痰鸣,吸痰较多,双下肢强直,双手握拳,屈伸不利,苔黄而腻,指纹紫黯。体温37.5℃,双肺底闻及中细湿啰音,左下肺明显。血常规:血红蛋白134g/L,红细胞4.56×10^{12}/L,白细胞18.9×10^9/L,中性粒细胞百分比49%,嗜酸性粒细胞百分比3%,单核细胞百分比3%,淋巴细胞百分比45%。

辨证:麻毒疫邪内陷,痰浊热毒闭肺,痰瘀痹阻清窍。

治法:清热解毒,开闭化痰,重在治肺。予"肺炎合剂"加减治疗。

处方:麻黄3g,杏仁5g,石膏20g,甘草5g,射干5g,僵蚕8g,蝉蜕8g,石菖蒲3g,地龙10g,野菊花15g,重楼5g,虎杖5g,葛根15g,柴胡15g,黄芩15g,浙贝5g,鲜竹沥30ml(兑服)。2剂,水煎服,每日1剂。

4月14日,患儿昏睡好转,体温37.2℃,喘息痰鸣明显减轻,双肺底部湿啰音减少,昨日拔管,双下肢及双手活动较前灵活,目光呆滞,依赖触觉进食,苔黄腻,指纹紫黯。于前方去麻黄、杏仁、石膏;加姜半夏、茯苓,与石菖蒲、浙贝、竹沥配合,以化痰浊;加郁金,与石菖蒲配用,以辟秽开窍。2剂,水煎服,每日1剂。

4月16日,患儿病情稳定,续予4月14日处方2剂,煎服同前法。

4月19日，患儿接受高压氧治疗时受凉，体温回升至38℃，咳喘痰鸣，烦躁不安，苔黄腻，指纹紫黯。予4月10日处方加苏子，与麻黄、地龙配伍，以降逆平喘。2剂，煎服同前法。

4月21日，患儿体温37.2℃，咳喘痰鸣稍减轻，时昏睡，舌质红，苔黄腻，指纹紫黯。停用西药抗生素，在"肺炎合剂"基础上加清肝解毒、涤痰活血药物。处方：麻黄3g，杏仁5g，射干5g，苡仁10g，桃仁3g，葶苈子5g，苏子3g，地龙10g，柴胡15g，黄芩15g，重楼5g，虎杖5g，鲜竹沥30ml（兑服），羚羊角1g（锉末，另煎分次兑服），人工牛黄0.6g（分次冲服）。2剂，煎服同前法。

4月23日，患儿体温37.0℃，咳喘痰鸣减轻。续予4月21日处方2剂，煎服同前法。

4月26日，患儿体温37.0℃，咳喘痰鸣明显减轻。复查血常规：血红蛋白93g/L，红细胞3.16×10^{12}/L，白细胞8.0×10^{9}/L，中性粒细胞百分比75%，嗜酸性粒细胞百分比2%，单核细胞百分比3%，淋巴细胞百分比20%。续予4月21日处方去羚羊角，2剂，煎服同前法。

4月28日，患儿咳喘症状控制，痰鸣消失，双肺湿啰音减少，眼神不灵，苔黄腻。拟涤痰开窍，清热解毒，佐以活血为法。处方：姜半夏3g，茯苓5g，甘草5g，射干5g，僵蚕8g，蝉蜕8g，石菖蒲3g，郁金3g，地龙10g，重楼5g，桃仁4g，葶苈子5g，人工牛黄0.6g（分次冲服），鲜竹沥30ml（兑服）。2剂，煎服同前法。

4月30日，患儿病情稳定，精神、食欲转佳，眼神渐灵活。复查血常规：血红蛋白125g/L，红细胞4.25×10^{12}/L，白细胞5.6×10^{9}/L，中性粒细胞百分比49%，单核细胞百分比7%，淋巴细胞百分比44%。仍步4月28日治法，并增加活血化瘀药物。处方：姜半夏3g，茯苓10g，甘草5g，石菖蒲5g，郁金5g，远志3g，重楼5g，虎杖5g，桃仁3g，丹参5g，红花3g，地龙10g，鲜竹沥30ml（兑服），人工牛黄0.4g（分次冲服）。3剂，煎服同前法。

5月6日，患儿双肺啰音消失，X线摄片示两肺斑片状阴影基本消失，于当日出院，共住院43天。其中，前27天使用了抗生素，因治疗效果不明显而停用，接受中医药治疗26天，直到肺炎临床治愈出院。出院医嘱：继续中医治疗（重点是脑炎恢复期治疗），门诊随访。

（二）达原柴胡饮

组成：柴胡15g，槟榔15g，厚朴10g，草果10g，知母12g，赤芍15g，黄芩15g，甘草5g。

功用：和解表里，开达膜原，辟秽化浊，清热燥湿。

主治：因湿热秽浊内蕴膜原，表气不通，里气不和，气机不畅所致的湿遏热伏夹秽浊内阻之证。症见寒热似疟，甚或憎寒壮热，胸痞呕恶，苔白厚腻如积粉，舌红或舌质正常等。

用法：水煎服，每日1剂。儿童当根据其年龄、病情而调整剂量。

加减运用：伯父主张辨证与辨病结合。凡湿遏热伏夹秽浊内阻之证，均选用达原柴胡饮加减。如诊断为流感，加升降散、板蓝根。病毒性肺炎属湿热证者，合麻杏石甘汤加僵蚕、重楼；高热无汗者，加芦根；高热有汗者，加石膏，且重用石膏；喘重者，加苏子、射干；痰多者，加葶苈子、莱菔子、冬瓜子；咳重者，加百部、枇杷叶。结核性胸膜炎，加白芥子、百部、夏枯草；胸胁痛甚，加桃仁、延胡索；咳嗽胸满、气急，加葶苈子、桑白皮；潮热，加青蒿、白薇、地骨皮。传染性单核细胞增多症，加大青叶、重楼、薏苡仁；淋巴结肿大，加僵蚕、夏枯草、连翘；咽喉炎，加僵蚕、蝉蜕、桔梗、牛蒡子。胆囊炎、胆石症，加大黄、桃仁、郁金、金钱草、茵陈、虎杖；热毒重，加板蓝根、重楼、金银花；呕吐，加半夏、竹茹；痛甚，加延胡索、川楝子；便秘，加大黄、玄明粉、虎杖。湿温伤寒，加黄连、茵陈、藿香；胸痞呕吐，加半夏，或藿香、佩兰；热重，加鱼腥草、穿心莲、白花蛇舌草；便秘，加大黄。急性肾盂肾炎，加龙胆草、海金沙、黄柏；畏寒重发热轻、头身痛，加防风、羌活；高热汗出，加石膏；呕恶，加半夏。阿米巴痢疾，加白头翁、常山、鸦胆子；初起伴表证，加葛根、防风；热毒重，加金银花、黄连；湿浊重胸闷恶心，加半夏、藿香。

临床验证：本方系在《瘟疫论》达原饮的基础上，加柴胡而成，用于治疗多种疾病。常有西医诊断病因明确或不明的发热、用抗生素治疗无效者，伯父根据中医湿疫、湿温辨证，采用此方加减，屡获良效。

【病案1】

贺某，女，32岁。初诊日期：1991年3月11日。

患者感冒头痛20余日，缠绵不愈。阵发头痛，项背强，无汗恶风，低热（体温波动于37.5～38℃之间），午后较重，干呕，二便正常。脉滑数，苔薄腻。

根据"太阳病，项背强几几，无汗恶风，葛根汤主之"，"太阳与阳明合病，不下利，但呕者，葛根加半夏汤主之"，诊断为太阳阳明合病，投以葛根加半夏汤，加白芷、川芎、僵蚕等。

3月13日二诊：患者服药后自觉头痛稍减，但身热依旧。仍守上法，去姜、枣、草，加入活血药物丹参、桃仁、红花等。

3月15日三诊：患者头痛加重，诉头痛如斧劈，痛苦万状，头部抵枕上，用两拳击头，头痛呈阵发性，可自行缓解，大便3日未行。舌质红，苔黄白相兼而厚腻。外院脑电图提示：异常脑电图。根据病情演变，现病机已明朗，病属湿疫头痛，拟达原柴胡饮合升降散，芳香化浊，苦温燥湿，通降腑气。处方：柴胡15g，草果10g，槟榔15g，厚朴10g，知母15g，黄芩15g，赤芍15g，蝉蜕10g，僵蚕10g，姜黄10g，大黄10g，葛根30g。3剂，水煎服，每日1剂。

3月18日四诊：患者服药3剂后，头痛虽仍阵发，但痛势已减大半，项强亦减轻，体温有所下降，至37.5℃左右，大便已解，腻苔略薄，痛苦面容大有好转。药已中病，再进3剂，大黄减至6g。

3月22日五诊：患者头痛基本得到控制，但时感胀痛，项强大减，腻苔退大半，然舌中后部腻苔尚存，体温正常。病情虽好转，因湿疫之为患，常留恋难解，且易反复，守原方减其剂，再进3剂，以根除湿疫之邪。

3月27日六诊：病已基本治愈，腻苔已退变为白滑，头时眩晕，午后仍感身倦。湿疫虽除，但残留湿邪未尽，拟加味甘露消毒丹化裁以善其后。

随访至1994年4月，头痛愈后未复发，复查脑电图正常。

【按语】 余师愚在《论疫与伤寒似同而异》中说："疫证初起，有似伤寒太阳阳明证者，然太阳阳明头痛不至如破，而疫则头痛如劈。"20世纪30年代，伯父悬壶夔门，当时疫疠流行，凡头痛如劈，而兼有热疫症状者，用清瘟败毒饮；头痛如劈，兼有湿疫症状者，选用达原柴胡饮，临床多取得满意效果，辨证并不困难。凡症状相似，而方药无效时，当从疗效中寻找根源。本案患者初诊，无疫证之头痛如劈见症及湿疫之厚腻舌苔，以致误用葛根加半夏汤加味治疗，而使症状加重。当头痛由阵发转为如斧劈，舌苔由薄腻变为厚腻，湿疫症状明显时，改用达原柴胡饮加味，立即收到疗效。故当病情移步换影时，应细心观察，以求得及时而准确的辨证。

【病案2】

何某，男，40岁。初诊日期：1991年9月20日。

患者发热近1个月，经中西药治疗无效，遂至重庆三峡中心医院门诊部中医科就诊。患者恶寒发热，时令尚近秋分，而患者身着棉衣，头裹毛巾，上午体温38℃，下午体温40℃，耳聋，目赤，头痛，身痛，小便黄，大便结。脉数，舌质红，苔黄白腻。

诊断为外感风寒，内有伏热。治以表里双解，拟三黄石膏汤合荆防败毒散，予黄芩、黄连、大黄、石膏、荆芥、防风、羌活、独活、柴胡、前胡、甘草。2剂。

9月23日二诊：患者发热仍然不退，大便滞而不畅，脘痞不饥，时有恶心，舌苔白厚腻，余症如前。病情有增无减，实为湿疫蕴结膜原，阻遏三焦气机，邪在半表半里而形成上述发热等症。仿吴又可三消饮法，急投达原柴胡饮加味。处方：草果10g，槟榔15g，厚朴12g，知母15g，黄芩15g，赤芍15g，柴胡15g，青蒿20g，葛根20g，大黄10g，滑石20g，甘草3g。3剂，水煎服，每日1剂。

9月27日三诊：患者服前方3剂，微微汗出，耳聋豁然开朗，恢复听觉但伴耳鸣，头痛减但眩晕，全身骨节仍疼痛，恶寒发热减轻，全天体温不超过38℃，手足脱皮，大便通畅，苔白腻虽减但中后部仍有腻苔，脉滑数。湿疫之邪未尽，仍用上法，减其量，再服 3 剂。

9 月 30 日四诊：诸症皆减，仍有低热，身着秋装，头巾已摘，舌中后部薄腻苔。湿疫之邪消退大半，残余浊湿尚存，当防止余热复燃。拟清热利湿、芳香化浊法。处方：白豆蔻 5g，藿香 10g，茵陈 15g，滑石 15g，木通 10g，石菖蒲 10g，黄芩 10g，连翘 15g，薄荷 5g，射干 10g，薏苡仁 15g，芦根 15g。3 剂，煎服同前法。

10 月 4 日五诊：诸症皆愈。用调理脾胃、健脾除湿法，选参苓白术散加减善后。

【按语】 患者初诊时恶寒发热，头痛身痛，似外感风寒表证；目赤，小便黄，大便结，舌质红，似内有伏热，辨证为表里合邪，但用三黄石膏汤、荆防败毒散表里双解，不仅未能见效，而且病情加重。原因在于辨证中忽视了浊湿为患的耳聋及腻苔，且患者发热持续近 1 个月，已非一般外感风寒所致。

二诊时，抓住长期发热，日晡益甚，苔白厚腻，脘痞恶心，大便滞而不畅，耳聋等证候特征，辨证为湿疫发热。湿疫发热乃浊湿邪伏膜原，邪热浮越于经，而不在经，汗之徒伤表气，热亦不减；邪热在夹脊之前，肠胃之后，而不在里，清之徒伤胃气，便增脘痞。仿吴氏三消饮法，拟方达原柴胡饮加青蒿、葛根、大黄、滑石，以宣透膜原疫邪，仍从表里分解，而重在辟秽化浊、燥湿清热，故能收到救误之功。

【病案 3】

骆某，男，55 岁。初诊日期：1991 年 12 月 13 日。

患者腹痛腹泻 2 月有余，西医诊断为肠炎，经用多种抗生素治疗无效，转而求治于中医。患者腹痛腹泻日 10 余次，里急后重，大便有黏液，脉弦，苔白滑。粪便镜检有红、白细胞。

辨证为肝旺脾虚，脾为湿困。仿痛泻要方加味，予陈皮、白芍、防风、白术、藿香、厚朴、姜半夏、肉豆蔻、黄连、甘草。3 剂。

12 月 16 日二诊：患者服前方 3 剂，腹痛稍缓解，泻下次数略有减少。于前方加葛根、黄芩，再进 3 剂。

12 月 20 日三诊：患者服药后病情反而加重，少气乏力，怠惰嗜睡，洒淅恶寒，痛泻增加如故。考虑患者为脾胃虚弱，湿困太阴，兼肺卫气虚，拟升阳益胃汤，益气除湿驱风（取风能胜湿之意）。处方：黄芪、党参、白术、姜半夏、陈皮、茯苓、白芍、防风、柴胡、羌活、砂仁、黄连、甘草。2 剂。

12 月 23 日四诊：患者病情仍无转机，舌苔厚腻。复行粪便镜检，除红、白细胞外，兼有霉菌。此乃寒湿遏困太阴，霉湿为患，以致脾阳不升，而成太阴寒湿腹泻之证。拟达原柴胡饮加味主之，并嘱患者每日取大蒜 10g，烧至半熟食用。处方：草果 10g，槟榔 12g，厚朴 12g，知母 12g，黄芩 15g，白芍 15g，柴胡 12g，肉桂 6g，苏叶 15g，荜澄茄 10g，干姜 12g，甘草 5g。3 剂，水煎服，每日 1 剂。

取达原柴胡饮加干姜、肉桂，以温燥太阴独盛之寒湿而止痛泻；苏叶、荜澄茄、大蒜行气温中下二焦，并能抑制霉菌的繁殖，亦止痛泻。

12 月 27 日五诊：患者就诊时，喜形于色，云服前方 1 剂后即见效，3 剂后痛泻大减，且顿觉神清气爽。药已中病，前方再进 3 剂。

1992 年 1 月 3 日六诊：症状完全控制，厚腻苔亦退，复查大便已正常。拟温脾益气法，仿理中汤、四神丸、交泰丸合方加减，以巩固疗效。

【按语】　本案前三诊，从辨证角度看，似乎是顺理成章的。但由于寒湿及霉湿困阻太阴之本来面目未全暴露，以致辨证有失精准，延误了治疗。从舌苔厚腻、粪便镜检发现霉菌后，才做出寒湿霉湿困阻太阴之辨证，改用温燥寒湿、抑制霉湿法，才收到了良好之效果。

伯父还曾运用达原柴胡饮加紫苏、荜澄茄，治愈多例小儿霉菌性腹泻。他用紫苏、荜澄茄治疗霉菌性腹泻，是受民间制作泡菜经验的启示而得到灵感的。四川人爱吃泡菜，泡菜水生花（即霉菌繁殖）时，置入鲜紫苏叶或荜澄茄，很快白色霉菌便消失了。大蒜生吃或烧至半熟吃，均有止泻的作用。

（三）加味四妙勇安汤

组成：当归 30g，玄参 30g，金银花 30g，丹参 30g，甘草 30g。

功用：活血化瘀，解痉止痛。

主治：冠心病，症见胸痹气短，心痛，脉结或代。亦能治疗肝区刺痛及肾绞痛。

用法：水煎服，每日 1 剂。

加减运用：冠心病，加毛冬青、太阳草，以扩张血管；气虚甚者，加黄芪、党参；气阴两虚甚者，加黄芪、党参、麦冬、五味子；肝肾两虚者，加首乌、枸杞子、女贞子、墨旱莲；阳虚寒凝者，加附片、肉桂；阴虚血热者，加生地、麦冬、丹皮、赤芍；血瘀心胸刺痛甚者，加蒲黄、五灵脂；痰浊壅滞者，加全瓜蒌、薤白、姜半夏、陈皮、葶苈子；痰瘀交阻者，加姜半夏、陈皮、益母草、郁金；食滞脘痞者，加山楂、莱菔子；水气凌心者，加桂枝、白术、茯苓；浮肿而小便不利者，加黄芪（30～50g）、白术、茯苓、桂枝；心悸脉率增快者，加生脉散、玉竹、生地、酸枣仁、龙骨、牡蛎；脉率减慢者，加淫羊藿、肉桂，或麻黄附子细辛汤；脉结或代者，加苦参、灵芝，或炙甘草汤；血压高者，加钩藤、夏枯草、杜仲、桑寄生；血压低者，加红参、麦冬、五味子、肉桂、黄精；胆固醇或甘油三酯过高者，加草决明、山楂、泽泻。病毒性心肌炎，加郁金、板蓝根、重楼，以清热解毒活血。自主神经功能紊乱之心律失常，配合甘麦大枣汤或百合知母汤，以养心安神，和中缓急。

临床验证：自 1965 年以来，伯父在门诊和病房运用加味四妙勇安汤治疗冠心病胸闷、心绞痛取得了满意疗效。1980—1994 年期间，参照 1979 年全国修订的《冠心病诊断参考标准》，确诊为冠心病且用本方加减治疗者共 163 例。其中，男性 99 例，女性 64 例。年龄 38～85 岁，平均 58.2 岁。病程 1 年以内者 51 例，1 年以上 5 年以内者 98 例，5 年以上 10 年以内者 10 例，10 年以上者 4 例。有心绞痛者 154 例，治疗后显效 91 例，改善 59 例，变化不明显 4 例，总有效率为 97.40%。复查心电图 86 例，临床痊愈（心电图恢复正常）35 例，显效（心电图显著改善）21 例，有效（心电图有所改善）17 例，无效（心电图无改善）13 例，总有效率为 84.88%。结合心电图判定疗效，本方对合并陈旧性心肌梗死，传导阻滞者心电图改善不理想；有效病例以 ST 段下移、T 波改变的恢复及改善为佳。

【病案 1】

李某，女，65 岁。1990 年 12 月 5 日就诊。既往有冠心病病史 10 余年，近年又患高血压、糖尿病、肺结核。近日突感胸闷、气短、心悸，口腔溃疡。脉结代，舌质光绛无苔。予加味四妙勇安汤化裁。

处方：当归 20g，玄参 20g，金银花 20g，太子参 20g，玉竹 20g，太阳草 20g，麦冬 15g，五味子 15g，甘草 10g，丹参 15g。

患者服前方 6 剂，脉结代好转，由 3 至一止，变为 24 至一止。继续服用前方，三诊时脉已不结代，但口渴眩晕，于前方加天花粉、石斛、天冬。经过三诊，患者心律基本恢复正常，观察一年半，病情无反复。

【病案 2】

黄某，男，56 岁。1983 年 3 月 4 日入院。患者自 1982 年冬以来，常感心悸，心前区闷痛。近半个月心绞痛频发，痛引后背，胸闷，心悸，气短。脉细而结，舌质紫黯而干。心电图：V_5 导联 ST 段压低 0.1mV，提示心肌损伤。证属气阴两虚，心脉痹阻，治以益气养阴，活血化瘀，解痉止痛，予加味四妙勇安汤化裁。

处方：黄芪 30g，党参 15g，麦冬 10g，五味子 10g，当归 20g，玄参 20g，丹参 20g，金银花 20g，甘草 10g，红花 10g，川芎 10g，赤芍 15g，太阳草 10g，葛根 20g。

患者服前方 10 剂，症状减轻。改用"舒心合剂"（当归、丹参、玄参、金银花、甘草、黄芪、党参、麦冬、五味子、川芎、红花、赤芍、降香、葛根、山楂、毛冬青、苏合香油）继续治疗，症状逐渐消失，4 月 28 日复查心电图正常出院。

【病案 3】

何某，男，35 岁。初诊日期：1992 年 11 月 8 日。主诉腰痛，小便不畅，无尿痛。脉弦带数，苔薄黄。泌尿系彩超提示：左肾盂、输尿管积水（下段梗阻）。辨证为下焦湿热，瘀热阻滞，治当清热利湿，排石通淋，予加味四妙勇安汤化裁。

处方：金银花20g，当归20g，玄参20g，甘草10g，海金沙15g，鸡内金15g，石韦15g，金钱草30g，赤芍15g，牛膝10g，益母草15g，虎杖10g，白花蛇舌草30g，车前子10g。3剂，水煎服，每日1剂。

11月11日二诊：患者服前方3剂后，已无腰痛，小便通畅，并排出黄豆大小结石1粒，大便先溏后干。仍用原方，再进3剂。

12月4日三诊：患者症状完全消除。复查泌尿系彩超，左肾盂、输尿管积水（下段梗阻）消失。续予原方减量，以巩固疗效。

（四）加味甘露消毒丹

组成：滑石15g，茵陈15g，黄芩15g，石菖蒲10g，木通5g，川贝5g，射干5g，连翘15g，薄荷5g，白豆蔻5g，藿香10g，柴胡15g。

功用：化浊利湿，清热解毒。

主治：湿温、暑温、时疫之属于湿热并重、邪留气分证。症见身热肢楚，胸闷腹胀，无汗心烦，或有汗热不退，尿赤便秘，或泻而不畅，有热臭气，或吐泻下痢，黄疸，舌淡苔白或厚腻。

用法：水煎服，每日1剂。

加减运用：凡病机为湿温邪留气分，湿热并重者，均可用本方化浊利湿，清热解毒。然疾病不同，可供选择药物亦不同。湿温伤寒，加黄连，清热燥湿，解毒泻火；大便秘结者，加大黄或虎杖，泻热通便。病毒性心肌炎，加四妙勇安汤（金银花、当归、玄参、甘草），清热解毒，活血通脉；心动过速者，加苦参，抗快速心律失常。传染性单核细胞增多症，加僵蚕、蝉蜕、姜黄、大黄（升降散），清热解毒，通里攻下，活血化瘀，疏风透邪，升清降浊，解除疫疠邪气。病毒性肺炎，加麻黄、杏仁、僵蚕、蝉蜕，疏风清热，宣肺止咳平喘。

临床验证：本方系《湿热病篇》的甘露消毒丹加柴胡而成。《温热经纬》推崇甘露消毒丹为"治湿热时疫之主方"；《医方新解》认为它有调整胃肠功能、利尿、利胆、保肝、解毒、抗菌、抗病毒作用。伯父于本方加柴胡后，其化浊利湿、清热解毒之功能更佳，凡湿温、暑温、时疫之属于湿热并重、邪留气分者，用之多取得较满意疗效。

伯父运用本方的辨证要点，是发热缠绵，倦怠肢酸，胸闷腹胀，尿赤，苔黄白相兼或薄腻等为主的湿热并重证候。主张无论中西医疾病诊断如何，只要临床表现与加味甘露消毒丹的辨证要点相符合，即可选用本方加减治疗。

【病案1】

周某，男，4岁。因普查白血病，发现肝脾肿大，淋巴结肿大，低热，白细胞20×10^9/L以上，异常淋巴细胞增多。患儿家长是医务人员，怀疑为白血病,遂至重庆三峡中心医院住院检查。经儿科反复检查,确诊为"传染性单核细胞增多症",建议转中医科治疗。

1977年10月3日初诊:患儿午后体温38.5℃,倦怠,嗜睡,腹胀,食减厌油。脉滑,舌红,苔白黄滑。病属湿温,湿热并重,邪滞三焦,治当化浊利湿,清热解毒,疏肝活血,拟加味甘露消毒丹化裁。处方:白豆蔻5g,藿香10g,茵陈12g,滑石15g,木通3g,石菖蒲6g,黄芩10g,连翘12g,射干6g,柴胡15g,丹参10g,重楼8g,板蓝根15g。2剂,水煎服,每日1剂。

10月5日二诊:患儿诸症减轻,但因数日未解大便,腹胀加重。仍用加味甘露消毒丹合升降散化裁。处方:蝉蜕6g,僵蚕10g,姜黄6g,大黄3g,白豆蔻5g,藿香6g,茵陈10g,滑石12g,木通3g,石菖蒲6g,黄芩10g,柴胡10g,连翘10g,板蓝根15g。3剂。

10月8日三诊:患儿服前方3剂显效,大便通,腹胀大减,体温正常,饮食增加,精神好转。复查血常规:白细胞10×10^9/L,异常淋巴细胞减少。原肿大的肝、脾、淋巴结均有所缩小。患儿家长对疗效满意,要求继续治疗。湿热之邪已减,但肝、脾、淋巴结大,仍拟清利湿热解毒,佐以疏肝活血为法。处方:丹参10g,郁金10g,柴胡10g,黄芩10g,重楼8g,茵陈10g,板蓝根12g,白豆蔻5g,蒲公英15g,连翘15g,浙贝10g,藿香10g。每日1剂,每周服5剂,连服2周。

1个月后随访获悉,患儿服前方10剂,肝脾已恢复正常,淋巴结肿大已消散,诸症痊愈。

【病案2】

孟某,男,50岁。1963年5月13日就诊。患者因发热、脾肿大,肥达反应阳性诊断为伤寒。经用氯霉素治疗,症状未减,反觉周身更倦怠,白细胞计数由9×10^9/L下降至3×10^9/L。患者恐惧得再生障碍性贫血,要求改用中药治疗。刻下症见:午后发热,身体倦怠,全身酸痛,腹部胀满,不饥不食,呕恶,口不渴。脉缓,苔黄白相兼。证系湿热并重,邪留气分,治疗当以化浊利湿,清热解毒,降逆止呕为法,予加味甘露消毒丹化裁。

处方:滑石15g,茵陈10g,黄芩15g,石菖蒲10g,木通5g,射干5g,连翘15g,薄荷5g,白豆蔻5g,藿香10g,柴胡15g,黄连6g,苏叶10g,姜半夏10g。3剂,水煎服,每日1剂。

患者服前方3剂后,发热消退,病情显著好转。仍用原方,经1周治愈。白细胞计数由3×10^9/L上升至5×10^9/L。

【病案3】

王某,女,8岁。患儿于1978年9月10日住院诊断为病毒性心肌炎,因经济困难出院,9月15日来门诊寻求中医治疗。刻下症见:午后发热,全身倦怠，胸闷，心悸，腹部胀满，不饥不食，小便色黄。舌质红，苔黄滑，脉搏 140 次 /min，心律不齐。证系湿热并重，邪留气分，心脉痹阻。予加味甘露消毒丹合四妙勇安汤。

处方：滑石 10g，茵陈 10g，黄芩 15g，石菖蒲 10g，木通 5g，川贝 3g，射干 5g，连翘 15g，薄荷 5g，白豆蔻 3g，藿香 10g，柴胡 15g，金银花 15g，当归 15g，玄参 15g，甘草 5g，苦参 10g。3 剂，水煎服，每日 1 剂。

9 月 18 日二诊：患儿服前方 3 剂后，症状明显好转，脉搏 105 次 /min。于前方去苦参，再服 3 剂。

9 月 21 日三诊：患儿症状基本消失。改予黄芪生脉散、四妙勇安汤合方加减继续治疗。处方：黄芪 20g，太子参 15g，麦冬 10g，五味子 10g，金银花 15g，当归 15g，玄参 10g，甘草 5g，丹参 10g。每日 1 剂，每周服 5 剂，连服 4 周。

2 个月后随访获悉，患儿病愈。

（五）加味二仙汤

组成：仙茅 12g，仙灵脾 15g，当归 10g，知母 10g，巴戟天 12g，黄柏 6g，枸杞子 15g，五味子 10g，菟丝子 15g，覆盆子 10g。

功用：滋肾阴，温肾阳，调冲任。

主治：功能失调性子宫出血；乳癖，辨证属冲任不调者；血小板减少。

用法：水煎服，每日 1 剂。

加减运用：功能失调性子宫出血，出血量较多致血虚者，加阿胶、艾叶；血热者，加地榆、槐花、仙鹤草；血瘀者，加三七、丹参、益母草；血脱者，加红参、龙骨、山茱萸；脾气虚者，加黄芪、党参、白术；冲任虚者，加鹿角胶、龟甲胶；肾阳虚者，加鹿茸、附子；肾阴虚者，去知母、黄柏，加女贞子、墨旱莲。另外，可用定坤丹作为辅助治疗，以补冲任、化瘀血，每次 1 丸，每日 1 次，连服 3～5 天。乳癖，辨证属冲任不调者，可于加味二仙汤基础上配鹿角片打粉 2～4g，分 2 次用药汤送服。血小板减少，去知母、黄柏，加女贞子、墨旱莲、黄芪、黄精。

二仙汤是上海中医药大学附属曙光医院验方，主要用于更年期高血压及更年期综合征，伯父以二仙汤与五子衍宗丸合方化裁，定名为加味二仙汤，用于功能失调性子宫出血、乳腺增生等病症，收效显著。

功能失调性子宫出血，属于中医崩漏范畴。崩漏的传统治疗大法为塞流、澄源、复旧。塞流即止血，澄源即求因治本，复旧即固本善后。肾虚为崩漏之本，故用加味二仙汤补肾治本作为基础方，同时根据血热、血瘀、脾虚等兼证而加减，这种以补肾为主兼顾他证的治疗方法，即塞流与澄源相结合，标本兼顾，因而收效良好。

伯父的经验，崩漏血止之后，继续服用加味二仙汤调理月经，一般于月经前后各服3~5剂,连用3个月经周期,以巩固疗效,这是防止病情复发的关键。

临床验证:1991—1994年期间,治疗崩漏30例,全部病例均有不规则阴道出血,经妇科诊断为功能失调性子宫出血。其中,年龄最小者14岁,最大者42岁;病程最短者3个月,最长者4年。均用加味二仙汤治疗,并根据兼证,按前述加减运用方法组方。以7天为一个疗程,服用1~3个疗程后,27例出血停止,随访3个月未复发,3例无明显效果,有效率90.00%。典型病例介绍如下。

【病案1】

付某,女,42岁。初诊日期:1991年9月13日。

患者近年来多次出现崩漏不止,此次月经已2个月有余,色淡质清,崩漏交替出现,血崩时伴有血块,不能行动,动则血量增多,只能平卧,而后则淋漓不断。妇科诊断为功能失调性子宫出血,曾予中西药治疗,但疗效欠佳。刻下症见:面色苍白,心悸,腰膝酸软,头晕,耳鸣。脉细无力,舌嫩淡。血红蛋白70g/L。此属肾气虚衰,冲任不固,气血两亏,治拟滋肾阴,温肾阳,调冲任,补气血,予加味二仙汤化裁。

处方:仙茅15g,淫羊藿15g,巴戟天12g,当归12g,黄芪20g,女贞子15g,墨旱莲15g,覆盆子15g,菟丝子15g,枸杞子15g,五味子10g,阿胶10g(烊化),艾叶10g。3剂,水煎服,每日1剂。

另服定坤丹,每次1粒,每日1次。

9月16日二诊:患者服前方3剂,出血量大减,神情转旺。药已中病,续予前方3剂。

9月19日三诊:患者出血已完全停止。仍拟加味二仙汤化裁,以补脾肾,固冲任。处方:仙茅12g,淫羊藿15g,巴戟天12g,当归10g,黄芪20g,女贞子15g,墨旱莲15g,覆盆子12g,枸杞子15g,五味子10g,党参15g,大枣20g。3剂。

患者2周后来诊,云:出差数日,精神很好。病情稳定,仍予前方,再服3剂,并嘱患者每次月经来潮前后服前方3剂,连续3个月经周期,以巩固疗效。随访至1994年,崩漏未复发。

【病案2】

韩某,女,20岁。初诊日期:1991年11月20日。

患者阴道流血1个月,淋漓不断,色鲜红,质稍稠,心烦,腰酸软。脉细数,舌质红,苔薄白。妇科诊断为功能失调性子宫出血。此系阴虚血热,冲任失调,治当滋阴清热凉血,兼温肾阳,调冲任,予加味二仙汤化裁。

处方:仙茅10g,淫羊藿10g,巴戟天10g,当归10g,知母15g,黄柏10g,女贞子20g,墨旱莲20g,覆盆子12g,菟丝子12g,枸杞子12g,槐花15g,地榆

15g。3剂，水煎服，每日1剂。

11月23日二诊：患者服前方3剂，阴道流血大减。仍用原方，再进2剂。

11月25日三诊：患者阴道流血已止，心烦消失，腰酸软明显减轻。继续用加味二仙汤化裁，以巩固疗效。处方：仙茅10g，淫羊藿10g，巴戟天10g，当归10g，女贞子20g，墨旱莲20g，覆盆子12g，菟丝子12g，枸杞子12g，五味子10g。3剂。

11月28日四诊：患者服药后病情稳定，未再出血。嘱其每次月经来潮前后各服前方3剂，连续3个月经周期，以巩固疗效。随访至1994年4月，病未复发。

（六）理脾止泻汤

组成：藿香10g，厚朴4g，苍术4g，半夏3g，陈皮5g，防风5g，白芍10g，木瓜10g，茯苓10g，薏仁10g，乌梅10g，凤尾草10g，地锦草10g，甘草3g。

功用：调理脾胃，止泻止痛。

主治：小儿夏秋腹泻，过敏性肠炎，慢性肠炎。

用法：水煎服，每日1剂。以上剂量，适用于1~3岁小儿。

加减运用：发热者，加青蒿、香薷；呕恶者，加苏叶、黄连；泻甚者，加肉豆蔻、黄连，或洋蕲艾、白英。

临床验证：1978年夏秋季节，万县地区出现大量腹泻患儿，大便培养无细菌生长，用西药治疗无效，考虑病毒感染，遂在重庆三峡中心医院儿科病房开展中西医结合治疗小儿夏秋腹泻的科研工作，运用本方取得显著疗效。后在门诊运用本方治疗过敏性结肠炎、慢性肠炎，均获良效。

【病案】

陈某，男，4岁。患儿腹泻，经用多种抗生素治疗月余无效，遂于1978年7月12日转入重庆三峡中心医院儿科住院治疗。患儿精神萎靡，因多次输液，无失水征，腹泻每日10余次，大便培养无细菌生长，时有恶心、身痛、厌食，低热，午后较重。舌质红，苔黄白相兼。考虑为病毒感染，因西药治疗无效改用中药治疗。中医辨证为暑湿合邪，脾胃失调，拟夏秋腹泻验方——理脾止泻汤化裁。

处方：藿香10g，厚朴4g，苍术4g，姜半夏3g，陈皮5g，防风3g，白芍10g，木瓜10g，茯苓10g，苡仁10g，乌梅10g，凤尾草10g，地锦草10g，甘草3g，青蒿12g，香薷5g。2剂，水煎服，每日1剂。

7月15日二诊：患儿服前方2剂后，热退，腹泻由10余次减为5~6次，粪便检查发现霉菌，考虑可能由于大量使用抗生素所致。于前方去青蒿、香薷；加苏叶5g，荜澄茄3g。3剂。

7月18日三诊：患儿诸症消失。以调理脾胃法善后。处方：党参6g，白术 6g，茯苓 10g，甘草 3g，山药 10g，陈皮 5g，麦芽 10g，车前子 5g。3 剂。1 周后，患儿痊愈出院。

　　（本章文稿于 1994 年初完成，文中涉及的部分西医检查项目今已停用，此处仍保留其原格式，又部分检查项目数据单位与现在通行单位有所不同，在文中将换算后的数值以括号形式标注其后，以便参考，特此说明。）

（郑邦本）

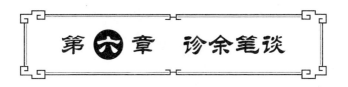

第六章　诊余笔谈

本章包括两方面内容，即中医学术术语阐释和药组探幽。

术语阐释所包含之中医学术术语，是 30 年前施杞、顾丁主编《历代中医学术论语通解》时，郑老应邀所编撰之内容。我们在整理郑老的文稿时，发现了当年的复写手稿，现在读来仍有一定的启迪作用和实用价值。

药组（两味药的药组又称药对）探幽，介绍了常用两味药物配伍 98 例，是郑老在 20 世纪 70 年代末撰写的，曾用于学术交流和专题讲座，当年《医药通讯》（1980年第一期）做了摘要刊载。本部分介绍了药组（药对）相似性味功效结合；不同性味功效结合，如表里结合，上下结合，寒热结合，补泻结合，散收结合等，很有启迪作用。

在上述 98 例药组（药对）中，有的自成方剂，对此，郑老均做了交代，并介绍前人或今人运用的经验，有重要的临床实用价值。

术语阐释

一、初痛在经,久痛入络

【出处】 清·林珮琴《类证治裁·胃脘痛论治》。

【释评】 其本义是:治疗胃脘痛,用病痛之新久以指导立法。初痛在经,久痛入络,经主气,络主血,初痛宜温散以行气,久痛则血络亦痹,必辛通以和营。今多用本条解释疼痛症状的基本病机,并指导治疗。即痛证初期阶段,病在经在气分,治当在气;痛证固疾,病入络入血,治当在络在血。如一般胁痛初期多属于气,久痛不愈,影响及血,即成血瘀胁痛。所以,治疗肝肿大肝区疼痛,用祛瘀通络法,能收到良好的效果。此外,临证时尚须结合邪正盛衰考虑。新病痛证重点在邪实,久病痛证重点在正虚。但亦有新病痛证而见虚象,久病痛证而见实证者,这就要凭脉因症详细辨证,把气血虚实有机结合起来,方能得出正确结论。

二、腹痛甚而泄泻,泻后痛减者,食积也

【出处】 明·龚廷贤《寿世保元·泄泻》。

【释评】 食积泄泻,责之于饮食无节制。饮食过量,停滞不化;或恣食肥甘,内蕴湿热;或喜食生冷,误食不洁之物,损伤脾胃,运化失职,不能正常吸收水谷精微,反停为湿滞,水谷混杂,清浊不分,并走肠道,而发生食积泄泻。本条指出食积泄泻的临床特征:腹痛甚而泄泻,泻后痛减。除上述特征见症外,尚可伴脘腹胀满,嗳腐酸臭,恶食,大便臭如败卵,苔腻,脉滑等。若食积化热,则疼痛更甚。龚氏原以香砂平胃散治疗食积泄泻,侧重脾胃同治,但以治脾为主。后世治疗有所发展。今多用保和丸加减,以消食导滞;食积较重,脘腹胀满者,还应因势利导,"通因通用",选枳实导滞丸,推荡积滞,以使邪有出路,显然治疗重点在胃肠。

三、喘由外感者治肺,由内伤者治肾

【出处】 清·林珮琴《类证治裁·喘症论治》。

【释评】 六淫外袭肌表,或从口鼻而入,皮毛肺系为之闭塞,肺失宣肃,气壅于肺,则呼吸迫促而为喘,病在肺;房劳伤肾,或久病不已,穷必及肾,肾虚摄纳无权,故呼多吸少,动则喘急,病在肾。前者属实,肺失宣肃;后者为虚,肾不纳气。实证其治在肺,解其外邪,喘可自平;虚证其治在肾,或温肾壮阳,或益肾填精,纳气归元,病能逐渐向愈。喘证证治,并不局限于此,但以此

可提纲挈领。此外，临床所见，喘可以由多种疾病引起，所以要重视原发病的治疗，以治其本。如气随血脱之喘，当益气固脱；瘀血上冲之喘，当活血化瘀；气郁不舒，肝气横逆之喘，当疏肝理气；饮食停滞之喘，当消食导滞；等等。于此可见，治喘又不仅局限于治肺治肾了。

四、气即无形之血，血即有形之气

【出处】 清·吴澄《不居集·血证八法扼要》。

【释评】 本条说明气血相依，异形（名）同类的关系。气无形，属阳；血有形，属阴。气血同为水谷精微所化生，是构成机体的重要物质基础。气为血之帅，血无气则不行，气固护血；血为气之府，气非血则不载，血固守气。因此，临床上见血液外失无以守气之时，则气随血脱。有形之血不能速生，无形之气所当急固。血脱者固气，速投大剂独参汤。气虚无以摄血之时，则血液外失而见各种血证，治当补无形之气以摄有形之血。

五、大凡失血，脉贵沉细；设见洪大，后必难治

【出处】 明·龚廷贤《万病回春·失血》。

【释评】 出血为内科常见急症，多起病急速，出血量大，若救治不及时，常可出现惊厥、气脱等危候。脉沉细和缓而不疾数者，虽为阴血已伤，但阳气相依，此为顺证；脉洪大无力无神者，为阴血枯竭，孤阳独亢，大有虚阳亡脱之势，此为逆证。本条提示医家，对血证预后判断，脉诊有十分重要的意义。今之临床所见，血证脉不数者，其气平静，易治；脉数者，其气有余而亢盛，难治；脉浮洪大革而无根者，虚阳无依，难治；脉沉细涩数而不缓者，真阴亏损，难治。若有缓象，阴血受伤，而阳气可归，尚可挽救；若无缓象，或兼代散，阴血既伤，阳气无归，预后极差。

六、去宛莝陈

【出处】 《素问·汤液醪醴论》。

【释评】 本条原为"去宛陈莝"。陈莝，互倒。"莝"是动词（《说文解字》："莝，斩刍"），"陈"是其宾语。莝陈与去宛两个动宾短语在句中自对。所以，应为"去宛莝陈"。"平治于权衡（阳），去宛莝陈（真），微动四极，温衣，缪刺其处，以复其形（耕）。"古韵"衡"在阳部，"陈"在真部，"形"在耕部。阳、真、耕三部韵母近似通押。从音韵学亦可佐证，陈莝互倒，可信。去宛莝陈，意即去掉郁结之血滞，消除蓄积之水浊。《素问·汤液醪醴论》提出的去宛莝陈、开鬼门、洁净府，是《内经》治疗水肿的三大基本原则，这些原则沿用至今。历代医家在其指导下制定具体治法，极大地丰富了治疗学的内容。有关水肿的现代

研究，主要包括肾性水肿和心源性水肿两个方面；在去宛莝陈治则启迪下，用活血化瘀法治疗肾炎，取得了新进展；同样在其启示下，对肺心病和风心病伴充血性心力衰竭的水肿，用利水消肿、活血化瘀、强心利尿法，亦取得了新经验。

七、肾者，主蛰，封藏之本，精之处也；其华在发，其充在骨

【出处】 《素问·六节藏象论》。

【释评】 蛰（zhé），藏也，动物冬眠时潜伏在土中或洞穴中不食不动，有生机内藏之意。此处用以比喻肾气闭藏和肾藏精的功能。肾主摄纳、固藏，不宜耗泄，具有藏精功能，为封藏之本。先天之精，禀受于父母，藏于肾，为生殖发育之源；后天之精，为水谷所化生的五脏六腑之精气，亦藏于肾。肾为精之处。肾藏精，精血同源，发为血余。凡肾气盛，精足血旺，则头发乌黑、浓密、润泽。精生髓，髓充骨。凡肾气盛，精足髓足，则骨骼坚壮，运动有力。临床所见不少遗精、早泄病例属肾虚封藏不固，可补肾固精。头发早白、脱落者，多滋补肾精肝血。有学者对脊髓痨进行了临床研究，在"精之处""其充在骨"等学术观点指导下，运用地黄饮子从肾肝精血阴阳论治，取得很好效疗，并在国际上获得好评。肾主骨生髓，现代医学认为骨髓是造血器官，根据这一中西医结合理论，对于骨髓造血功能受到抑制的再生障碍性贫血，采取补肾为主的治疗，取得了比国外更好的疗效。

八、有因气而致血滞者，以行气为先；亦有因瘀而致气滞者，以活血为主

【出处】 清·吴澄《不居集·血证八法扼要证治》。

【释评】 本条说明在气血的运行中，和则俱和，病则俱病。气运则血行，气滞则血瘀，血瘀则气阻。因气滞致血滞者，治疗重点在气，以行气为先，佐以活血，如柴胡疏肝散加减。因血瘀致气滞者，治疗重点在血，以活血化瘀为主，佐以行气，如下瘀血汤加减。但是，"因气而致血滞者"，有虚有实，除气滞实证外，尚有气虚证。如益气活血通络的补阳还五汤，用于治疗脑血管意外、小儿麻痹后遗症，以及其他原因引起的手足瘫痪、截瘫等，属于气虚血瘀者，方中黄芪用量独重，祛瘀各药用量都较轻，意在补气以行血。此外，现代医学研究还发现血瘀可以引起气虚。由于冠心病患者气虚源于血瘀，由血病及气病，亦当先治其血，以活血为主。现代学者对瘀血学说进行了广泛而深入的研究，取得了多方面的成果。

九、交欢心肾，必媒脾土

【出处】 清·蒋宝素《问斋医案·肾部》。

【释评】 本条指出心肾相交之升降运动，当以脾胃为枢。心在上，在上者宜降，肾在下，在下者宜升，脾胃居中，为上下升降之枢纽。脾为太阴之脏，体阴而用阳，恶湿喜燥，燥则清阳之气上升以煦心，而后心火下煦及于肾。胃属阳明之腑，体阳用阴，恶燥喜润，润则浊阴之气下降以濡肾，而后肾水上济及于心。如此心肾才能相交，水火才能相济。因此，交欢心肾，必媒脾土。如上下交损，则当治其中。心阳虚证，常以保元汤温补心阳，而方中黄芪、人参、甘草均为补中益气之品；六味地黄丸为滋补肾阴之代表方剂，方中用山药、茯苓目的在于补益脾胃。

十、阴虚有三，肺胃之阴，则津液也；心脾之阴，则血脉也；肝肾之阴，则真精也

【出处】 清·赵晴初《存存斋医话稿·卷二》。

【释评】 精属阴，真精即真阴。真阴又叫肾阴，或元阴，人体的津液、血液、肾阴等，是脏腑功能活动的物质基础。物质属阴，阴虚当补阴。补阴之要点，在于分清病位，以使药证相对。本条提示了阴虚的三个不同层次，执简驭繁，有利于辨治阴虚病证。临床所见，肺胃津液亏损，证候特征突出在"燥热"二字上，如咽干口渴、干咳少痰、皮肤干燥、大便燥结、小便少等，治应生津液，滋肺胃；心脾血虚，证候特征突出在"色"字上，如面色苍白、口唇色淡、爪甲无华等，治当益气养血，补益心脾；肝肾阴虚，证候特征突出在"虚热"二字上，如五心烦热、潮热咽干、颧红盗汗等，治宜滋补肝肾。

十一、治下利必以脾肾为要

【出处】 清·沈目南《金匮要略编注·下利》。

【释评】 利，指泄泻，或指痢，即痢疾。利分虚实寒热。本条所指下利，系脾肾虚寒的泄泻。脾主运化水谷精微，脾气虚则水反成湿，谷反成滞，湿滞内停，清浊不分，混杂而下，遂成泄泻。肾阳虚衰，命火不足，脾土失其温煦，运化失常，亦可引起泄泻。若泻下稀水，完谷不化，腹痛绵绵隐隐，多为脾肾阳虚为患。轻者属脾；重者属肾；或脾肾同病。因此，治疗虚寒泄泻，当以温补脾肾为其大法。有学者对慢性泄泻进行了临床观察，选用升阳益胃汤、参苓白术散、补中益气汤（治脾），附子理中汤、四神丸（治肾），附桂理中汤（治脾肾）等，都取得较好的疗效。其治疗重点仍不离脾肾，只是随证变化，或偏重在脾，或偏重在肾，或脾肾同治。此外，痢疾日久，可致虚损，脾虚则腹胀不食，便后黏液不尽；肾虚则恶寒足冷，脐腹冷痛，或痢后肛门空如竹筒，其治法亦当在温补脾肾中求之。

十二、经水过期而来，紫黑成块者，气郁血滞也

【出处】 明·龚廷贤《万病回春·调经》。

【释评】 肝藏血，其气主疏泄，女子以血为本，故肝为女子先天。本条病机为肝气郁结，血滞运行不畅，冲任受阻，血海不能按时满盈，因此月经过期而至。月经紫黑成块为气郁血滞之象。龚氏拟"调经顺气"法，用桃红四物汤加牡丹皮、青皮、香附、延胡索等组方，治疗气郁血滞之月经不调，至今仍指导着妇科临床。临床所见，气血失调是月经病（月经不调、痛经、闭经、崩漏等）的重要病机。气分失调，主要指肝失疏泄条达，影响经期和行经。若大怒伤肝，气盛亢害，可使月经提前，或一月两行以上；若肝气郁结，血脉滞塞，则月经愆期，或经闭。血分失调，影响到经色、经量、经质。经量少、色黯红者，为血寒；经量多、色深红者，为血热；经量少、色淡者，为血虚；经色紫黑质稠成块者，为血瘀。

十三、脾主为胃行其津液

【出处】 《素问·厥论》。

【释评】 津液，此处指水谷精气。脾与胃以膜相连，经脉相通，相互络属，脾能为胃输布水谷精气。本条在于说明四肢所接受的胃气营养，是通过脾的运化水谷精气而实现的。如果"脾病不能为胃行其津液"，四肢得不到水谷精气充养，日久必衰，经脉不通，筋骨肌肉痿弱无力，于是四肢就失去了正常的活动功能。临床治疗肢体筋脉弛缓、手足痿软无力的痿病时，"脾为胃行其津液"的理论，一直为历代医家所重视。在对进行性肌萎缩、重症肌无力等疾病的临床研究中，辨证属于脾胃虚弱者，用益气健脾养胃法，取得了好的效果，充实了痿病证治的内容。

十四、肾衰则齿豁，精固则齿坚

【出处】 宋·杨士瀛《仁斋直指方·齿论》。

【释评】 豁（huō），缺也，引申为脱落。齿豁即牙齿脱落。齿为骨之余，髓之所养，属于肾。肾气在人体生、长、壮、老、衰的生命过程中，表现在齿的变化方面为：肾气盛，则更换乳齿；肾气充满，则牙齿坚固，智齿长好；肾气衰，则齿枯槁，或脱落。本条继承和发展了《内经》的有关生理病理学说，能够指导牙科临床。牙病多从肾、胃（足阳明经络于上龈）、大肠（手阳明经络于下龈）三经论治。治分虚实，实证治在胃与大肠，虚证治在肾。若年老体弱，肾气不足，牙齿浮动（多为脱落之先兆），无肿胀者，当长服还少丹以补肾气；肾阴不足，虚火上炎，牙龈点滴出血，牙微痛动摇者，用六味地黄汤滋补肾阴，少加肉

桂引火归原。小儿齿迟（发育至一定时期，牙不长出）者，亦以补肾为主。

十五、肺为声音之门，肾为声音之根

【出处】 宋·杨士瀛《仁斋直指方·声音方论》。

【释评】 肺属金，其经脉循喉咙，为声音之门户。外感风寒，或热痰蕴肺，肺失宣肃，而见咳嗽声哑，金实不鸣。肾主水，其经脉循喉咙系舌本，它不仅为人身之根本，亦为声音之根本。肾阴亏虚，虚火上炎，肺失濡润，亦可致失音。早在《内经》时期，就认识到发声与喉咙、会厌、唇舌、悬雍垂、颃颡等发音器官有关。但本条指出"肺为声音之门，肾为声音之根"，从脏腑经络整体观来看，发声与肺肾二脏最为有关。这在发病学和治疗学上，对后世辨治失音产生了较大的影响。失音为语声嘶哑，甚则不能发音的一种病证。辨证从久暴、外感内伤分虚实。暴瘖属实，久瘖多虚；外感属实，内伤多虚。实者治在肺，宜宣散清疏；虚者治在肺肾，宜滋润敛补为主，或佐以开肺。此外，妊娠音哑无声（子瘖），系胞络脉绝。胞络脉系于肾，少阴脉贯肾系舌本。子瘖一般可以不治，若治亦只宜助肾气以养胎，慎勿宣窍开发。

十六、肾气一虚……种种腰痛，迭见而层出矣

【出处】 宋·杨士瀛《仁斋直指方·腰痛方论》。

【释评】 腰为肾之府，诸经皆贯于肾而络于腰脊，尽管腰痛有因于寒、因于湿、因于气、因于瘀种种之不同，而在病因和发病机制中，肾虚是本，外邪、外伤、劳累、七情均是标。肾虚易感外邪而发病。本条体现了杨氏以肾虚为腰痛之本的学术思想，为后世辨治腰痛指出了方向。因此，腰痛、腰酸不论因于外感、内伤，其病变部位在肾和足少阴经脉，其治疗应以补肾为主。若外感偏盛者，可先祛邪，后补肾。

十七、气有一息之不运，则血有一息之不行

【出处】 宋·杨士瀛《仁斋直指方·血荣气卫论》。

【释评】 人之机体，气血协调，运行通畅。气为血帅，血为气母。气为阳，是运动的动力；血属阴，是物质的基础。气运血，血载气，它们在生理上相互为用，相互依存；在病理上相互影响，气病可以影响血病，血病亦可影响气病。本条着重说明血有赖于气的推动，才能正常运行。气行则血行，气滞则血瘀。如肝病肝气郁结证日久不愈，可以发展成为肝血瘀滞证。因此，临床上治疗肝气郁结证时，除了选柴胡、枳壳、香附等疏肝调气药外，还佐用赤芍、川芎等活血之品。明·张介宾《景岳全书》的柴胡疏肝散，即是疏肝行气活血的代表方剂。

233

十八、惜儿须惜食

【出处】 清·唐千顷《增广大生要旨·初生调护》。

【释评】 本条从婴幼儿生理病理特点出发，提出"惜儿须惜食"之论点，意在强调节制乳食的重要性。婴幼儿脏腑娇嫩，形气未充，稚阴稚阳，机体和功能均较脆弱，抗病能力较差，除寒暖不能自调，肺卫易为六淫所侵，易患外感时病外，就是乳食不能自节，脾胃易为乳食所伤，而病食积之证。因此，对婴幼儿的生活护理，要注重饮食调节，定时定量；选择易于消化和富有营养的食物；随年龄增长而递增饮食量；断乳前后，逐渐增加辅食，掌握先稀后干，先素后荤，先少后多的原则。此外，婴幼儿病愈之后，不能骤补，以防食滞中焦，阻塞气机，而使疾病反复。

十九、若要小儿安，常带三分饥与寒

【出处】 清·唐千顷《增广大生要旨·初生调护》。

【释评】 欲使婴幼儿平安无恙，必须重视日常生活护理。本条借"三分饥与寒"，以说明婴幼儿饱、暖不宜太过。"三分饥"与"惜儿须惜食"含义相同，见上条。婴幼儿肌肤未实，应保暖，但不宜过暖。若将婴儿藏于重帏密室，或穿戴过多，而使筋骨软脆，不任风寒，反而容易致病。婴幼儿衣衫当随寒热而增减，令背暖为佳。过热则汗出腠理开而致表虚；过寒则气滞血涩，亦可生疾。当风和日暖之时，应常于户外嬉戏，使血气逐渐刚强，肌肤逐渐致密，能在自然环境中健康成长。

二十、百病皆能变虚损

【出处】 清·吴澄《不居集·病后调治》。

【释评】 虚损一证，因七情，或劳倦，或饮食，或酒色所伤，或病后失于调理，正虚不足以抗邪，渐致阴阳、气血、脏腑虚衰而形成。虚，指阴阳、气血、营卫、精神、骨髓、津液等的不足；损，指外可及皮、脉、肉、筋、骨，内可及肺、心、脾、肝、肾等的消损。虚损不是一种病，而是一个表现复杂的证候，包括了内、外、妇、儿各科多种疾病在内，所以说"百病皆能变虚损"。虚损是虚证经久不愈，由虚致损，其发展过程比较缓慢。虚损日久，留连不愈，可成五劳、七伤、六极。临床所见，虚损病情复杂，主要可概括为气、血、阴、阳四个方面。其治疗原则：虚则补之，损则益之。形不足者，温之以气；精不足者，补之以味。如肺脾虚损，治应补中益气；心肝虚损，治当补血养血；肺阴虚损，治宜养阴清肺；肾阴虚损，治在滋阴降火；脾肾虚损，治必温补脾肾；等等。本证可见于结核病、再生障碍性贫血、白血病、神经官能症、滑精、崩漏、疳证和多种慢性消耗性疾病。

二十一、中气虚则不能摄血，宜补气、温气；中气陷则自能脱血，宜补气、升气

【出处】 清·吴澄《不居集·血证八法扼要总纲》。

【释评】 中气，指脾气。脾的生理功能之一是统血，即脾气能统摄血液，使之运行于经脉之中，不致溢出经脉之外。本条从病理反证生理，若脾气虚，血失正常之统摄，溢出脉外，就可出现各种出血病证，如月经过多、便血、肌衄等；若脾虚中气下陷，统摄无权，冲任不固，血随气陷，便成崩漏。但是，脾气不升而下陷，引起的病证常见的是头目眩晕、久泄脱肛、内脏下垂等，只有当累及肾，损伤冲任，以致不能约制经血时，方发为崩漏。现代学者对脾的研究，取得了很大成果。现代医学基础理论和临床研究认为，"脾"不仅包括整个消化系统的功能，而且与一部分免疫系统、造血系统、内分泌等体液调节系统、神经系统及物质代谢功能、机体解毒功能密切相关。

二十二、夫有东垣之升，自有丹溪之降，气下陷而不能升者，当用东垣之法为先，火上升而不能降者，则用丹溪之法莫缓

【出处】 清·吴澄《不居集·朱丹溪治虚损法》。

【释评】 夫（fú），语气词。放在句首，表示将发议论。本条提出：李东垣脾胃学说中的补中升阳法，与朱丹溪的阳有余阴不足论中的滋阴降火法，分别用于脾虚下陷诸症和阴虚火旺证候。脾胃是元气之本，又是升降运动的枢纽。脾胃气虚，升降失常，甚则气虚下陷，诸病由生，如泄泻、内脏下垂、崩漏等，李氏用补中升阳之法，升发脾胃之气，谷气上腾，元气充沛，生机盎然，诸病可愈。他善于用温补的方法调理脾胃，后世称以他为代表的学术派别为补土派。丹溪所言的火热病变，多指内伤，即所谓"火起于妄"阴精不足之证，倡导滋阴降火法，每获良效。他反对使用辛燥，为养阴、救津、填精等法奠定了基础，后世称以他为代表的学术流派为养阴派。东垣的阴火贼伤元气论点对丹溪产生了影响；丹溪的滋阴降火法又是对东垣学说的补充和发展，他们的理论和经验，开拓了内科新领域，对中医学的发展，做出了卓越的贡献，并在中日文化交流历史上，赢得了日本人民的尊重，被誉为李朱医学。

二十三、暴衄则治须凉泻，久衄则治须滋养

【出处】 清·林珮琴《类证治裁·衄血论治》。

【释评】 衄（nù），即衄血，指非外伤所致的某些外部出血病证，如眼衄、耳衄、鼻衄、齿衄、舌衄、肌衄等，都属于衄血范畴。本条专指鼻衄。鼻衄量多之时，又称鼻洪，或鼻大衄，鼻衄与肺、胃、肝、肾有关。林氏强调辨治鼻衄，

当分实火虚火，暴衄多属实火，治须凉泻，临床常用清热泄肺或清胃泄火或清肝泻火，凉血止血；久衄多属虚火，治须滋养，临床多用滋阴降火。此为治鼻衄之大要，其他诸衄均仿此法（但亦不尽然，如因气不摄血之衄者，即当补益心脾，摄血止血）。因此，治衄忌用辛燥、香窜之品，以防气火升腾，耗血动血；衄家不可妄用发汗剂，并慎用火灸，以免伤阴动火，更耗阴血。有学者用泻火凉血，活血化瘀为主，根据不同证候，加减治疗鼻衄 100 例，总有效率为 85%。其中，实火者占 80%，虚火者占 14%，其他占 6%。这一结果，除了验证前人治疗鼻衄的经验外，还提示在辨证治疗鼻衄时，加用活血化瘀药物，能防止瘀血所致血溢于脉外，从而提高和巩固止血效果。这又是对前人理论的发展。

二十四、热盛生痰，痰盛生惊，惊盛生风，风盛发搐

【出处】 宋·杨士瀛《仁斋小儿方论·惊》。

【释评】 惊，指惊风，惊风又称惊厥。风，指抽风、抽搐。小儿惊风是以抽搐，或伴神昏为特征的证候。惊风有急惊风、慢惊风之分，本条所指为急惊风。急惊风以外感时邪，内蕴痰热为主要病机。这种发病学观点，对于惊风病机学说的形成和发展有较大影响。小儿脏腑娇嫩，形气未充，真阴不足，纯阳之体，感邪易从热化，热灼液而生痰，痰热内闭则生惊，惊盛即可动风，风动即见抽搐。其病变主要在心肝二脏。肝主风，心主火，肝风心火交争，肝风太过则生心火，心火太旺又可动风。因此，急惊风的治疗当以清热解毒，豁痰开窍，镇惊安神，平肝息风为法。惊风属急症范畴，临证时应详析病机，细察脉证，分辨标本，识别虚实，方能及时正确地采取急救措施。

二十五、治搐先于截风，治风先于利惊，治惊先于豁痰，治痰先于解热

【出处】 宋·杨士瀛《仁斋小儿方论·惊》。

【释评】 利惊，即指制惊、镇惊。本条提出治疗急惊风，应用药有序。急惊风为外感时邪，内蕴痰热之证，其病位在心、肝。因心主火，肝主风，心火旺可动风，肝风动可生火，心火肝风相互交争，故病发急惊风。小儿之病，最重唯惊。因其脏腑娇嫩，形气未充，真阴不足，纯阳之体，感邪之后邪易从热化，热盛生痰，痰盛生惊，惊盛生风，风盛抽搐。因此，临床治疗急惊风时，应审因治本与解痉治标兼顾，组方选药要针对"热、痰、惊、风"的症情变化而定，但又不离总的清热解毒、豁痰开窍、镇惊安神、平肝息风的治疗法则。

二十六、血之资根在于肾，血之资生赖于脾，血之藏纳归于肝

【出处】 清·凌德《女科折衷纂要·调经门》。

【释评】　资根，指资生根基。藏纳，指贮藏容受。本条揭示了这样一些生理功能：肾为血液资生根基；脾为血液生化源泉；肝为血液贮藏处所。脾主运化水谷精微，为后天之本，气血生化之源，故"血之资生赖于脾"。营血的生成不仅源于脾胃生化，而且还以肾精为其化生之本。肾藏精，肝藏血，肝肾同源，精可转化为血，精为血之本，故"血之资根在于肾"。肝具有贮藏血液和调节血量的功能，以供全身脏腑组织维持正常活动及筋骨运动之需要，故"血之藏纳归于肝"。因此，肾精亏虚，血无以化，而见精血双亏证候，如消瘦憔悴，骨弱神衰，生长发育不良，头发脱落早白，心悸怔忡，气短乏力，面色萎黄，经少，经闭，肢体麻木痿弱，爪甲苍白等，治应补肾填精养血。由于饮食不节，思虑劳倦，伤及脾气，或久病伤脾，而致脾气虚弱，运化无力，生血不足，脏腑失养，见脾虚不运和血虚证候，如食少便溏，气短懒言，精神倦怠，语声低微，四肢无力，面唇淡白或萎黄无华，便秘，脉细弱或虚大无力，舌淡等，治当益气健脾养血。若素体血虚或失血过多，或久病耗伤，而致肝之藏血不足，见肝经所主部位失却阴血濡养之证候，如头晕目眩，爪甲不荣，妇女月经量少或闭经，舌淡，脉细等，治宜补肝养血。

二十七、凡劳伤虚损，五脏各有所主，而惟心脏最多

【出处】　明·张介宾《景岳全书·虚损》。

【释评】　劳伤，又称劳倦，泛指劳累过度、七情所伤、房事不节等内伤病因。虚损，为病证名，多因情志、劳倦、饮食、酒色所伤，或病后失于调理，以致阴阳、气血、脏腑亏损而成的病证。本条强调心与劳伤虚损密切相关，突出了心在劳伤虚损中所处的重要地位。"喜伤心"，"思本乎心"，"怒生于心"，"惊气本于心"，淫欲邪思虽损在肾，然因君火动于上，相火才应于下，实则责之于心。所以认为五脏之伤，惟心为本。阴阳气血之虚损，总与脏腑虚实有着密切联系，只有辨清脏腑病位，才能有的放矢。如心气虚，治应补益心气为主，辅以养血安神；心阳虚，治当温补心阳为主，佐以益气养阴；心血虚，治宜补血养心安神；心阴虚，治在滋阴清热，养心安神；气阴两虚，则益气滋阴，补血复脉。临床所见虚损多为多种疾病失治误治，或病后失于调理所致，直接因于原发性者却很少。其病程中常形成五脏交亏，相互传变，但以脾肾为主导环节。所以，治疗上除应注意脏腑病位、气血阴阳、标本顺逆外，还应重视调补脾肾。

二十八、治风者，不患无以驱之，而患无以御之，不畏风之不去，而畏风之复来

【出处】　清·吴澄《不居集·屦散》。

【释评】 风，六淫之一，致病外因。患，忧虑也。风为百病之长，为外感病的主要致病因素。风邪虽为春令主气，但四季皆可发生。风邪侵犯人体，多从皮毛而入，且侵袭部位较广，无处不到。风邪常与他邪相兼为患，如风寒、风热、风湿等。"邪之所凑，其气必虚"，表卫气虚，卫外不固，极易遭受风邪侵袭。本条意在说明，驱除风邪并不困难，困难在于因气虚护卫肌表、防御外邪的功能减弱，而致风邪复侵，正虚邪恋，病势缠绵，或变生他证。如感冒，外感风邪是其主要病因，气虚之体最易感冒，因气虚表卫不固，腠理疏松，稍遇气候变化，辄感风寒邪气，或稍事劳作，汗出当风，时时形寒畏风，补中益气汤、玉屏风散加姜枣，皆为效方。因此，气虚感冒不能专事发散，而应益气解表，调和营卫，扶正驱邪，增强卫外功能以防风之复来而重感。

二十九、百病皆生于郁

【出处】 清·吴澄《不居集·七情内郁》。

【释评】 郁，闭结、郁滞也。情志不舒，气机郁结，可生郁病。气血冲和，百病不生，一有情郁，诸病生焉。本条强调了气血郁滞是导致众多疾病的重要病理变化，故倡"百病皆生于郁"。郁病的病因是七情内伤，其病理变化主要涉及心、肝、脾三脏。初病多实证，以六郁见症为主，其中气郁为病变之基础。病久则由实转虚，导致心、脾、肝气血阴精亏损，成为虚证。此外，虚实夹杂者亦较多见。实证中肝气郁结者，见精神抑郁，胸闷胁痛，若肝气横逆，木旺乘土，则见腹胀嗳气，不思饮食，治应以疏肝理气为主；气郁化火，肝火上逆者，见头痛头晕，胸闷胁胀，口苦口干，舌红苔黄，脉多弦数，治当清泻肝火；痰气郁结者，见咽中似有物梗阻，咯之不出，咽之不下，治宜利气化痰。气病及血，气郁血瘀者，当理气解郁配合活血化瘀。兼有湿滞者，宜理气解郁配伍健脾燥湿或芳香化浊。夹食积者，应理气解郁配用消食和胃。虚证宜补，根据不同病情，分别采用养心安神、补益心脾、补气健脾、滋养心阴、补益肝肾等法。虚实互见者，则当虚实兼治。现代学者应用郁病的理法对神经官能症、抑郁症、慢性胃炎、溃疡病、更年期综合征等疾病进行辨证论治，取得了较好疗效。

三十、治血用行气，治气用行血

【出处】 元·朱震亨《丹溪手镜·五脏（三）》。

【释评】 气血同源，气血相依，两者关系十分密切。气对血的统率和推动，能使血液正常运行。气行则血行，气滞则血瘀。所以，治血多与治气相结合。如瘀血证，用活血行气法；血虚证，用补气补血法；出血证，用益气止血法。随血之病证不同，而治气之法则亦各异。血行则气畅，血瘀则气阻。所以，行气要与活血相结合。如肝郁之证，因气郁则热郁，热郁则痰郁，痰郁则血郁，相因而病，故治疗肝郁证，当行气解郁，佐以活血；治疗血虚之气郁，当以健脾养血，佐以理气解郁。病机不同，治法有别。

三十一、大抵肝为刚脏，职司疏泄，用药不宜刚而宜柔，不宜伐而宜和

【出处】 清·林珮琴《类证治裁·肝气肝火肝风论治》。

【释评】 肝如将军之刚直武勇，故名刚脏。刚、柔，即刚燥、柔润。伐、和，即攻伐、平和。肝主疏散宣泄，喜条达而恶抑郁。肝以血为体，以气为用，其性苦急，常表现为肝气上逆，肝火冲激。治疗之时，刚宜柔以制之，急宜甘以缓之，使其和畅条达。所以，本条强调肝病用药忌刚宜柔，忌伐宜和。秦伯未先生拟定出四个治疗肝病的基本法则：补肝用酸味；缓肝用甘味；疏肝用辛味；清肝用苦味。在此基础上，药物的气、味，升、降，浮、沉经过配伍产生不同的作用，如甘酸化阴、辛甘化阳、苦寒泻火、甘寒生津等。此外，在肝病常用药中有柔肝药、和肝药等不同分类。柔肝药如白芍、女贞子等；和肝之法包括活血和祛瘀，前者药如当归、川芎、赤芍、丹参、鸡血藤等，后者药如红花、桃仁、泽兰等。

三十二、（吐血）不可骤用止涩，不可嵩行腻补，不可轻用苦寒，不可妄用攻伐

【出处】 清·林珮琴《类证治裁·吐血论治》。

【释评】 嵩（zhuān），专的本字。本条本指治疗吐血，应审症切脉，勿拘成法，但强调使用止涩、腻补、苦寒、攻伐之法时，要慎重。因为骤用止涩则血凝，必致留瘀，而成痼疾；专行腻补，滥用苦寒，均可导致脾胃损伤，脾不统血，血愈不能归经；妄事攻伐，如伐肝则肝气虚而不能藏血，血愈不止。这些治血之诫，对于血证临床，都有一定指导意义。临床治疗吐血时，除了针对不同病因治疗外，清降阳明之气至为重要，盖气降则血降，不复上逆作吐；对气不摄血者，又当以补气摄血为主。

三十三、无形之瘕聚，其散易；有形之癥积，其破难。治之者先辨有形无形，在气在血

【出处】 清·林珮琴《类证治裁·积聚论治》。

【释评】 癥瘕与积聚相似，泛指腹腔内痞块。其中瘕、聚多为腹内痞块聚散无常，推之游移不定，痛无定处；癥、积多为积块明显，痛胀较甚，固定不移。瘕聚无形，病在气分，治当疏肝理气，行气消聚，一般预后较好；癥积有形，病

在血分，治宜活血化瘀，软坚散结，一般预后较差。现代学者应用积聚癥瘕的理法方药，开展对慢性肝炎、早期肝硬化、慢性粒细胞白血病、肿瘤等疾病的临床研究，取得较大成就，进一步丰富了积聚癥瘕的证治内容。祛邪和扶正是治疗癥积的两大基本法则。祛邪主要包括疏肝理气、活血化瘀、化痰散结、清热解毒；扶正主要包括益气、养阴、补血、温阳。其中，对活血化瘀、清热解毒及扶正培本的治法研究，取得的成就尤为突出。

三十四、凡胁痛，药忌刚燥，以肝为刚脏，必以柔济之，乃安也

【出处】　清·林珮琴《类证治裁·胁痛论治》。

【释评】　肝体阴用阳，藏血主疏泄，胆附于肝。胁痛系肝胆为病。肝为刚脏，应以柔剂治之。本条强调胁痛用药忌刚燥。一般外感胁痛，多因湿热病邪为患，治当利湿清热解毒。内伤胁痛，多因气滞血瘀，治宜理气疏肝，祛瘀通络；因肝血不足者，治应滋养肝肾，养血柔肝。实际上，临床不仅胁痛，凡肝胆病用药，均忌刚燥。又，肝病胁痛，不论实证、虚证，极易引起脾胃症状，如纳食呆减，厌恶油腻，恶心腹胀，频频矢气等。因为实则木旺乘土，虚则木不疏土，均能影响消化功能，治疗时应顾护脾胃，滞则土气愈壅，肝气更不条畅。尤其是脾不化湿，湿浊内阻，舌苔厚腻者，虽然主症在肝，却应以和中化湿为先，此又不可不知也。

三十五、治胃阴虚，用清补；治胃阳虚，用通补；治脾阴虚，用甘润；治脾阳虚，用香燥；治脾胃阳虚，用升降法

【出处】　清·林珮琴《类证治裁·脾胃论治》。

【释评】　脾胃属土，同居中焦。脾为阴土，喜温燥而恶湿浊；胃为阳土，喜凉润而恶温燥。脾宜升则健，胃宜降则和。因此，本条指出治胃阴虚，不饥不纳，用清补，如沙参、麦冬、玉竹、石斛等；治胃阳虚，食谷不化，用通补，如人参、白术、茯苓、陈皮等；治脾阴虚，胸嘈便难，用甘润，如当归、白芍、红枣、白蜜等；治脾阳虚，吞酸嗳腐，用香燥，如砂仁、丁香、白术、干姜等；治脾胃阳虚，运纳俱少，食已欲泻，用升降法，如补中益气汤加减等。这些治法，至今仍指导着临床实践。有学者根据脾胃燥湿相得的理论，治疗肠伤寒、黄疸型肝炎及无黄疸型肝炎、痢疾等，根据中气下陷，脾升则健，胃降则和的理论，治疗脱肛、肠疝、子宫脱垂、内脏下垂等，均取得较好疗效。

三十六、世人唯知百病生于心，而不知百病生于肾

【出处】　明·龚廷贤《万病回春·虚劳》。

【释评】　本条本义指醉饱入房，不知节欲，恣意妄为，伤肾耗精，肾水不济

心火,心火独亢;心火纵炎,伤其肺金,金不生水,而绝肾水之源;金水衰亏,不能胜其肝木,肝木乘土而反生火;火独旺而不生化,故阳有余而阴不足,阴虚相火妄动而致虚劳。今多指因内伤劳倦,或久病及肾,或温病后期热极伤阴,或年高肾亏,或先天不足等所致多种虚损病证都与肾有关。临床按肾阴虚、肾阳虚、肾阴阳两虚、肾气虚、肾气不固、肾不纳气、肾精不足、肾阳虚水泛等证候的不同,而分别求治。运用现代科学方法对"肾"本质的研究、虚证的研究,以及对扶正固本治则的研究等,都取得了重要的成果,极大丰富了临床治疗学的内容。

三十七、大抵腰痛新久总属肾虚。新痛宜疏外邪、清湿热;久则补肾,兼补气血

【出处】 明·龚廷贤《万病回春·腰痛》。

【释评】 腰为肾之府,腰痛一证,在内脏以肾为主,在经络与足少阴、足太阳和带脉的关系密切。在脏多虚,在经络多寒湿和扭伤。但外邪、扭伤常因肾虚所致,又外邪、扭伤必进一步损及肾气,二者不能截然分开。本条指出肾虚为腰痛之本,外邪、湿热等为腰痛之标,新痛祛邪,久痛补肾兼补气血,为其治疗原则。今之临床,辨治腰痛、腰酸,较之更加完善。首先辨明外感内伤,再审察脏腑虚实,结合经络部位和脉候变化,而分型论治。外感腰痛:如寒湿腰痛,治应祛寒行湿,温经通络;湿热腰痛,治当清热利湿,舒筋止痛;风寒腰痛,治宜发散风寒;风湿腰痛,治在祛风利湿。内伤腰痛:如肾虚腰痛,视其阴阳之亏虚,或温补肾阳,或滋补肾阴,或双补阴阳;脾湿腰痛,治当健脾利湿;肝郁腰痛,治宜调肝行气;瘀血腰痛,治在活血化瘀,理气止痛;等等。

三十八、检谱对弈,弈必败,拘方治病,病必殆

【出处】 清·赵晴初《存存斋医话稿·卷一》。

【释评】 谱,指用以指导练习的格式或图形,如棋谱、画谱等,此处指棋谱。弈,围棋也。对弈,下棋也。拘,拘泥也。殆(dài),危险也。本条强调,不从对弈的千变万化的实际情况出发,而只知查谱下棋者,没有不败局的;同样,拘泥于古方成方,不能根据具体证候变化而变通化裁治病者,没有不使证情恶化的。岳美中教授曾说过,学医入门比较容易,有如下围棋,短时间内就能学会做眼、点眼、倒提、打劫等。看上去很简单,可是针对棋盘上的复杂变化,要想下好下精,并不是十分容易的事。治病犹如对弈,应变无方,会者多而精者少。了解中医的理法方药,即如只学会了下棋"做眼""打劫"等初步内容。疾病不下万千,证情更是多变,每种疾病都有其初、中、末的阶段性,加上节令、气候、体质、性别、年龄等复杂性,以及阴阳、表里、寒热、虚实相互错杂,

只凭一方一药，控制疾病的全过程，往往是不可能的。"人之所病，病疾多；而医之所病，病道少"，人患病多，医患道少。拘方治病，不讲求辨证论治，有如检谱对弈，按图索骥，必定要陷入机械唯物论的泥沼中去。

三十九、新病呃逆，非火即寒也；久病呃逆，胃气欲绝也

【出处】　民国·裘吉生《三三医书·医脉摘要》。

【释评】　呃逆，指气逆上冲，出于喉间，呃呃连声，声短而频，不能自止的病证。本病俗称"打嗝"，《内经》称"哕"，丹溪称"呃"，明末以后统称"呃逆"。本条所指，如因过食辛热炙煿，燥热内盛，阳明腑实，或胃本积热化火，气不顺行，或过食生冷，寒气蕴蓄中焦，或胃本积寒，胃失和降，而病呃逆者，属新病实证。若内伤脾胃，阳气受损，虚气上逆，或胃阴虚损，胃气不得顺降，而见呃逆者，为久病虚证。呃逆一证，一般预后良好，但并发在一些严重疾病之中时，常为元气衰败，胃气欲绝之象征，应予以特别重视。呃逆之为病，因外感、内伤各种因素导致胃失和降，胃气上逆，皆可发生。临床以新病久病定虚实，并以此为纲，而统括诸证。在辨证上，尚须注意，实证呃声响亮，脉象洪大；虚证呃声低微，形气怯弱。在治法上，应遵循实证祛邪，虚证扶正的原则，热者清之，寒者温之，气逆调之，痰郁除之，阳虚温阳，阴虚滋阴等，均适当配以和降胃气为法。

四十、补脾须不碍肺，滋肾须不妨脾

【出处】　秦伯未《谦斋医学讲稿·漫谈处方用药》。

【释评】　病至虚损，则应调气血，养五脏，以促使病体康复。脾主中气，体阴而用阳，阳气不运，最易湿阻，治应温阳、益气、调中、化湿为主。肺的作用在气，气和则外护皮毛，内司清肃，津液输布，呼吸调匀，治疗以补气、肃气、生津为法。如土不生金，脾胃虚弱为食滞，消化不良，大便溏泄；肺虚则为气短，干咳，或痰中带血。这些证候常见于肺痨后期，此时若温中燥湿，则伤肺阴，若滋养肺阴，又增加腹满泄泻，只有侧重脾胃，立甘平补中法，使后天生气充沛，则肺脏自可得以滋养。此即"补脾须不碍肺"之法。肾藏精主水，内舍相火，为水火之脏，肾分阴阳，当出现相对的偏盛偏衰时，或滋肾或温肾以治之。滋肾养阴药质多滋腻，于脾主运化，喜燥恶湿之性相悖，只有在滋肾养阴药中，加健脾利湿之品以制之，如六味地黄汤之用山药、茯苓等，使肾阴得以资生，而脾运亦能健旺。此即"滋肾须不妨脾"之法。

四十一、治脊痛不能离开肾，治背痛必须兼顾肺

【出处】　秦伯未《谦斋医学讲稿·痛证的治疗·脊背痛》。

【释评】 本条在于说明,督脉行于脊内,总督一身之阳经,为"阳脉之海",其支脉络肾,脊痛多因下元亏虚而致,故治脊痛不离肾;足太阳经分布背部,背为胸中之府,肺主皮毛,风寒乘袭足太阳经而致背痛,因此治疗时须兼顾肺。临床所见,脊痛多起于腰部,所以《内经》有时称为"腰脊痛"。脊痛多在背部中间,可牵连及背,不能挺直,偶尔挺直较舒,但不能持久。甚者脊中一线觉冷,腰部亦冷,有如风寒侵袭之感觉,脉微弱,伴见小便频数清长,下肢酸软。此为督脉虚,肾阳不足所致,治应温补肾阳。背痛板滞,牵连后项、肩胛,可兼有恶风寒之表证。此因风寒乘袭足太阳经,经脉闭阻,气血运行不畅而成,治当祛风散寒,佐以宣肺。证之临床,脊痛多里虚证而少实证,背痛多表实证而少虚证。

四十二、腹泻的原因不一,从本质分析不外两类:虚证属于内伤,浅者在脾,深者及肾;实证属于病邪,以湿为主,结合寒邪和热邪以及食滞等

【出处】 秦伯未《谦斋医学讲稿·腹泻的临床研究》。

【释评】 腹泻的原因,有感受外邪,饮食所伤,情志失调,脏腑虚弱等。本条说明,虚证腹泻,病位浅者在脾,为脾阳虚弱,不能运化,而致"飧泄";病位深者在肾,为命门火衰,不能温脾化湿,而成"肾泄"。实证腹泻的病因以湿邪为主,病位在肠胃。胃中积湿不化,挟糟粕并趋大肠,而成湿胜之"濡泻";受寒腹泻,为寒邪直中肠胃,传化失职,而致腹痛泄泻;湿浊挟热致泻,属于湿热下利;伤食而致胃肠之受纳、泌别、传导功能失职,则成"食泻"。因此,以脾肾亏损,而辨虚证腹泻;用湿、寒、热等邪和食滞,而辨实证腹泻,执简驭繁,便于指导临床。脾虚腹泻,腹痛绵绵隐隐,喜温喜按,泻下稀薄,苔薄腻,脉濡弱,治应温运健中;肾虚腹泻,黎明之前脐腹作痛,肠鸣即泻,泻后则安,形寒,肢冷,腰膝酸软,舌淡苔白,脉沉细,治当温肾固涩。湿为腹泻的主因,实泻虽有寒、热,食滞之不同,但未有不缘于湿者。常见的有:寒湿腹泻,泄泻清稀,甚或如水样,腹痛肠鸣,脘闷食少,苔白腻,脉濡缓,治宜芳香化湿,兼风寒表证者,则配合解表散寒;湿热腹泻,泄泻腹痛,泻下急迫,或泻下不爽,粪色黄褐,气味臭秽,肛门灼热,烦热口渴,小便短黄,苔黄腻,脉滑数或濡数,治应清热利湿;伤食腹泻,腹痛肠鸣,大便臭如败卵,泻后痛减,脘腹胀满,嗳腐酸臭,不思饮食,苔垢浊或厚腻,脉滑,治当消食导滞。此外,临床还可见虚实夹杂的腹泻,如肝旺脾弱之腹泻,腹痛作胀,泻下溏薄,挟有矢气,常因情志不和而反复,脉弦;水饮留肠之腹泻,形体消瘦,肠鸣辘辘有声,便泻清水,或大便呈泡沫状,泛吐清水,腹胀尿少,舌淡苔白滑,脉濡滑。前者当抑木扶土;后者宜健脾利湿,前后分消。

四十三、脊痛少实证，背痛少虚证

【出处】　秦伯未《谦斋医学讲稿·痛证的治疗·脊背痛》。

【释评】　本条在于说明，督脉行于脊内，膀胱经挟脊，内伤外感均可致脊痛，然以劳损肾亏的里虚证为多见，而少实证。膀胱经分布于背部，风寒湿邪侵袭足太阳经，经脉涩滞，不通则痛，背痛以外感风寒湿邪的表实证为主，而少虚证。临床所见，脊痛绵绵不休，休息后可暂时减轻，稍事遇劳则加重，伴畏寒，肢凉，喜暖，舌质淡白或胖嫩，脉沉细者，为肾阳虚，应温补肾阳，选右归丸加鹿茸；伴低热，五心烦热，面部烘热，盗汗，舌红，脉细数者，为肾阴虚，当滋补肾阴，用六味地黄丸加鹿角胶。背痛多为风寒湿外邪乘袭膀胱经所致，宜祛风散寒除湿，佐以宣肺，选羌活胜湿汤加味。"脊痛少实证，背痛少虚证"，此乃相对而言。脊痛兼见腰似折，项似拔，冲头痛者，为外邪所犯，太阳经气不舒，发病急骤，邪实为主，宜先祛邪，后补肾；背痛见于年老体弱，气虚血少，气无力推动血行，血流不畅，经络失养者，为络虚而痛，睡后背部酸痛，入夜痛甚，活动后减轻，以气血虚损为主，应益气养血，佐以活络。

四十四、（内伤头痛）虚证多兼晕，实证多兼胀

【出处】　秦伯未《谦斋医学讲稿·痛证的治疗·头痛》。

【释评】　头痛分外感、内伤两类，外感多实，内伤有虚有实。本条原指内伤头痛虚证中的肝阳头痛多兼晕，实证中的肝火头痛多兼胀，目的在于说明肝病与头痛有密切关系。"诸风掉眩，皆属于肝"。因肝体不足，肝用有余，风阳上扰清空，所以内伤头痛其虚证为痛而晕眩。因恼怒，肝火上逆，所以内伤头痛其实证为痛而兼胀。临床所见，肝阳头痛（阴虚阳亢）除见头痛头晕外，尚有目涩，心烦，失眠，多梦，或有盗汗，手足心热，口干，舌红少苔，脉细数或细弦；肝火头痛除见头痛兼胀外，还伴面热，头筋突起，口苦口干，暴聋，便闭，脉弦滑或弦数。前者治应养阴平肝，后者治当清肝降火。内伤头痛中的其他虚证，如气虚头痛、血虚头痛，因气虚血亏不能上荣头目，头痛绵绵，亦伴有头晕；肾虚头痛，因肾虚精髓不足，髓海空虚，头脑空痛，仍伴有眩晕。另外，内伤头痛中的虚实夹杂之痰浊头痛，因脾失健运，聚湿生痰，痰浊中阻，清阳不得舒展，故头痛昏蒙，较虚证的晕痛和实证的胀痛，又具有其独特的临床特点。

四十五、熟读王叔和，不如临证多

【出处】　俞根初原著、徐荣斋重订《重订通俗伤寒论·伤寒要义》。

【释评】　王叔和，西晋时期医家，曾任太医令，对脉学有极深刻的研究，著有《脉经》；对东汉张仲景《伤寒杂病论》，以断简残编，补方造论，整理而成《伤

寒论》，于保存古代医学文献，促进后世医学发展有重大贡献。"王叔和"在此处作为中医典籍的代名词。熟读王叔和，即指喜爱读书，重视理论学习。本条原指治疗伤寒兼证、伤寒夹证、伤寒复证、伤寒坏证等，均有不同的难度，其间寒热杂感，湿燥互见，虚实混淆，阴阳疑似，非富于经验，手敏心灵，随机应变者，不足以承担此项诊疗任务。意在倡导在临床实践中学习。同时还强调，"熟读王叔和，不如临证多，非谓临证多者，不必读书也；亦谓临证多者，乃为读书耳。"道出了读书是学习，实践亦是学习的治学之道。对于基础理论、基本知识的学习和积累，离不开认真读书，以学习前人已总结出来的理性知识。对于基本技能训练，感性知识积累、总结与升华，离不开长期勤奋地实践。一个有造诣的基本功扎实、临床经验丰富的名医，只能在学习中不断实践，实践中不断学习，理论指导实践，实践验证理论，理论与实践相结合的过程中才能脱颖而出。读书与临床，都要讲究方法。"读书宁涩勿滑，临证宁拙勿巧。""读书无眼，病人无命。"所以，读书要扎扎实实地用功，一句一字地读下记下，不懂的地方不要放过，应及时查阅工具书和有关资料，或向师友请教，而不能顺口读过，不求甚解。知识的积累，由少而多，由浅而深，千里之遥，积于跬步。这就是"宁涩勿滑"的道理。临证治病必求其本，不仅仅停留在表里寒热虚实之上。立方选药，要重视主次配伍，不能生搬硬套。若遇疑难重症，务必细密，丝丝入扣，谨守病机。这就是"大巧若拙"的道理。

（郑邦本）

药组探幽

通过学习和临床实践体会到，前人有许多宝贵的用药经验，从两味药物的配伍使用可以看出他们用药技巧，有理论，有原则，应该深入探讨。配伍方法有：

相似性味功效结合，如昆布配海藻。昆布咸寒，归肝、胃、肾经；海藻苦咸寒，归肝、肾、胃经。二药同具消痰软坚、利水之功，合用则力更宏。

不同性味功效结合，又可分为：

表里结合，如麻黄配石膏。麻黄辛温，发散表邪；石膏甘辛大寒，清肺胃治里热。合用辛凉疏肺泻热。

上下结合，如桑叶配黑芝麻。桑叶祛风明目；黑芝麻补益肝肾。合用清头目，益肝肾，润脏腑。

寒热结合，如黄连配吴茱萸。黄连苦寒清热；吴茱萸辛苦温，温中降逆止呕。合用泻火和胃，降逆止呕。

补泻结合，如葶苈配大枣。葶苈辛苦大寒，祛痰平喘，利尿；大枣甘微温，健脾补血。合用治肺实喘急而不伤正。

散收结合，如桂枝配白芍。桂枝辛甘温，解肌表而通阳气；白芍苦酸微寒，敛阴和营。合用调和营卫。

不难看出，配伍中相似性味功效结合，可以"相辅相成"，不同性味功效结合，则能"相反相成"。

在两味药物的配伍中，有的自成方剂。相似性味功效结合，如女贞子配墨旱莲，名二至丸。不同性味功效结合，如寒热结合之黄连配干姜，名姜连散；补泻结合之枳实配白术，名枳术丸；等等。它们可单独使用，亦可同其他两味药物配伍一样，在组方时随证选用。

现将常用的两味药物配伍（98例）分述于下，供学习和临床参考。

一、黄连配木香

名香连丸（《兵部手集方》），清热燥湿，行气止痢，治湿热下痢，下坠腹痛。蒲辅周在此方基础上加苦参，名参连散，治痢疾有效。苦参300g，黄连150g，木香60g，共为细末，每次5～6g，每日2～3次。白痢多者，用红糖水调服；赤痢多者，用白糖水调服。

二、黄连配肉桂

名交泰丸，治心肾不交，心火偏旺，怔忡不寐。黄连味苦入心，清心火，稍加肉桂，入肾以引火归原，交通心肾。北京医学院附属第一医院中医科应用中药交泰丸治疗神经官能症失眠50例，取得一定疗效。交泰丸Ⅰ号方：黄连、肉桂各等量。交泰丸Ⅱ号方：黄连3份，肉桂1份，均研末，和匀，装胶囊，每粒0.3g。热象较著心火亢盛者用Ⅱ号方（41例），其余热象不著者用Ⅰ号方。睡前半小时服用，每次4粒。连续服药1周无效者停用。其中显效17例（34%），有效21例（42%），无效12例（24%），总有效率为76%，无1例恶化。

三、黄连配干姜

名姜连散，和胃止呕，治呕吐泛酸，胸闷痞满。《伤寒论》云："伤寒五六日，呕而发热者，柴胡汤证具，而以他药下之……但满而不痛者，此为痞，柴胡不中与之，宜半夏泻心汤。"半夏泻心汤为少阳病小柴胡汤证因误下成痞而设。"痞"即寒热之气互结所致，治当寒热并调。方中姜、连同用，干姜协半夏辛开散结，黄连助黄芩苦降泄热，苦辛并进顺其升降，寒热并用和其阴阳，奏开结除痞、和胃降逆之功。

此外，姜连并用，寒热并调，亦治冷热诸利。如《伤寒论》乌梅丸，除安蛔治厥外，还治寒热错杂正气虚弱之久利。

四、黄连配半夏

辛开苦降，化痰浊，燥湿热，治痰浊湿热为患。如《六因条辨》黄连温胆汤，临床用于治疗耳源性眩晕、神经衰弱、抑郁症、癔症等痰浊湿热证，方中即有黄连配半夏。

五、黄连配吴茱萸

名左金丸（《丹溪心法》），泻火和胃，降逆止呕，治肝经火郁，胃失和降所致胁肋疼痛、吞酸口苦、嘈杂呕逆等症。《方剂学》指出，湿热泄泻或痢疾，而见腹痛较剧者，本方（左金丸）加白芍，以和肝缓急止痛。左金丸加白芍即《太平惠民和剂局方》之戊己丸。

六、黄芩配白芍

清肠治利，缓急止痛，治热利腹痛。如《伤寒论》之黄芩汤（原治太阳与少阳合病自下利者，实为偏于少阳邪热内迫的下利腹痛，有似转为痢疾的初期阶段），芩芍为主辅药，草枣为佐使药。治下利腹痛的成方不少，其中多有芩芍配用，如《活法机要》之黄芩芍药汤、《素问病机气宜保命集》之芍药汤、《温病条辨》之四苓合芩芍汤等。

七、黄芩配柴胡

清肝胆，解肌，退寒热。如《伤寒论》的小柴胡汤，和解少阳，除寒热，柴芩同用意在清解少阳经、腑邪热，疏肝利胆。（《伤寒论》中以柴胡命名的方剂除小柴胡汤外，还有大柴胡汤、柴胡加芒硝汤、柴胡加龙骨牡蛎汤、柴胡桂枝汤和柴胡桂枝干姜汤，共计6首，均有柴胡配黄芩。）

又如，《伤寒六书》的柴葛解肌汤，方中柴胡协葛根解肌清热为主药，黄芩助石膏清泄里热为辅药，主辅相配以奏解肌清热之功。证之临床，风温邪在卫分汗出热不解者，可于辛凉解表剂中加柴芩，效果佳。

八、黄芩配白术

清热（补脾）安胎。《金匮要略》云："妇人妊娠，宜常服当归散主之。"当归散（当归、芍药、川芎、黄芩、白术）寓意于健脾养血之中能清胎热，使胎中气血得以调养。朱丹溪衷其说，以芩术二味配用，治胎热不安。

九、黄芩配厚朴

燥脾胃湿热。如《温疫论》的达原饮，开达膜原，辟秽化浊。王孟英说：

"膜原者，外通肌肉，内近胃腑，即三焦之门户，实一身之半表半里也。"膜原的半表半里是指湿遏热伏秽浊为病，病近于中焦。少阳的半表半里是论伤寒之邪传里化热，病在足少阳。所以，芩朴同用的达原饮作用偏重中焦，柴芩同用的小柴胡汤立足足少阳。

十、黄芩配桑白皮

泻肺火。治肺热喘咳身热，选《伤寒论》的麻杏石甘汤加黄芩、桑白皮，效果更好。

十一、桑白皮配地骨皮

清肺热，平喘咳，退虚热，治肺热喘咳，皮肤蒸热。如《小儿药证直诀》的泻白散，清泻肺热，平喘止咳，用于治疗小儿麻疹初期，咳嗽气促，皮肤蒸热，甚为理想。方中桑白皮泻肺清热，化痰平喘；地骨皮清肺中伏火，可退虚热；甘草、粳米和中健脾，以助正气。笔者临床常以桑白皮配合地骨皮，另加白鲜皮、牡丹皮等，用于治疗因风热、湿热等客于肌肤而致的皮肤瘙痒症。因肺开窍于皮毛，能泻肺之热即可泻皮肤之热，且以皮治皮，取其同气相求之理，效果良好。

十二、黄柏配山栀

燥湿热，退黄疸。《伤寒论》云："伤寒身黄发热，栀子檗皮汤主之。"栀子檗皮汤治黄疸发热而里无实积之证，组成只有三味药，除栀、柏外，还有甘草（和中，又用于防苦寒伤胃），故黄柏配山栀的燥湿热、退黄疸作用，举足轻重。

十三、黄柏配知母

坚阴降火。如《医宗金鉴》的知柏地黄丸，治阴虚火旺，骨蒸潮热，盗汗遗精等；丹溪宗"阳常有余，阴常不足"之说，立滋阴降火法，创大补阴丸，都体现了知柏苦寒坚阴降火的作用。

又，《兰室秘藏》通关丸（一名滋肾丸），即由黄柏、知母各30g，肉桂1.5g，蜜丸而成，治热在下焦之小便不通。方中知、柏同用以坚阴降火，少佐肉桂以助气化，共奏坚阴化气、通利小便之功。

十四、黄柏配苍术

名二妙散（《丹溪心法》），清热燥湿，治湿热下注之足痿、带下、下部丹毒、湿疮，以及湿热成痿等证。本方最早见于《世医得效方》，名苍术散，丹溪更其名为二妙散。《医学正传》将其加牛膝，名三妙丸，治湿热下注，脚膝红肿等症。三妙丸加薏苡仁，名四妙丸，更增渗湿利痹之力。

十五、金银花配连翘

更增清热解毒之功。如《温病条辨》的银翘散，辛凉透表，清热解毒，为风温卫分证的代表方，方中银翘为主药。成都中医药大学附属医院妇科经验方银甲丸，清热解毒，疏肝通络，用于治疗慢性盆腔炎、子宫内膜炎有一定疗效，方中便有银翘同用。《医方集解》将《小儿药证直诀》的人参败毒散去参加银翘，名银翘败毒散，治时行感冒或疮毒初起红肿疼痛而有表证者。经验方银翘麻杏石甘汤、银翘白虎汤分别是《伤寒论》的麻杏石甘汤、白虎汤加银翘而成，治证与原方相同，只是更增清热解毒之功。

十六、香薷配白术

名香薷散，清暑健脾利水，治夏令水肿小便不利。蒲辅周说："关于香薷，有人说：'夏月香薷乃冬月之麻黄也。'因而被误解为发汗的峻药，是理解错了。《内经》云：'体若燔炭，汗出而散'。香薷微辛微芬，可以解热、利水、清暑，透邪外出，但不是峻汗之药物，确与麻黄不同。"蒲老师古而不泥古，其宝贵经验必来自临床实践。香薷清暑化湿，利水消肿；白术健脾除湿。夏月感暑湿，水肿小便不利者，可选用香薷散。

十七、香薷配金银花

祛暑解热，治暑热表证。如《温病条辨》的新加香薷饮，治暑温初起，暑热表证，方中即有香薷配金银花。

若属《医学心悟》所谓"内伏暑气，而外为风寒闭之"者，即见夏季感冒风寒的证候，治当清暑解表化湿，香薷配藿香、佩兰最宜。有胃肠道见症者，加扁豆、厚朴，套用《太平惠民和剂局方》香薷饮。由此观之，处方用药必须依据理法。

十八、天冬配麦冬

名二冬膏，清养肺肾，用于肺结核、慢性气管炎见干咳痰少者。《张氏医通》二冬膏除二冬外，还有川贝，以增清化热痰之力。《医学心悟》二冬汤亦包含二冬，目的仍在于清养润燥。

此外，治疗小儿百日咳（属阴虚肺热者），常于黄芩、夏枯草、百部等药中加二冬，意在清热止咳，兼能养肺润燥。

十九、女贞子配墨旱莲

名二至丸（《证治准绳》），益肝肾，补阴血，用于治疗神经衰弱及高血压因阴虚所致头晕目眩之证。吐血、血尿、崩漏因阴虚血热者，亦可选用。汪切庵评说："（二至丸）补腰膝，壮筋骨，强阴肾，乌髭发，价廉而功大。"足见他对女贞子配墨旱莲是非常欣赏的。

二十、墨旱莲配车前草

名二草丹（《医学正传》），清热凉血，止血，治尿血。本方为虞氏祖传方。他说："治小便溺血，用车前草叶、金陵草叶（即墨旱莲），上二味，捣取自然汁一盏，空腹饮之，立止。"

二十一、山药配车前子

名薯蓣苤苢（苤苢 fúyǐ，古书上指车前）汤，补脾利水，治脾虚大便泄泻，小便不利，兼之虚劳有痰作嗽。此方在《医学衷中参西录》中有介绍，张氏在方后按语中说："单用车前子两半（注：旧秤 1 市斤为 16 两），煮稠粥，顿服之，治大便滑泻亦甚效验。邻村黄姓媪，大便滑泻，百药不效。或语以此方，一服即愈。然必用生者煮之，始能成粥，若炒熟者，则不能成粥矣。"《本草纲目》称山药"健脾胃，止泻痢"。故脾虚大便泄泻，小便不利者，以此二药配用为好。

二十二、金樱子配芡实

名水陆二仙丹（《证治准绳》），固肾涩精，治肾虚之遗精、白浊、白带、小便频数。《仁存堂经验方》介绍水陆二仙丹制作如下：金樱子（去子洗净捣碎，入瓶中蒸令熟，用汤淋之，取汁慢火成膏）、芡实肉（研为粉）各等份。上以前膏同酒糊和芡粉为丸，如梧桐子大。每服 30 丸，酒吞，食前服。一方用妇人乳汁丸为妙，一方盐汤下。

二十三、干姜配高良姜

名二姜丸（《太平惠民和剂局方》），温中止痛，治胃寒脘腹冷痛。徐灵胎说："凡味厚之药主守，气厚之药主散，干姜气味俱厚，故散而能守。夫散不全散，守不全守，则旋转于经络脏腑之间，驱寒除湿，和血通气，所必然矣。"《医学启源》说："（干姜）其用有四：通心气助阳，一也；去脏腑沉寒，二也；发散诸经之寒气，三也；治感寒腹疼，四也。"《珍珠囊》说："（高良姜）温通脾胃。"若治脘腹冷痛，往往二姜配用，可收药简效宏之功。

二十四、高良姜配香附

名良附丸（《良方集腋》），温中祛寒，行气止痛，治肝郁气滞，胃有寒凝之胁痛、胃痛。原书作者谢元庆说："如病因寒而得者，用高良姜二钱，香附末一钱；如病因怒而得者，用高良姜一钱，香附末二钱；如病因寒怒兼有者，用高良姜一钱五分，香附末一钱五分。"处方用药及药量都必须依据理法。本方在王好古《医垒元戎》中名立应散。

二十五、乌药配香附

理气疏肝，散寒止痛，治气痛、疝痛。如《韩氏医通》以此二药配用，治胸腹胀痛。《本草求真》说："凡一切病之属于气逆，而见胸腹不快者，皆宜用此（乌药）。""香附辛苦，入肝胆二经，开郁散结，每于忧郁则妙"。二药功近，同属一类，但同中有异，若配伍应用，则奏理气疏肝、散寒止痛之功。

《慎斋遗书》香附散，治气血凝滞，浑身胀痛，即由盐、酒、便、醋四制香附与乌药相配而成。

二十六、乌药配益智仁

加山药名缩泉丸（《妇人大全良方》），温脾肾，缩小便，治下元虚冷，小便频数及小儿遗尿。本方在《魏氏家藏方》中名固真丸，治证相同。

亚急性、慢性肾盂肾炎见尿频尿急者，可辨证选用乌药、益智仁，能减轻症状。

二十七、木香配槟榔

调气止痛，治气滞腹痛，痢疾里急后重。如《儒门事亲》的木香槟榔丸，行气导滞，泄热通便，治疗积滞内停之证。《河间六书》的芍药汤，泻火解毒，调气和血，治痢疾，便脓血、腹痛、里急后重。其中木香、槟榔即能调气以止痛，"调气则后重自除"。

二十八、桂枝配白芍

调和营卫。桂枝入卫，能解肌表而通阳气；芍药入营，敛阴止汗而入阴，散收结合，以达调和营卫，表解里和之目的。以桂芍为主辅药的桂枝汤，解肌发表，调和营卫，治伤寒表虚之证，即是最好的体现。

二十九、生姜配大枣

亦调和营卫。生姜辛散走表，大枣健脾补血，一入卫，一入营（血），故亦调和营卫。桂枝汤中姜枣相配，意在助桂芍调和营卫。《伤寒来苏集》说："此（桂枝汤）为仲景群方之冠，乃滋阴和阳，调和营卫，解肌发汗之总方也。……用桂枝发汗，即用芍药止汗，生姜之辛佐桂以解肌，大枣之甘助芍以和里……

阴阳表里并行而不悖，是刚柔相济，以为和也。"桂芍相须，姜枣相得，阳表阴里，药物各有作用，但配伍得当，故并行不悖。

三十、升麻配葛根

解肌透疹，治麻疹初起未透。如《阎氏小儿方论》的升麻葛根汤、《医宗金鉴》的加味升麻葛根汤、《痘疹仁端录》的宣毒发表汤等透疹解表方剂，均有升葛同用，目的都在于宣透麻毒。

三十一、升麻配柴胡

协同参芪升举清阳。如《脾胃论》补中益气汤、调中益气汤，方中即有参芪升柴同用，为调补脾胃、升阳益气之剂。临床所见，单独使用升柴是无升举清阳之效果的。升举清阳，参芪升柴四药必须同时配伍使用，且注意参芪与升柴的用量比例，一般可为3:1，或5:1。如升举清阳弃升柴而不用，或恣意增加升柴剂量，都是不恰当的。

三十二、柴胡配白芍

疏肝和肝。如《伤寒论》的四逆散，原治少阴病热化的四逆证，后世在应用中已有发展：《太平惠民和剂局方》的逍遥散、《景岳全书》的柴胡疏肝散都从此方衍化而成，为调和肝脾之剂，这些方中柴芍配伍目的在疏肝和肝。

三十三、当归配白芍

养血敛阴。如《金匮要略》的当归芍药散、《太平惠民和剂局方》的四物汤、《景岳全书》的小营煎等，方中之归芍均体现养血补血的作用。

三十四、当归配川芎

名佛手散，行血活血。《太平惠民和剂局方》的四物汤去芍药、熟地，名芎归汤，为末，称佛手散，或称君臣散，或称一奇散。

《本草求真》在阐述当归时说："要使血滞能通，血虚能补，血枯能润，血乱能抚，俾血与气附，气与血固，而不致散乱而无所归耳。书命其名曰归，即是此意。"故临床使用补血调血之剂如四物汤时，欲养血，则去川芎，重用白芍；欲行血，则去白芍，重用川芎。前者突出归芍相配作用，后者突出芎归配用之功。

三十五、熟地配当归

名内补丸（《普济本事方》），补血安胎，治妊娠冲任脉虚胎气不固。《傅青主女科》治行房小产的固气填精汤、大便干结小产的加减四物汤，方中均有熟地配当归，目的皆是养血补精以安胎。

三十六、芍药配甘草

名芍药甘草汤（《伤寒论》），柔肝缓急，治腹痛或手足挛急之症。李东垣治痢疾腹痛，于本方加黄芩，名芍药黄芩汤。均取芍药甘草酸甘化阴，柔肝缓急之功。

三十七、山栀配牡丹皮

清理血热。《本草纲目》说牡丹皮"治血中伏火，除烦热"，又说山栀"治吐血、衄血、血痢、下血、血淋"。丹栀配用入血清理血热。丹栀加《太平惠民和剂局方》逍遥散，即成《内科摘要》的丹栀逍遥散。逍遥散疏肝解郁，健脾养血，丹栀清理血热，合而用于肝郁血虚有热之证。慢性肝病、妇人月经不调，辨证属上者可选用，效果较好。

三十八、蒲黄配五灵脂

名失笑散（《太平惠民和剂局方》），祛瘀止痛，用于妇女月经不调、痛经、产后恶露不行属瘀血内阻者。张锡纯说："蒲黄诚为妙药，失笑散用蒲黄、五灵脂等分生研，每用五钱，水、酒各半，加醋少许，煎数沸连渣服之，能愈产后腹疼于倾刻之间。"

又，根据《卫生宝鉴》运用本方治心气痛不可忍的记载，目前临床上因瘀滞致心绞痛、胃脘痛者，常选用本方。

三十九、三棱配莪术

消坚化痞。如《选奇方》的三棱煎、《黄帝素问宣明论方》的三棱汤治食积、痰结、癥瘕等证，二方中都有三棱配莪术，并为其重要成分以期消坚化痞。三棱破血力强兼有行气作用，多用于血瘀积块之证。麦麸炒可缓其烈性，醋炒能加强止痛祛瘀之功。莪术行气力强，二药常同用。体虚者慎用，或与参、芪、术等补气药同用，肿瘤患者具有瘀血证者，三棱莪术可选用。据报导，全国筛选了中草药 2 000 余种，近 400 个复方，其中有抗癌作用的有 190 种。活血化瘀类药物中的三棱、莪术（当归、赤芍、川芎、益母草、丹参、红花、凌霄花、预知子、积雪草、水蛭、虻虫、穿山甲等）就有抗癌作用。

四十、红花配桃仁

破血通经。如《医垒元戎》的元戎四物汤（即桃红四物汤），活血祛瘀、补血调经，为治疗血瘀之痛经及闭经、外伤头痛、肝脾肿大所常选用。《医林改错》的补阳还五汤，益气活血通络，对于中风后遗症辨证属于气虚血瘀者，有较好的疗效。上述两方都配有桃红，目的自在活血通络。王清任最欣赏桃红配用，他创制的不少活血化瘀方（通窍活血汤、血府逐瘀汤、膈下逐瘀汤、解毒活血汤等）中都不离这一药对。

四十一、延胡索配川楝子

名金铃子散（《太平圣惠方》），疏肝泻热，理气止痛。慢性肝病、胃痛、妇科病常用。川楝子性寒入肝疏肝，为疏肝理气常选药之一；延胡索行"血中气滞，气中血滞"，即能活血行气。二药配用，故能入肝疏肝而泻热，理气活血以止痛。上述病证属气滞血瘀兼郁热者，金铃子散较理想。另，川楝子有毒，不能长期服用或大剂量服用，以免损害肝脏功能（如 ALT、AST 升高）。如需较长时间服药者，常选延胡索配郁金，以代替金铃子散，仍具疏肝泻热、理气止痛功效，而又比较安全。

四十二、乳香配没药

祛瘀止痛，治经络脏腑气血凝滞之证。张锡纯说："乳香，气香窜，味淡，故善透窍以理气。没药，气则淡薄，味则辛而微酸，故善化瘀以理血。共性皆微温，二药并用为宣通脏腑流通经络之要药。故凡心胃胁腹肢体关节诸疼痛皆能治之。又善治女子行经腹疼，产后瘀血作疼，月事不以时下。"张氏的活络效灵丹，以及近年来由它化裁衍生而成的经验方宫外孕方，均属活血祛瘀、消癥止痛之剂，其中乳没配用，目的仍是祛瘀止痛。

但据《中药乳香、没药过敏 1 例报告》一文报导，该例患者口服乳没水煎剂 1 小时后，自觉全身不适，继之全身出现点状红色丘疹，伴发热，夜难眠等，经抗过敏治疗而症状消除，并且过敏症状之轻重与用药剂量成正比。文中指出，乳香、没药的药性、功用、主治及禁忌等均相类似，两药在临床上都相兼合用，但究竟是乳香，还是没药，或是二者共同引起的，临床未作进一步检验。还有待于进一步验证。

四十三、昆布配海藻

软坚散结，治瘿瘤。《外台秘要》收录《肘后方》治颈下卒结囊，渐大欲成瘿之方："昆布、海藻等分。末之，蜜丸如杏核大，含，稍稍咽汁，日四五。"又，《外台秘要》昆布丸，治瘿瘤、胸膈满塞、咽喉项颈渐粗之证，方中也有昆布、海藻配用。此二味除治疗瘿瘤肿大外，治瘰疬、疝气亦可选用。特别是治疗远离海岸线的山区因缺碘而引起的地方性甲状腺肿，效果较好。

四十四、桑叶配黑芝麻

名桑麻丸,益肝肾,清头目,润脏腑,治肝肾不足,眼目昏花之证。如《医级》桑麻丸,其配方、制作、用法如下:嫩桑叶(去蒂,洗净,晒干,为末)500g,黑芝麻(淘净)120g。将脂麻擂碎,熬浓汁,和白蜜500g,炼至滴水成珠,入桑叶末为丸,如梧桐子大。每服9g,空腹时盐汤、临卧时温酒送下。

四十五、桑叶配菊花

清上焦风热。《温病条辨》云:“太阴风温,但咳,身不甚热,微渴者,辛凉轻剂桑菊饮主之。”桑菊饮中配桑菊,意在轻清发散,清疏肺经及在表之风热。

四十六、枸杞配菊花

养肝明目。《小儿药证直诀》地黄丸加杞、菊,即成《医级》的杞菊地黄丸,滋阴补肾,养肝明目,治疗肝肾不足所致视物不清及眼睛涩痛。

杞菊加巴戟、肉苁蓉,即成《审视瑶函》的菊睛丸,养肝肾,祛风热,明眼目,治肝肾两虚之“冷泪”(泪道狭窄、泪道阻塞)。

四十七、人参配熟地

名两仪膏(《新方八阵》),补益气血,治气血双亏。如《正体类要》的八珍汤、《医学发明》的十全大补汤、《太平惠民和剂局方》的人参养营汤等,治气血两虚,或气血虚偏于阳虚有寒者。上述诸方都有人参、熟地同用。

四十八、人参配附片

名参附汤(《妇人大全良方》),益气回阳救逆,用于心阳虚脱之证。参附汤加龙骨、牡蛎即成《世医得效方》的参附龙牡汤(以增参附固脱之功)。

四十九、当归配黄芪

名当归补血汤(《内外伤辨惑论》),补气生血,治劳倦内伤所致的血虚发热。“阳生阴长”,补气以生血,故本方剂量比例为:黄芪:当归=5:1。意在扶阳存阴,气壮血旺,气固血充,阴平阳秘。李东垣说:“血虚发热,证象白虎,惟脉不长实为辨耳,误服白虎汤必死。”由是观之,虚实不可不细辨矣。

五十、黄芪配附片

名芪附汤(《魏氏家藏方》),补气助阳固表,治阳虚自汗。朱丹溪说:“黄芪补元气,肥白而多汗者为宜。”《本经逢原》说黄芪“同桂枝、附子,则治卫虚亡阳汗不止。"芪附配用,功长补气助阳以固表,故能治阳虚之自汗。

五十一、白术配附片

名术附汤(《医宗金鉴》),温脾肾化寒湿,治寒湿相搏肢体酸痛之证。《金匮要略》在治风湿相搏,身体疼烦,小便自利的白术附子汤(术附草姜枣)后有云:"上五味,以水三升,煮取一升,去滓,分温三服。一服觉身痹,半日许再服,三服都尽,其人如冒状,勿怪,即是术附并走皮中,逐水气,未得除故耳。"这是术附同用治上述病证的最好说明。

五十二、干姜配附子

名干姜附子汤(《伤寒论》),原治下后复汗,致阳虚之证。仲景说:"下之后,复发汗,昼日烦躁不得眠,夜而安静,不呕,不渴,无表证,脉沉微,身无大热者,干姜附子汤主之。"此处姜附,收回阳之功,为治亡阳的危笃证而设,属回阳剂。

又,温脾肾、温中焦之附子理中丸(《太平惠民和剂局方》),姜附同用,目的是入脾肾以温阳祛寒。

此外,干姜配附子,又名姜附汤。《中医临床备要》说:"风寒侵犯经络引起的腰痛,痛时腰背拘急,转侧不便,腰间觉冷,得温减轻,脉象沉紧,用姜附汤加肉桂、杜仲。"这里的姜附,作用在于祛寒除湿,温经止痛。

五十三、肉桂配附片

温下焦命门之火。金匮肾气丸、济生肾气丸都用桂枝,《外台秘要》桂附八味丸、《景岳全书》右归丸均用肉桂,何也?桂枝善于通阳,其性走而不守。对于水饮停聚,水湿泛滥,气血凝滞者,用桂枝为宜。肉桂善于纳气,引火归原,其性守而不走。对于命门火衰,虚火上浮,肾不纳气,而见喘急欲脱及下焦虚寒者,以肉桂为佳。故肾虚浊阴内停之痰饮、水肿等,选用有桂枝的肾气丸为妥。肾阳不足,命门火衰,虚羸少气之纯虚无邪证,选用有肉桂的右归丸为当。

五十四、肉桂配茯苓

名桂苓丸(《太平惠民和剂局方》),温中散寒,利水渗湿,治暑天伤于寒凉或饮水过多作泻之证。肉桂辛甘热,茯苓甘淡平,合用温中散寒,利水渗湿。暑天伤寒凉作泻,或冒暑伏热,引饮过多,脾胃受湿,水谷不分,清浊相干,阴阳气逆,升降失常所致呕吐泄泻之症,可选桂苓丸。《黄帝素问宣明论方》中清暑泄热、化气利湿的桂苓甘露散内,亦有肉桂配茯苓。

五十五、人参配黄芪

名参芪膏，更增补气之功，治心、脾、肺气虚，体虚气短自汗之证。如《博爱心鉴》保元汤、《脾胃论》补中益气汤、《济生方》归脾汤等方中参芪同用，目的都在增加补气作用。

五十六、黄芪配白术

名芪术膏，补气健脾。《金匮要略》说："风水，脉浮身重，汗出恶风者，防己黄芪汤主之。"本方中芪术配用即能益气固表健脾，防己祛风利水，故为扶正祛邪之剂。《医学衷中参西录》的醒脾升陷汤（黄芪、白术、桑寄生、川断、萸肉、龙骨、牡蛎、萆薢、甘草）治脾气虚极下陷，小便不禁之证，芪术同用，当有升补脾气之功。

五十七、黄芪配防风

固表止汗，兼能散邪。黄芪固表得防风而不留邪，防风散邪得黄芪而不伤正，相反相成，固表止汗。正如李杲所说："防风能制黄芪，黄芪得防风其功愈大，乃相畏而相使也。"《世医得效方》的玉屏风散，益气以祛邪，用于表虚自汗，易感风邪者。临床配制如下：黄芪 90g，白术 135g，防风 45g，共为粗末。每日 9g，水煎粗末，当茶饮之。以上为一月量。

五十八、枳实配白术

名枳术汤，或枳术丸，健脾消痞，治脾胃虚弱，水湿或饮食停滞所致之腹胀脘痞，消化不良等证。《金匮要略》说："心下坚，大如盘，边如旋盘，水饮所作，枳术汤主之。"洁古根据仲景枳术汤之意，变汤剂为丸剂而成枳术丸。

《医方论》评枳实配白术的枳术丸说："一补脾，一去实，简当有法，勿以其平易而忽之。"

枳术丸配木香、砂仁，名香砂枳术丸，治同枳术丸，但行气散滞之力更强。

五十九、葶苈配大枣

名葶苈大枣泻肺汤（《金匮要略》），泻肺蠲饮，利水消肿，补益脾气，用于治疗肺脓肿未成脓、渗出性胸膜炎等见痰涎壅盛、咳喘胸满等症。

六十、半夏配陈皮

化湿痰，治脾胃不和，湿聚为痰，痰阻胸膈，痞满不舒等证。《太平惠民和剂局方》二陈汤为燥湿化痰之代表方，其中半夏配陈皮为主辅药；《济生方》涤痰汤亦有半夏陈皮同用，目的仍在于燥湿祛痰。

六十一、半夏配贝母

名半贝丸，化痰止咳，治咳嗽痰多。如《景岳全书》的桑白皮汤（半夏、贝母、苏子、杏仁、桑白皮、黄芩、黄连、栀子、生姜），清肺化痰止咳，治疗急性支气管炎见肺热咳喘痰多之证，方中即有半夏、贝母同用。

六十二、半夏配干姜

名半夏干姜散（《金匮要略》），下气降逆，温胃化饮止呕，治胃寒停饮，干呕而吐涎沫之证。仲景说："干呕吐逆，吐涎沫，半夏干姜散主之。"秦伯未说："吐时先觉酸味，清水较多，喜热恶寒，舌苔白腻，吐后口内多涎，仍欲泛吐，属胃寒，用半夏干姜汤（散）"。

六十三、半夏配生姜

名小半夏汤（《金匮要略》），下气降逆，散寒化饮止呕，治胃寒心下有支饮，口不渴，常患呕吐者。仲景说："呕家本渴，渴者为欲解。今反不渴，心下有支饮故也，小半夏汤主之。"小半夏汤加茯苓，即成小半夏加茯苓汤。《中医临证备要》说："素多痰浊，胸闷，头眩，心悸，吐出粘痰，为胃有痰饮。用小半夏汤加茯苓。"

半夏干姜散与小半夏汤功相近似，前者用干姜以专理中，后者用生姜以能发散。

六十四、竹沥配姜汁

涤痰开窍，可用于中风昏迷，痰涎壅盛之证。《备急千金要方》治中风口噤，即以竹沥配姜汁饮之。竹沥清热滑痰，镇惊透络。正如丹溪说："竹沥滑痰，非姜汁不能行经络。"故涤痰开窍，二药配用，相得益彰。

六十五、知母配贝母

名二母散（《医方集解》），清肺化痰止咳，治肺热咳嗽。汪氏说："贝母化痰泻肺火，知母滋肾清肺金，取其苦能泻热，寒能胜热，润能去燥也。"

六十六、石膏配知母

辛寒清气，治气分证汗出而热不解。阳明经证之代表方——白虎汤，方中主药即是石膏配知母。正如《本草正义》所说："热病之在阳明，烦渴大汗，脉洪里热，（知母）佐石膏以扫炎熇。"

六十七、麻黄配石膏

辛凉疏肺泻热,治肺热喘咳。如辛凉重剂之麻杏石甘汤,辛寒辛温同用,石膏量大于麻黄,使其不失辛寒之性。二药合用宣泄郁热,止咳平喘。

六十八、胖大海配蝉蜕

名海蝉散,宣肺开音,治风热咳嗽声哑。张锡纯介绍,外感所袭,声音嘶哑,用蝉蜕 6g,滑石 30g,麦冬 12g,胖大海 5 个,桑叶、薄荷各 6g,水壶泡之代茶饮,有效。

六十九、蝉蜕配石菖蒲

开窍镇静,治耳鸣。神经性耳鸣属肾虚证者,《丹溪心法》五子衍宗丸加蝉蜕、石菖蒲,效果较好。

七十、蝉蜕配薄荷

名蝉蜕散(又名二味消风散《景岳全书》),祛风(热)止痒,治风热感冒声嘶,或皮肤瘙痒。故《医学衷中参西录》凉散风热的清解汤、凉解汤内均配有蝉蜕、薄荷。

七十一、全蝎配蜈蚣

名止痉散,止痉止痛,治一切痉挛抽搐之证,也治偏头痛。张锡纯说:"蝎子……为蜈蚣之伍药,其力相得益彰也。"他的治中风抽掣及破伤后受风抽掣之逐风汤中,起搜风止痉作用的主要是全蝎和蜈蚣。治惊痫方:蜈蚣、全蝎各等份,研细末。每服 1~1.5g,日服 1 次。蜈蚣用于顽固性头部抽掣疼痛、风湿痹痛等证,有良好的通络止痛功效,多与全蝎配伍。

另,全蝎 2 只,蜈蚣 1 条(炙),研末,酒下,治蛇咬伤。

七十二、旋覆花配代赭石

降气止呕。如《伤寒论》旋覆代赭汤,降气化痰,益气和胃。方中以旋覆花配代赭石治胃逆嗳气,为主药。《伤寒贯珠集》说:"旋覆花咸温,行水下气,代赭石味苦质重,能坠痰降气。"今日临床以此二药于复方中配用,用于胃神经官能症、胃和十二指肠溃疡所致的嗳气、呕逆,以及幽门不完全性梗阻、神经性呕吐、耳源性眩晕呕吐等证属痰浊内阻、胃失和降者,均有一定效果。

七十三、枳实配竹茹

清胆和胃止呕。《备急千金要方》的温胆汤清胆和胃，化痰降逆，为治痰证之要方。据此化裁的方剂甚多，如《太平惠民和剂局方》二陈汤，《济生方》导痰汤、涤痰汤，《张氏医通》十味温胆汤，《医宗金鉴》清心涤痰汤等，都为临床所常用。《丹溪心法》说："痰之为物（患），随气升降，无处不到。"因痰所致的病证极其复杂，涉及临床各科。若胆虚痰热上扰，虚烦失眠、口苦、呕涎、胸闷者，当清胆和胃化痰，用温胆汤化裁。陈修园说："温之者，实凉之也。"故温胆者，实为清胆也。清胆和胃，枳实、竹茹必不可少。

七十四、桔梗配甘草

名桔梗汤（《伤寒论》），治少阴咽痛及肺痈。《伤寒论》说："少阴病，二三日，咽痛者，可与甘草汤；不差，与桔梗汤。"《金匮要略》说："咳而胸满，振寒，脉数，咽干不渴，时出浊唾腥臭，久久吐脓如米粥者，为肺痈，桔梗汤主之。"证之临床，桔梗汤治肺痈总嫌药力薄弱，所以多与其他治疗肺痈方药化裁配用。《金匮要略语译》说："桔梗汤是治轻型的肺痈方，重的可用后面附方桔梗白散、苇茎汤等。桔梗白散，《外台秘要》说是引'仲景伤寒论方十八卷'；而苇茎汤，《外台秘要》说仲景方也与《千金》相同，可见原系仲景治肺痈之方。……由此亦可想见仲景原书，原有更多的效方记载在内，现因存书系古代残本的整复本，恐无法得其全璧。"

七十五、常山配草果

燥湿劫痰，截疟。截疟方剂如《济生方》的清脾饮、《丹溪心法》的截疟常山饮、《杨氏家藏方》的截疟七宝饮等均有常山配草果。常山对胃刺激作用大，引起恶心、呕吐。《本草纲目》说："酒蒸、炒熟则气稍缓；少用亦不致吐也。"这是临床经验的实录。

七十六、续断配杜仲

名杜仲丸（《证治准绳》），补肝肾、强筋骨，治肾虚腰腿疼痛，亦治肾虚胎漏。肾虚腰腿疼痛酸软者，杜仲丸加狗脊、熟地、牛膝、制附片、鸡血藤等，以增补肝肾、强筋骨、利关节止痛之功。"治频惯坠胎或三四月即坠者，于两月前，以杜仲240g（糯米煎汤，浸透，炒去丝）、续断60g（酒浸，焙干为末）、山药150～180g为末，作糊丸，梧子大。每服50丸，空心米饮下。"

药理研究证明，杜仲有降血压作用，肝肾两虚型高血压，杜仲、续断常同时选用；有热象者，杜仲常配黄芩、夏枯草。炒杜仲的降血压作用较强（因炒制后，杜仲胶被破坏，有效成分易于煎出），煎剂比酊剂作用要强，这是杜仲临床应用的新发展。

七十七、苍术配厚朴

燥湿行气，治中焦寒湿，脘腹胀满。苍术醒脾燥湿，并能作用于脾土，使之健运；厚朴行气燥湿，以助气机运行，导滞除满。二药配用，燥湿行气，相得益彰。如《太平惠民和剂局方》平胃散、不换金正气散，《普济方》除湿汤，《证治准绳》调气平胃散，《丹溪心法》胃苓汤等温化寒湿之剂，都有苍术、厚朴同用。

七十八、豆豉配葱白

名葱豉汤（《肘后备急方》），通阳发汗，治外感初起，恶寒发热，无汗头痛等。二药药性平和，葱豉同用性味偏辛温而不燥。费伯雄说："（本方）解表通阳，最为妥善，勿以其轻淡而忽之。"长于温病学的雷少逸说："淡豉、葱白，即葱豉汤，乃《肘后》之良方，用代麻黄，通治寒伤于表。表邪得解，即有伏气，亦冀其随解耳。"所以雷氏《时病论》治春温初起、风寒寒疫，以及阴暑秋凉等证的辛温解表法（淡豆豉、葱白、防风、桔梗、杏仁、陈皮），即由葱豉汤充实而成。

七十九、栀子配豆豉

名栀子豉汤（《伤寒论》），清热除烦，治温邪初起，心下郁闷不舒，烦躁懊恼者。本方原是仲景为治汗吐下后，虚烦不眠，反复颠倒，心中懊恼者而设。《王旭高医书六种》说："温邪上受，首先犯肺，肺与胃近，故温邪之证，初起便在阳明，不似伤寒之必始于太阳而后及阳明也。夫温则宜清宜泄，而叶天士《温热论》未出主方，但云'挟风加入薄荷、牛蒡之属，挟湿加入芦根、滑石之流'，试思加入何方之内，当知主治不出此方（即栀子豉汤）矣。"

邪热伤气，本方证兼少气者，加炙甘草，名栀子甘草豉汤；饮邪上逆，兼呕者，加生姜，名栀子生姜豉汤。

八十、丁香配柿蒂

温中降逆，止呃。《济生方》的柿蒂汤、《古今医统大全》的丁香散、《脉因证治》的丁香柿蒂汤等，都有丁香、柿蒂同用，治胃寒呃逆。

八十一、朱砂配芦荟

名更衣丸，泻火通便，安神除烦，治肠胃燥结，大便不通，心烦不寐。本方最早见于明·缪希雍的《先醒斋医学广笔记》和《神农本草经疏》中，但无方名。"更衣丸"方名最早出现于何处，待查。二药只作丸剂，不入煎。芦荟30g（研细），朱砂10g（水飞为末），水和为丸，每次3g，日1次，米汤送服。柯韵伯说："古人入厕必更衣，故以此命名也，朱砂以汞为体，性寒重坠下达，芦荟以液为质，味苦膏润下滋，兼以大寒大苦之性味，能润燥结，从上导下，而胃关开矣。合以为丸，两者相须，得效最宏，奏功甚捷。"《中医方剂学讲义》说："对于肝火偏旺的便秘，及湿热证便秘，不宜于仁类润药者，用此方亦颇适合。"

凡含朱砂制剂均不能长期服用，以防肾功能损害。含朱砂的药物孕妇忌用。

八十二、牵牛子配槟榔

名牛榔丸（《普济方》），逐水通腑，并能驱虫，疗食积便秘和蛔虫、绦虫等多种肠道寄生虫病。《永类钤方》治一切虫积方：牵牛子60g（炒，研为末），槟榔30g，使君子肉50个（微炒），共为末，每服6g，每日1次，砂糖调下，小儿减半。

八十三、火麻仁配苏子

名麻仁（子）苏子粥（《普济本事方》），润肠，降气，通便。麻仁体润能去燥，专利大肠气结便闭；苏子除止咳平喘、下气消痰外，尚有利膈宽肠之功。二药配用润肠降气通便，治老人或妇人产后津枯大便燥结。

故许叔微说："妇人产后有三种疾：郁冒则多汗，汗则大便秘。故难于用药，唯麻子仁、苏子粥最佳，稳当。"《中药大辞典》及《中药学》均有误食一定数量（60～120g）之火麻仁（炒熟者），发生中毒的记载。

八十四、冬葵子配茯苓

名葵子茯苓散（《金匮要略》），通窍利水，治妊娠水肿，小便不利。《金匮要略》说："妊娠有水气，身重，小便不利，洒淅恶寒，起即头眩，葵子茯苓散主之。"冬葵子性滑利，《本草纲目》说："通大便，消水气，滑胎。"但有病则病受，所以并不禁忌。正如《内经》说："妇人重身，毒之何如？岐伯曰：有故无殒，亦无殒也。"

八十五、砂仁配白豆蔻

化湿行气，健运脾胃，治湿阻中焦所致胸脘痞满，呕恶不食等症。《世医得效方》治小儿胃寒吐乳方：白豆蔻仁14个，缩砂仁14个，生甘草6g，炙甘草6g。为末，常掺入小儿口中（每次用量少许）。

八十六、赤石脂配禹余粮

名赤石脂禹余粮汤（《伤寒论》），涩肠固脱，治泻利日久，滑泄不禁。《伤寒论》说："伤寒服汤药，下利不止，心下痞硬，服泻心汤已，复以他药下之，利不止，医以理中与之，利益甚。理中者，理中焦，此利在下焦，赤石脂禹余粮汤主之；复不止者，当利其小便。"《伤寒贯珠集》解释说："汤药，亦下药也。下后下利痞硬，泻心汤是已。而复以他药下之。以虚益虚，邪气虽去，下焦不约，利无止期，故不宜参、术、姜、草之安中，而宜赤脂、禹粮之固下也。乃服之，而利犹不止，则是下焦分注之所，清浊不别故也，故当利其小便。"伤寒误下致下利有不同情况，本条举例说明几种下利的不同证治，如有泻心汤证、理中汤证、赤石脂禹余粮汤证、五苓散证等，当细心辨识。

八十七、白矾配郁金

名白金丸（《普济本事方》），开窍祛痰，治癫狂痫因忧郁而得，痰涎阻塞包络心窍者。《医方集解》说："白矾酸咸，能软顽痰；郁金苦辛，能去恶血。痰血去则心窍开，而疾已矣。"其配方及用法如下：白矾90g，郁金210g，共为末，糊丸梧桐子大。每服1.5g，每日2次，开水吞服，或用布包入煎。

此外，白金丸亦可用于治疗胆石症及慢性胆囊炎。

八十八、磁石配朱砂

名磁朱丸（《备急千金要方》），镇惊，安神，明目，治心神不安，心悸失眠，癫痫及白内障。磁朱二药性寒，又属金石之品，为减少对胃肠的刺激，故磁朱丸中增一味消导药神曲，以助胃气。磁石60g，朱砂30g，神曲120g，研末，炼蜜为丸。每日4g，清晨空腹时用开水吞服。

一般丸剂用朱砂穿衣，目的在于防腐，剂量极轻，含有朱砂为重要成分的药丸，内服时不宜过量，也不宜持续日久，以免汞中毒（有消化道毒性和肾毒性）。至于朱砂只能研细水飞，忌用火煅，见火则析出水银，有剧毒，这是一般的化学知识，不可不知。

八十九、鳖甲配牡蛎

软坚散结，消胁下痞块。二药味咸，软坚散结，可用于癥瘕积聚、肝脾肿大的病证。《用药心得十讲》指出，治肝脾肿大，腹中肿块，常用生牡蛎配合鳖甲、红花、桃仁、三棱、莪术、郁金、柴胡、神曲、山楂核、白术等同用，或作丸剂久用。由鳖甲和牡蛎组成的上方，软坚散结，软缩肝脾，渐奏消腹中肿块之功。

九十、鳖甲配青蒿

滋阴退热，治骨蒸潮热，亦治原因不明的低热而见阴虚舌脉者，或温病后期阴分已伤，温热邪留阴分，症见夜热早凉，热退无汗，舌红少苔，脉细数者。常与生地、知母、牡丹皮同用，即成《温病条辨》的青蒿鳖甲汤。吴鞠通说："青蒿鳖甲汤以青蒿领邪，青蒿较柴胡力软，且芳香逐秽，开络之功，则较柴胡有独胜。……鳖甲护阴，鳖甲乃蠕动之物，且能入阴络搜邪。"尽管青蒿不能直入阴分，确有鳖甲领之入也；鳖甲不能独出阳分，确有青蒿领之出也。二药相配，相得益彰，养阴透热。

九十一、牡蛎配玄参

软坚化痰，清热散结，治瘰疬。《岳美中论医集》中介绍牡蛎配玄参治瘰疬，经验方：用牡蛎 120g（须用木炭灰炒通赤，湿地上放经宿，方用），玄参 90g，为末，糊丸，如梧桐子大，酒服 30～50 丸，食后服，药尽，有除根者。

牡蛎配玄参，再加贝母（更增化痰散结之功），即成《医学心悟》的消瘰丸。

九十二、龙骨配牡蛎

镇肝潜阳，治肝阳上亢，头昏头痛，头胀目眩，血压偏高。《医学衷中参西录》说："愚于忽然中风肢体不遂之证，其脉甚弦硬者，知系肝火肝风内动，恒用龙骨同牡蛎加于所服药中以敛戢之，至脉象柔和其病自愈。"所以张氏在镇肝息风、育阴潜阳的镇肝熄风汤、建瓴汤内皆重用龙牡。岳美中教授说："龙骨牡蛎，能摄纳飞越之阳气，能戢敛簸摇之阴气，较赭石、铁落等镇坠之品为优。"

陈修园批评他同时代的医家说：只知龙牡其性涩以收脱，不知二药为治痰之神品。龙牡能引逆上之火、泛滥之水下归其宅，以杜绝水化为痰，痰随火升，故为治痰之神品。

另外，《医宗三法》介绍龙牡配用外治阴囊汗痒方：龙骨、牡蛎粉扑之，有效。

九十三、桑螵蛸配龙骨

补肾固精，治遗精、遗尿。《本草经集注》指出，桑螵蛸"得龙骨治泄精"。临床常用的桑螵蛸散（《本草衍义》），即由桑螵蛸配龙骨，再加党参、远志、石菖蒲、茯神、当归、龟甲而成。调补心肾，固精止遗。方中起补肾固精作用的主要是桑螵蛸配龙骨。

治产后遗尿或尿频数方：桑螵蛸（炙）15g，龙骨 30g，为末，每米饮服 6g。

九十四、肉豆蔻配补骨脂

名二神丸（《普济本事方》），温脾补肾，治久泻。本方合五味子散（《普济本事方》，五味子、吴茱萸），即是《内科摘要》的四神丸，功用同二神丸，常用于慢性结肠炎、慢性肠炎、肠结核等见脾肾虚寒的久泻或五更泻者。

九十五、滑石配甘草

名六一散（又名天水散，《伤寒标本心法类萃》），方中滑石：甘草 = 6：1，清暑利湿，治感受暑湿，身热、心烦、口渴、小便不利，或吐泻；亦治湿热下注膀胱，小便赤涩。《中医方剂学讲义》说："六一散为治暑常用方，盖暑病每挟湿，故当清热利小便，使内蕴之暑湿，从下而泄，则热可退，渴可解，利可止。暑病若不兼湿者，则不宜用，以免渗利而耗伤津液。"

本方加薄荷，名鸡苏散；加青黛，名碧玉散；加朱砂，名益元散，功效同六一散。且鸡苏散兼有清散风热作用，碧玉散兼有清泄肝火作用，益元散兼有镇心安神作用。

六一散加生侧柏叶、生车前草、生藕节，名三生益元散，治血淋。

九十六、犀角（水牛角代之）配生地

凉血止血，清热解毒，治温病血热吐衄。温病温热邪入血分，"入血就恐耗血动血，直须凉血散血"，犀角地黄汤主之。孙氏《备急千金要方》的犀角地黄汤为清热解毒、凉血散瘀之剂。犀角配生地为本方之主药，正如柯韵伯说："心为营血之主，心火旺则血不宁，故用生犀、生地酸咸甘寒之味以清君火。"

九十七、犀角（水牛角代之）配玄参

凉血化斑，治阳毒斑疹紫黑者。《温热经纬》介绍叶天士的神犀丹治温热暑疫，痉厥昏狂，谵语发斑，功在清热开窍，凉血解毒。方中即有犀角配玄参，意在凉血化斑。

九十八、犀角（水牛角代之）配茵陈

清心解毒退黄，治急黄神昏谵语，溢血者。如《证治准绳》犀角散（犀角、茵陈、生地、瓜蒌根、胆草、寒水石、升麻、甘草），清营凉血，利湿退黄，治暴发性传染性肝炎。方中犀角、茵陈相配，即能清心解毒退黄。

岳美中指出，中医的方剂是几千年积累起来的学术和经验，发源于远古民间，集成于后汉张仲景，开拓于唐代《千金》《外台》，发展于金元四大家，而明清诸名家更比较入细，所以方剂学在中医学术中占很重要的位置。而两味药物配伍在方剂学中是有理论、有法度的。只要细心搜集，认真探索，温故而知新，则熟能生巧，初学者可逐渐了解、熟悉和掌握前人的两味药物配伍规律。在中医基础理论指导下，临证组方时，自能权衡在手，进退从心，左右逢源，不致于用药杂乱无章，茫无规矩准绳。

（郑邦本）

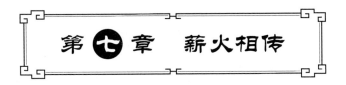

第七章 薪火相传

　　中医学术，薪火相传，夔门郑氏，代有传人。自郑仲宾创立夔门郑氏温病流派，郑惠伯完善并发展了郑氏温病学说，郑邦本、郑家本等全面继承并拓展了郑氏温病学说的应用范围，夔门郑氏第四代传人也逐渐成长起来。其中，郑邦本先生为第四、五、六批全国老中医药专家学术经验继承工作指导老师，有学术继承人 6 名，同时也是全国名老中医药专家郑邦本传承工作室指导老师。该传承工作室共有成员 12 名，他们都热爱中医，立志传承和弘扬中医国粹，坚持"读经典、拜名师、勤临床"，已经成为当地年轻一代中医的生力军。

浅谈肾气丸源流

学习中医，读经典是基础。郑老告诉我们，读经典不仅要熟读《内经》《伤寒论》等著作，后世医家的学术思想也要广泛学习研究，要做到"广博专精，并行不悖"。笔者在郑老的指导下学习中医经典著作，以"肾气丸"为例，将点滴感悟记录于此。

肾气丸，出自仲景《金匮要略》，又名八味肾气丸，后世医家亦有称之为桂附八味丸、桂附地黄丸、金匮肾气丸等名者。亦有称之为崔氏八味丸者，如清·吴仪洛《成方切用》（卷二）、清·张璐《张氏医通》（卷十六）等，但称之为"崔氏八味丸"不准确，此方非崔氏所创。

据笔者初步推断，崔氏应为南北朝时期人。《北史》中记载有清河武城（今山东武城）崔氏，数代精医；又有博陵安平（今河北保定）崔季舒，当时为国手。唐·王焘《外台秘要》中收录了很多崔氏的医学经验。但崔氏之具体是何人，笔者尚未做进一步考证。

《金匮要略·中风历节病脉证并治第五》附方中，有崔氏八味丸（组方同肾气丸），以至于有人误以为此方为崔氏所创，仲景博采众方而收录之。但崔氏之时代晚于仲景，且《金匮要略》之附方，乃是林亿等人校订此书时，"采散在诸家之方，附于逐篇之末，以广其法"而来。因仲景之书脱落甚多，故林亿等人在校订《金匮要略》时，除了根据王洙在馆阁蠹简中发现的《金匮玉函要略方》底本外，同时还参考了《备急千金要方》《外台秘要》等很多著作，并把参考文献中关于仲景学术思想的内容，以附录的形式放在每篇之后。所以，书中崔氏八味丸并非是崔氏所创，而是收录了崔氏关于仲景肾气丸的文献记录或应用经验。此外，如《金匮要略》附方中，《千金翼》炙甘草汤、《外台》防己黄芪汤、《千金翼》小承气汤等皆如此。

关于肾气丸的组成、剂量及用法，《金匮要略》中为：干地黄八两，薯蓣四两，山茱萸四两，泽泻三两，茯苓三两，牡丹皮三两，桂枝一两，附子（炮）一两。上八味，末之，炼蜜和丸梧子大，酒下十五丸，加至二十五丸，日再服。但在《备急千金要方》卷十九中，八味肾气丸为：干地黄八两，山茱萸四两，薯蓣四两，泽泻三两，牡丹皮三两，茯苓三两，桂心二两，附子二两；《千金翼方》卷十五中，张仲景肾气八味丸为：干地黄八两，泽泻二两，桂心二两，薯蓣四两，山茱萸四两，牡丹皮三两，茯苓三两，附子（炮，去皮）二两。药物组成与《金匮要略》同，但剂量有所不同。此外，《备急千金要方》中，以肾气丸命名者，至少还有其他四种不同的组成。《外台秘要》卷十一八味肾气丸：干地黄八两，薯蓣四两，茯苓三两，山茱萸五两，泽泻四两，牡丹皮三两，附子三两，桂心三两。药物剂量与前又有所不同。后世医家在运用此方时，或将其生地易为熟地，或将桂枝改成肉桂，在药物组成和剂量上都发生了一些变化。

郑老习惯将此方称作"八味肾气丸"，在处方时，一般组成和剂量为：生地15g，山药15g，山茱萸15g，牡丹皮10g，茯苓10g，泽泻10g，附子10g（先煎），肉桂5g。若阳虚畏寒明显者，以熟地易生地，附子可用至15～20g，1剂通常为1～2日剂量。郑老常用此方来治疗阳虚畏寒、水肿、小便不利、消渴等病症。

（牟方政）

郑老的养生之道

学习中医，拜名师是捷径。笔者有幸跟随郑老学习，相识以来，已近七年。郑老如今已年愈八旬，然行动敏捷，思维活跃，精力充沛，声音洪亮，每周仍坚持出三个半天的门诊。诊室外门庭若市，每次门诊常要连续工作五小时以上。此外，郑老还常指导教学查房、给弟子们授课，并潜心于学术研究等，这与郑老健康的体魄是分不开的。郑老健康的体魄，除了其良好的先天禀赋外，也多得益于他的养生方式。在此从以下几点加以介绍。

一、良好的生活习惯

郑老的生活极其规律且能自律。数十年来，他一直严格执行食饮有节、起居有常的生活方式。因其体质偏于阴虚，故郑老饮食多以清淡为主，所吃食谱中，以蔬菜水果较多，有时食少量肉食，但温补之牛肉、羊肉等不食。其于烟酒，更是从不沾染。每日早起早睡，定时作息，保证夜间睡眠充足，故白天精神健旺。

二、坚持锻炼

郑老年轻时热爱体育活动，老年后仍坚持每天一小时以上的步行锻炼。故虽年岁已高，仍能保持血脉通畅，步伐矫健。"流水不腐，户枢不蠹"，生命在于运动也。

三、心态平和

郑老有良好的传统文化功底，深得古人修身养性之法，颇有君子之风。一生正直不阿，老年更是淡泊名利、无欲无求，一心只在钻研学术、治病救人。生活上无忧无虑，无嗔无怒，慈悲心肠，笑容满面。孔子曰："仁者寿"，在于是也。

四、与时俱进

郑老爱好读书，书房中书籍盈室，如今虽已年老，仍坚持每天不断学习。

除学习专业知识外，郑老也十分关心国家大事，每天收看中央四套的"海峡两岸"节目为必修功课，谈论国际时事，如数家珍。郑老熟悉电脑操作，上网查阅资料、编辑 Word 文档、制作 PPT 课件等，皆得心应手。郑老有一颗年轻人的心态，故身体也保持着青春的活力。

五、劳而不累

郑老虽年愈八旬，仍坚持工作，除门诊之外，还负责指导教学查房、给弟子们授课，并潜心于其学术经验的整理和传承，工作量不可谓不大。但郑老从来"不妄作劳"，若感身体疲倦不适，则不再勉强工作，必休养待精力恢复后，再继续工作。

六、闲情逸致

郑老喜爱诗词，时常吟诵，自己也多有创作，又喜爱书法，闲暇时常以自娱。诗词书画，陶冶性情，也是郑老高寿的原因之一。

七、服食养生

郑老有着很高的医学造诣，自然也精通中医养生之道。他长年坚持服用黄精、枸杞等药食，益精补肾，是以肾气充足，年寿虽高而动作不衰。

（余宗洋）

百咳方之临证体会

学习中医，勤临床是根本。笔者跟随郑老学习，并将其证治经验在临床上反复运用实践，而渐有所体悟，以至于得心应手。其间之历程，非记诵一方一证如此简单而已，《内经》所谓"诵""解""别""明""彰"诠释得恰到好处。在此以百咳方的临证体会为例，汇报如下，供同道参考。

一、诵

初跟郑老学习，见其用百咳方治疗干咳（可参看本书第二章"证治心悟"中"百咳方治疗咳嗽变异性哮喘"），继而模仿之，见有干咳患者，也依样画葫芦处方，但服药后或效或不效，且不效者多，有效者少。

二、解

随着进一步跟郑老学习，渐渐明白，百咳方主治之咳嗽，辨证应属于阴虚肺燥，且以久咳、干咳者为宜。若兼见外感，常合入玉屏风；对刺激性气味过敏者,合入过敏煎;咳嗽剧烈者,加芍药甘草汤及虫类药,再甚者加罂粟壳。掌握了这些诀窍之后,临床治疗效果明显提高。

三、别

在明白治疗顽固性干咳,百咳方是基础,芍药甘草汤及虫类药是提高疗效的关键,罂粟壳是强大的后备保障后,运用起来渐得心应手。但临床仍会遇到一些问题,如对于外感初期之干咳可否用此方,肺阴虚又兼痰热者可否用此方,以及一些舌苔厚腻的患者可否用此方,等等,仍存疑惑。

四、明

在临床中逐渐总结发现,百咳方证之患者,虽以舌偏红少津、脉细数多见,然也有舌胖大苔腻者,是脾虚夹痰湿也,湿困于脾则津液不能上承于肺,则肺燥,故感邪则易发为干咳。所以,百咳方证的患者中,有一部分体质有脾湿而肺燥,又兼感外邪,是以发病。明白于此,其舌脉症药,皆了熟于心。

五、彰

鉴于脾湿肺燥体质者,可出现百咳方证,故对于一些久咳不愈,或愈后容易复发者,若见上述之舌脉,则在郑老使用百咳方经验的基础上,加入四君子汤或六君子汤,健脾燥湿、补土生金,往往可进一步提高疗效。若其人脾湿,素有便溏,用百咳方恐致腹泻,常在处方中加入苍术一味,健脾燥湿,可防止服药后腹泻。

（龚　雪）

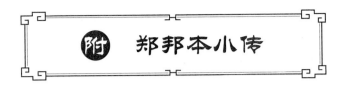

郑邦本小传

郑邦本，男，汉族，重庆奉节人。1939年生，重庆三峡中心医院主任中医师，重庆市名中医，第四、五、六批全国老中医药专家学术经验继承工作指导老师，全国名老中医药专家郑邦本传承工作室指导老师，成都中医药大学博士研究生导师（师承制），享受国务院政府特殊津贴，重庆市第六批市级非物质文化遗产代表性项目"郑氏温病诊疗法"代表性传承人。

立志为医

郑邦本先生1939年1月出生于重庆市奉节县的一个中医世家，祖父郑仲宾、伯父郑惠伯为著名中医师，父亲郑敏侯为著名中药师。20世纪30年代，郑氏家族就开办"泰和祥"国药店，诊务繁忙，声誉卓著。郑仲宾、郑惠伯父子常常参加"济贫药局"义诊，并在瘟疫流行之际施药救人，时任知县的侯昌镇赠"儒医"大匾，以资表彰。郑氏一脉自仲宾以降，百余年来世居夔州，以医为业，代代相传，人才辈出，郑氏医家救死扶伤之仁心仁术在夔州可谓家喻户晓。

郑邦本先生1951年9月—1957年6月就读于奉节中学。高中毕业当年由于感染肺结核，被迫放弃高考升学，转而走上了自学中医、继承家传医学之路。1957—1961年，邦本先生在当地一所民办中学一边任教，一边师从伯父郑惠伯先生有计划地自学古汉语和中医经典著作。郑惠伯先生是中医大家，也是古汉语专家，于医文两道均有极高造诣。邦本先生从《医学三字经》《药性赋》《汤头歌诀》《濒湖脉学》起步，进而学习《内经》《伤寒论》《金匮要略》等中医经典著作。惠伯先生擅长治疗温病，有意识地引导邦本先生研读叶天士《外感温热论》、吴鞠通《温病条辨》、王孟英《温热经纬》、薛生白《湿热条辨》、余师愚《疫疹一得》、吴又可《瘟疫论》等温病重要论著，这些广博专精的学习，既提高了阅读古典医著的能力，也为邦本先生继承家族学术，长于温病的研究与治疗打下了坚实的基础。邦本先生同时以王力编著的《古代汉语》和《汉语史稿》为基础教材，深入阅读《说文解字》《古汉语纲要》《训诂方法论》《校勘学史略》《古汉语虚词》和《现代汉语词典》等几十种语言学书籍，积累了深厚的小学研究功底。惠伯先生还让他大量背诵《古文观止》、唐宋诗词以增强古典文化的感性认识和传统文化修养，做到以文滋医，文医相济。

经过长达 4 年的中医学理论准备，1961 年 10 月，邦本先生辞教从医，正式调入奉节县城关联合诊所，师从川东名医冉玉璋、周蕴石两位老先生学习 3 年，白天跟师临证抄方，晚间读书学习，每周有一次集中授课，所用教材为南京中医学院《中医学概论》和全国中医学院统编二版教材。师生朝夕临诊，口传心授，前辈名医的独特经验和诊疗技巧在耳濡目染中得以快速传承，这种传统师承制再辅以现代知识体系，动手机会多，教学效果好，成长很快。1964 年 9 月—1965 年 8 月，邦本先生在重庆中医进修学校系统学习了《内经》《伤寒论》《温病学》，以及中医内妇儿科学、针灸及解剖学。在进修班，邦本先生担任学习委员，并受到著名中医专家胡光慈校长的特别关注和鼓励，他的第一篇学术文章《学习方剂学的心得》就是在读书期间发表的（见《健康报》1964 年 11 月 4 日第四版）。邦本先生以优异的学习成绩结业，即于 1965 年 8 月正式行医，很快成为县城中名望与日俱增的青年中医。1974 年 12 月，因业务能力突出，奉调四川省万县中医药学校（重庆三峡医药高等专科学校前身）担任中医临床和教学工作。1991 年，郑惠伯先生入选首批全国老中医药专家学术经验继承工作指导老师，邦本先生被遴选为其学术经验继承人，并出色地完成了继承工作任务，由人事部、卫生部、国家中医药管理局颁发《出师证书》，并于 1992 年调万县地区人民医院任副院长，工作重点转向中医临床科研和医院管理，1998 年后专职从事中医临床和带教工作。

一边读书学习一边临床实践，在实践中学习，在学习中实践，读书与临床是邦本先生自 1965 年从医 50 余年来的基本工作和生活模式，其中只有脱产学习的 1 年例外，这就是 1981 年 2 月—1982 年 1 月，他参加湖南郴州地区卫生学校举办的全国中等卫生学校中医经典著作医古文师资班学习，并担任班长。当时郴州卫校为卫生部重点联系学校，课程有内经、伤寒论、金匮要略、温病学、医古文和古代汉语，其中，古代汉语由郴州师范高等专科学校一位谷姓教授担任主讲。通过 1 年的系统学习，邦本先生在古汉语知识和四大经典医理文理的专门研究方面取得了巨大进步，先后发表《〈内经〉同源字举隅》《内经伏气学说对伏气学派的影响》《内经选读中的文理问题》等学术文章 10 余篇，都是《内经》学习的重要心得。读书和临床是邦本先生一天的主要生活内容，也是一生的生活方式，青年时期在奉节初踏中医路求索苦读如此，在四川省万县中医药学校任教治学 18 年也是如此，他带领学生到农村乡镇卫生院开门办学，巡回医疗，参与创建四川省万县中医药学校门诊部，带头坚持出门诊，从未离开过临床。在医院工作期间仍然如此，在繁忙的公务之中做到每周不少于 3 个半天门诊。邦本先生对临床医案非常重视，每次临床下班都要带回当天处方的复印件，养成了审阅当天处方的习惯，对疑难重症患者还亲自或者安排学生电话随访。他将近10余年的门诊处方都妥善保存着，装了满满几大箱。

邦本先生学术思想活跃，不受学派门户局限，不墨守成规，主张博采各家学说之精华，古今中外皆为我所用，继承创新，与时俱进。其学术思想主要有：辨病为纲，辨证为目；不泥寒温门户，贵在知常达变；专方研究，与以方系病并行不悖；辨治疑难病，细审痰瘀虚；未雨绸缪，崇尚治未病等。

作为夔门郑氏温病流派第三代代表性传人，邦本先生全面继承了郑仲宾、郑惠伯的温病学术思想和临床经验，在夔门郑氏温病流派的形成和发展中做出了重要贡献。他对夔门郑氏三代治疗温病的临床经验和学术思想进行了系统总结，将辨证、诊断、治法、方药、运用等方面的特点逐一凝练，成功申报了重庆市第六批市级非物质文化遗产代表性项目。更加凸显"夔门郑氏温病流派"极高的学术价值和社会价值。

"夔门郑氏温病流派"于20世纪初由郑仲宾奠基，20世纪30—60年代，经郑惠伯完善并逐渐形成了系统而实用的有夔门郑氏特色的温病流派。郑氏医家在继承前人按卫气营血辨证和三焦辨证治疗温病的基础上，发展了传统温病学术思想，将繁杂的温病分为"温热"和"湿热"两大类型；强调"以防传变""重剂防变""先安未受邪之地""急下存阴""固护正气"等原则，临床上除广泛用于治疗急性病、传染病外，还扩展了运用范围，对内科重症、妇科出血、儿科发热等，都形成了较完整的诊治方案，取得了满意的临床疗效。

邦本先生在前人治则的基础上进一步拓展：对于温病危重急症，由于发病急，病势重，变化速，病情复杂，邦本先生辨治时总是抓住主要矛盾，再根据病情变化特点制定治疗法则，进而选方用药，始终做到胸有成竹、思路清晰、有条不紊。温病后期因温热之邪伤阴劫液，最易出现阴虚病机，然而有的患者此时病邪未尽，常伴见阴虚阳亢、虚实夹杂的证候，所以当以滋阴潜阳、标本兼施为治。他强调辨温热、湿热，尤其重舌诊，舌红苔厚腻者，当属湿热。

邦本先生传承并创新肺炎合剂、加味四妙勇安汤、达原柴胡饮、柴芩汤、水牛角地黄白虎汤等中药方剂。在温病急重症、心脑血管疾病、妇科病、肿瘤等方面积累了丰富的治疗经验，尤擅长治疗疑难杂病，善用虫类药治疗顽疾。如治疗肿瘤，他的经验是扶正培本贯穿始终，攻邪消瘤适时跟进，突出症状随证治之。其制方遣药总以药性平和，顾护脾胃为要。邦本先生的治病方法贯穿了整体观念、辨证论治、三因制宜，体现了中医特色，是针对患者病情、富有个性化的治疗，在临床上有显著疗效。

邦本先生是四川省万县中医药学校的创建者之一，先后任该校中医内科专业教师、教研室主任、教务处主任和教学副校长，潜心发展中医药教育事业

18 年。长期担任内经、温病学、中医学基础、内科学和方剂学等课程的教学工作，所需讲义大都经手编撰。主要著作有《中医学基础》（主编）、《感冒病临床治疗学》（副主编）、《痹病论治学》（合著）、《中医男科临床治疗学》（合著）、《中华临床药膳食疗学》（合著）、《中医精华浅说》（合著）、《历代中医学术论语通解》（合著）等 10 余部，审定教材和专著有《古典医著选》《医中百误歌浅说》等 3 部。为名老中医郑惠伯主任医师总结临床经验 10 万余字，公开发表论文 50 余篇，公开出版和发表的著述计有 100 万余字。

邦本先生先后获得四川省卫生厅卫生工作先进工作者、四川省人民政府优秀教师等荣誉称号，1993 年享受国务院政府特殊津贴。先后担任四川省中医药学会仲景学说专业委员会委员、重庆市中医药学会常务理事、顾问委员会副主任委员、重庆市医学会医疗事故技术鉴定专家库专家和《重庆中医药杂志》编委、万州区中医药学会顾问、万州区科技顾问团顾问等社会职务。

授业传道

邦本先生毕生服务于中医教育和医疗事业，以教书传道授业和临床治病救人为己任，从 20 世纪 70 年代便开始了教书育人生涯，积累了丰富的办学治校经验。在原四川省万县中医药学校执教期间，他亲自担任班主任，带领学生到农村乡镇卫生院开门办学，巡回医疗，培养了众多的大中专学生，所带教的进修生、实习生不计其数。他担任教务处主任和教学副校长多年，十分重视理论教学与临床实践的结合，教学管理严肃认真，作风严谨，一丝不苟，师生们既敬畏他，又由衷地钦佩他。20 世纪 80 年代，该校教学质量在四川全省 7 所同类学校中位居前列，毕业生多次获全省统考第一名，为四川省和三峡地区基层医疗单位培养了大批临床实用型人才。

尽管学生广布，执弟子之礼者众，但邦本先生均未正式以师承方式收徒为入室弟子，只有家族之中七弟郑祥本、侄女郑丽随其习医多年。至 2000 年，邦本先生从重庆三峡中心医院副院长岗位上卸职，方始担任第四、五、六批全国老中医药专家学术经验继承工作指导老师，受弟子行拜师之礼，正式招收入室弟子，悉心传授毕生所学，致力于高级中医药人才的培养。邦本先生培养的学术继承人张文涛、王顺德、胡波、徐冬、牟方政、胡江华等均成为优秀的中医药后继人才。其中，张文涛、胡波获得博士学位，晋升副主任中医师；王顺德、胡江华晋升为主任中医师。王顺德入选中华中医药学会男科分会常委，中国性学会基层泌尿男科分会副主委，重庆市中西医结合学会男科专委会常务副主委，获中国男科 2018 年度人物奖。胡江华被评为重庆市优秀青年中医，担任国家中医肾病重点专科学术带头人，万州区中西医结合肾病临床研究所所长，中华中医药学会肾病分会委员，重庆市中医药学会肾病专委会副主委，重庆市科协代表，入选万州区学术技术带头人、"平湖英才""最美医生"。牟方政被评为重庆市优秀青年中医，担起了重庆三峡中心医院中医科主任的担子，当选中华中医药学会综合医院中医药工作委员会青年委员，万州区中医药学会副秘书长，万州区中医药学会治未病专委会副主委。

2016 年，国家中医药管理局批准设立"全国名老中医药专家郑邦本传承工作室"。传承工作室成员有牟华明、牟方政、余宗洋、魏大荣、龚雪、杨昆、郑波、秦超、熊燕、漆辉莲、李柏群、张绍林等 12 人，他们均为重庆三峡中心医院、重庆三峡医药高等专科学校的中青年博士或硕士，是学有所成的临床、科研、教学一线的中坚力量。国家中医药管理局拨工作经费 50 万元，重庆三峡中心医院配套 50 万元，共计 100 万元，以 3 年为期，专以培养中医后学，传承邦本先生中医学术思想和学术经验。

以文铸身

邦本先生成长在"百里三峡，千年诗城，万年夔门"的文化名城奉节，受家庭以儒知医诗书传统的熏陶，他对古典文化的喜爱铸就了其儒雅谦仁的文人气质和医家风范。他自幼酷爱读书，于文史哲一途涉猎广泛，尤其对古汉语钻研甚深，20 世纪 50—80 年代，在长达 30 余年的时间里，系统学习古代汉语知识，积淀了深厚的文字学、音韵学、训诂学功底。

他热爱读书学习，始终手不释卷，笔不停耕，已经把读书写作当成一种常态化生活方式。他的生活态度乐观热情，对新事物始终充满兴趣。年轻时喜欢摄影，且小有名气。曾经和著名摄影家侯波有书信往来，《人民日报》著名记者吕相友专门寄了一套摄影教材供他学习，因为书籍上有人民日报图书馆印章，邦本先生阅后又完璧奉还。1960 年秋天，他受奉节县委宣传部委派协同《人民画报》著名摄影记者何世尧拍摄三峡风光。中年时，他自学英语，完成了厚厚的六卷本《许国璋英语》的学习。60 岁之后还自学电脑，能够自己打字、编辑文档、使用打印机、传真机、扫描仪，先后更换了 3 台电脑。由喜读书而喜购书，邦本先生有一间宽敞的专用书房，四壁有顶天立地的八个大书柜，全都装满了他最为珍视的毕生所读之书。他的藏书以医书为主，计 5 000 余种，20 世纪 90 年代，因搬家之故，将珍藏的 300 余本中医药杂志全部捐赠给四川省万县中医药学校图书馆。

邦本先生青年时期就跟随伯父郑惠伯先生打下了扎实的古典文化根基，尤其酷爱古体诗词，是奉节县文化艺术界活跃的青年诗人。23 岁时写作的《重九登高》："重九登高节，友约白帝行。拂碑探往事，促膝话知音。凭栏山色远，依斗暮光倾。游情还未已，归途听歌声。"是游览夔门白帝城归来所作，明白晓畅，自然清新，毫无修饰雕琢，颇得陶渊明、王摩诘诗风。诸友携行，心怀旷达，远眺山光水色，幽思达于古人，尽兴踏歌而归，大有孔夫子"浴乎沂，风乎舞雩，咏而归"之感，半个世纪之后读来仍如在目前，令人神往。郑氏家族有一传统，每逢亲人聚会，开席之前诸兄弟往往会作诗唱和。邦本先生至今每遇情动于中，有感而发，就会凝于笔端，时时有佳构自然天成。

邦本先生自幼受其伯父擅长书法之影响，初习颜真卿楷书，后学魏碑，长于行书，笔法清秀，墨色飘逸。晚年更以习字练书为健体健脑之法，每日必书。

德高为范

中医学发展到今天，受到西医及相关自然科学的影响。但是，中医理论、整体思维和辨证论治是中医的特色，绝对不能丢。邦本先生认为，中医特色是中医的优势，是中医无穷生命力的源泉，是中医精髓所在，必须紧紧抓住特色，发挥中医特色优势，才能传承中医药国粹。中医的地位不是保护出来的，而是靠中医的疗效证明的，2000多年来，中医能够为中华民族的繁衍昌盛做出贡献，在今天仍然具有旺盛的生命力和巨大的社会价值，任何中医人都不可妄自菲薄。

邦本先生始终热爱中医事业，践行中医理论，突出中医特色，传承中医药国粹，弘扬中华文化。秉持自信、自强、自豪的意志，立足不自卑、不自是、不自满的操守，在实践中继承，在继承中创新，坚信中医学术毫不动摇的初心，坚持中医学术艰辛刻苦的求索，坚守为中医事业献身的精神。他致力于衷中参西，辨病辨证，以中医理论和纯中药配方治疗疑难病症，即便面对危重急症也能胆大心细地运用中医方药治疗，多次将患者从死亡的边沿抢救回来。

行医50多年，邦本先生解危济厄、妙手回春的病例甚多，以令人信服的疗效树立了中医的权威和信誉。如2011年，开县人曾女士因患真菌败血症，高烧（41℃）40多天不退，病情十分凶险，在重庆三峡中心医院重症监护室抢救，已下病危通知。医院紧急请邦本先生参加会诊，邦本先生辨证为"温病气血两燔、热毒炽盛证"，大胆采用祖传温病治疗经验，拟清热解毒、凉血开窍之法，选用犀角地黄汤（以水牛角代犀角）、白虎汤、五味消毒饮等组方，用药仅1周，患者便转危为安，后又追加服用中药，20余天后患者康复出院。该病例被邦本先生的博士研究生张文涛整理发表，在中医学界产生较大影响，被誉为夔门郑氏温病流派的经典病例。

"上门诊的5个多小时，我是全神贯注、全力以赴、全心全意，为患者解除病痛是我的职责和使命，虽辛苦但很快乐！"尽管已80高龄，但邦本先生凡出门诊，必是 6:50 出门，7:30 准时开诊，时间观念极强，尽管已经限号，但总是一再被突破，往往下班时间过了很久，他还在为加号患者和颜悦色地悉心诊查，毫无厌烦之意。特别是对慕名远道而来或者挂不上号的农村患者，邦本先生非常体谅他们的不易，宁肯牺牲自己的休息也尽量满足患者的要求。把解除患者疾苦放在第一位的初心不改，毕生坚持敬业奉献。

行医 50 多年，邦本先生待人谦诚，淡泊名利，潜心医术，廉洁奉公。他治学严谨，实事求是，不图虚名，论文、著述从不假手于人，文字朴实。他指导学生毫不保留，要求严格，对学生的跟师心得总是批阅得密密麻麻，从不轻易放行。在诊断室门前，他亲手书写了"继承祖业毕生研究中医学，关爱生命潜心治疗疑难病"的楹联，彰显了"医者仁心、悬壶济世"的大医精神。

行医 50 多年，邦本先生以人为本，体恤患者，医德高尚。无论患者富贵贫贱，一视同仁。对患者就像对待朋友，对每一病例都认真细致，连煎药、服药的方法、时辰都不厌其烦地一一嘱咐。"中医不是单纯看病，而且要关爱生命尊重病人。患者来诊病，既是有疾厄来求治，也是患者对医者的信任，应当全力施为，把患者当朋友。"因此很多患者不仅把他看作治病的医生，还把他当作信赖的朋友、精神的寄托、康复的希望。他说，10 多年前，万州人何先生因肺癌晚期，术后长期咯血，他采用"三因制宜"治疗理念，顺应季节时令，不断调剂处方，使何先生的病情得到有效控制。后来，何先生癌细胞广泛转移，进入生命的最后时刻，他坚持坐着轮椅来到邦本先生诊室，"我知道自己的日子不多了，今天来不是看病，只是为了感谢郑医生，不仅让我多活了几年，还让我懂得了很多人生的意义。"何先生十分动情，邦本先生亦深受感动，这就是真诚亲密的医患关系。

邦本先生虽久负盛名，但毫无当世名医的傲气，为人谦和内敛，待人真诚坦率，望之俨然，宽裕汪汪，有儒医之风范，有济世之情怀，广受患者尊敬，深受业界推崇，医誉威望很高。他的行医之风，处世之道，将让后辈受用不尽。

（冉隆平）